# 中药传心录

## 杨治名中医学术经验集

杨 治·主编

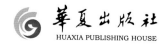

华夏出版社
HUAXIA PUBLISHING HOUSE

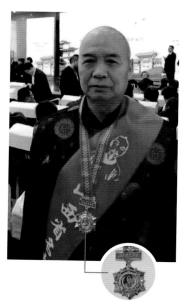

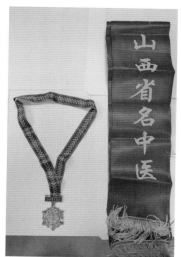

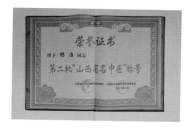

　　杨治，山西芮城人，副主任中药师，山西省首批老中医药专家学术经验继承人指导老师，山西省中医药学会理事，2017年8月被山西省人力资源社会保障厅和山西省卫生和计划生育委员会授予第二批"山西省名中医"称号。他是农民的儿子，没有显赫的身世，没有科班出身登上高等学府的辉煌经历，因环境所迫，自幼酷爱岐黄，苦读医药典籍，矢志不渝，锲而不舍！1972当兵，在部队当卫生员，先后在芮城县大王中心卫生院、山西省中医药研究院、山西中医学院第三中医院（山西省针灸医院）工作，从事中医药工作50多年，在中医中药方面有着丰富的经验，特别是中药饮片的性状鉴别，中药制剂，先后在《中医药研究》《中医杂志》《中成药》《中华实用中西医学年鉴》《山西中医》杂志发表论文20余篇。2000.3被山西省卫生厅评为"1999年度山西省医学科研管理先进工作者"、2003.7被山西中医学院评为"防控非典工作先进个人"。

# 《中药传心录》
## 编委名单

**主　编**

　　杨　治

**副主编**

　　马文竹　刘彩艳

**编　委**

　　卞根霞　孟志刚　吕　敏　任　杰　张天生　杨发明

　　罗绛嬟　路　惠　刘娜娜　焦慧琴　王　蓉　李德华

# 前　言

药者良心，去伪存真，辨状论质，去粗取精，勤学敬业，精益求精。

我出生在农村，自幼家贫，母多病。一天深夜母亲突发腹痛，我到邻村窑头村卫生所求医未果，而顿生学医之念。9岁拜同村老中医杨振山为师，上学之余苦读岐黄之术，常行路背书而跌入沟渠，碰壁撞树，被他人误认为精神不正常者。1969年到村卫生所当赤脚医生，师从杨思敏老师，曾在部队当卫生员，后来到公社卫生院、山西省中医药研究院、山西省针灸研究所工作，至今已50多年。几十年的中医药工作中，积累了丰富的实践经验和心得体会，我对中药调剂、制剂、加工炮制、中药鉴别等十分熟悉。

本书比较全面地回顾总结了我几十年来中药工作的实践经验，特别是中药传统鉴别经验。中药经验鉴别是我国传统中药学的重要组成部分，是我们每个中药工作者必须熟练掌握的基本功。辨状论质是中药经验鉴别的精髓，许多中青年中药工作人员对此知之甚少。本书中突出讲解中药鉴别要点，简明扼要，便于学习掌握。

2017年，我被山西省人力资源和社会保障厅、山西省卫生计划生育委员会授予第二批"山西省名中医"称号，任山西省首批老中医药专家学术经验继承指导老师。《中药传心录：杨治名中医学术经验集》是我50多年中药工作的经验总结，在编写过程中花费了大量心血，谨请中药同仁、读者提出宝贵意见。

杨治

2021年4月27日

# 上 篇 自纪篇

# 中 篇 中药鉴别

# 下　篇　学术成果

# 自纪篇

# 自　传

## 家贫母病求医难，少年立志当医生

我的家在中条山以南，黄河北岸芮城县陌南镇刘堡村。父亲杨俊理在当地是小有名气的木匠，经常外出做木工活，不在家。母亲李当风，娘家在我们本村，姥爷李起魁，姥姥名字不详，在母亲三岁时就去世了。母亲从小没了娘的照护，体弱多病，患有比较严重的肺结核、心脏病、胃病等。

我幼年时名叫会林，兄妹四人，妹名会琴，弟名彦林、泽林。自幼家境贫寒，缺衣少食，体弱多病，农村又缺医少药。两岁时，我染病生命垂危，家人求乡医却不治，遂剪去我发辫，准备弃于荒野，可能上天眷恋，我又奇迹般生还。贫穷与疾病是一对难兄难弟，它能给人带来身心的痛苦，同时也能激励人们奋发进取。冥冥之中，我与医有着不解之缘。

在我八岁那年夏天，一个夜晚，大约九、十点钟，我放学回家在昏暗的煤油灯下写完作业准备睡觉。突然，母亲说肚子痛得厉害，父亲又不在家，弟弟妹妹还小，我必须尽快请医生给母亲看病。

外面天很黑，没有月亮，请医生得跑二里地到邻村窑头村。我们村比窑头村大，但没有医生。窑头村有个卫生所，我记得有两个医生，一个名叫陈公业，一个名叫陈顶子。那天下午刚下过雨，路上有许多小水坑，路不好走，又没有手电筒照明。当时狼比较多，走夜路时我很害怕，远处还不时传来狐狸和狗的叫声，我一路跌跌撞撞来到窑头村卫生所。农村由于贫穷缺医少药，看病十分艰难。我等候了大半天，医生处理完几个病人后，被另一个大人请走了，根本没人理我这个小孩子。

母亲还在家生着病，医生又请不来，我心里又急又怕，摸黑往家赶，半路摔倒在雨水坑里，爬起来又不敢哭，害怕把狼招来。我在想，同样都是人，别人为什么就能当医生给人治病，我为什么就不行，我要是能把娘的肚子痛治好该有多好，用不着去求人，看别人眉高眼低。我下决心一定要学医，当医生，从当下开始不要等到将来长大。不管有多苦有多难，我都要坚持一边上学读书，一边自学医书。

医生没请来，回到家我对母亲说，人家看我是个小孩没人理我，我一路走来拿定主意，从明天开始我上学之余自学医书，过上几年我就能给娘看病，不用去求人。娘说："你还小，好好上学读书，等你将来长大了再说，有你这份孝心我便知足了，算娘没白疼你。"我说："我会努力，不让娘和爹失望。"

## 冬夜马房跪拜师，苦读岐黄不畏难

我家院子隔一条马路便是生产队的马房，马房是生产队养驴、马、牛的地方。我想学习当医生的想法给父母亲讲了，后来又给姥爷讲了，想请大人们出面求求本村老中医杨振山教教我。那年冬天的一个夜晚，天气很冷，又是星期天，我和姥爷一起去马房烤火取暖，生产队饲养员名叫杨养端，碰巧杨振山也在场烤火。天气寒冷，大家腹中饥饿，当时没粮食吃，国家遭遇三年严重自然灾害，人们生活相当困难，姥爷叫我回家用砂锅端来萝卜叶子腌制的酸菜，到马房架在火上煮食。

大人们闲谈中提到我想学医之事，这时杨养端说："现成的老师就在这，这样的好事你到哪里找，快给师傅跪下磕头。"我双手捧碗将酸菜端给杨振山，然后叩首三拜，真诚地叫了声师父。杨振山起身双手拉起我，认真地说："学医可是苦差事，你才几岁，你想好了，做医生要学习辛苦一辈子，人命关天，容不得半点马虎……"我说："师父你说的我都记下了，你可不能不要我这个小徒弟，我不会让你失望。"

回想当年拜师杨振山时，我年龄还小，小学三年级文化水平要读一些中医典籍，不要说理解，很多字都不认识，学习十分艰苦。我当时学习有三件宝贝：小笔记本、字典、手电筒。小笔记本用来将一本书的要点分门别类，我用比小米粒还小的字记下来，在走路、吃饭、睡觉时方便随时随地翻阅、记忆。当时每天上学我要完成老师讲授的语文、数学等课程，还要挤出时间学习中医书籍。我在三十岁以前，没有在夜里十二点前睡过觉，每天早上五点准时醒来，走路、吃饭、睡觉都在背书。夜里背书实在不想中间起来，就用被子蒙着头，用手电筒照一下，看看书接着往下背，尽量不打扰家人休息。遇到不认识的字，字典就是我最好的老师。

我因为经常超负荷学习背书，很多次走路撞到墙上、树上。还有一次，冬天早上天还不亮，我上学路上背书走神，快到学校时掉到了沟里，幸好沟不深，不然就摔坏了。村里有些人以为我精神不正常而嘲笑我。我在每天坚持读书学习中度过了童年时期，没有同龄的孩子的快乐童年。现在回想起来，我也不知道哪来这么大的毅力，真是有些痴狂、"强迫症"。

从小学三年级开始到上初中期间，我学习并背诵过：《药性赋》《汤头歌诀》《濒湖脉学》《医学传心录》《伤寒论》《金匮要略》《黄帝内经》等；较完整地阅读过：《陈修园医书五十种》《神农本草经》《医宗金鉴》《杨敬斋针灸全书》《本草纲目》《三指禅》《医学衷中参西录》等能够找得到的中医书籍；写有几十本学习笔记。这一阶段，我通过自学达到对中医药基础理论知识的基本理解、熟悉和掌握。

在学习针灸时，我写信让姨父在临汾给我买了一些扎针用的毫针及装针用的针筒，对照书上穴位在自己身上扎针体验针感，凡是自己身上能够到的地方都扎一遍。后来夜里学习背书经常犯困，有时就睡着了。为了不影响看书，我就在腿上足三里、三阴交或阳陵泉等穴位上扎针，这样就睡不着了。

学习《伤寒论》时，我感冒发烧、头身疼痛、怕冷、咳嗽等，我试着用麻黄汤来治疗，我模仿师父笔迹写了处方让家人去抓药。那个年代没那么讲究，师父就是个民间中医，给人看病也没有专门的处方笺，随便找张纸开个药方，没人要求有医师证、处方权。不过师父医术口碑还是好的，尤其给人看病诊脉确有功底。家人病了我根据中医书上辨证处方用药，效果还是不错的。慢慢地村子里有人病了便找我给看病，处方用药，针灸拔罐，我也很乐意为他们看病。不过放在现今那是无证行医，是违法的。少年时的做法是在那个缺医少药的特殊年代出现的。

## 赤脚医生梦成真，恩师教诲苦实践

1969年我有幸经人推荐，到村卫生所当了一名赤脚医生，实现了多年学医当医生的梦想。我们村原来没有卫生所，后来经杨思敏组建起来。杨思敏是我的第二位恩师。他是中华人民共和国成立之初的大学毕业生，原在河南省卢氏县医院工作，1962年困难时期辞去工作，回村当医生。杨思敏师父是一名很有名气的全科医生，擅长内、外、妇、儿、眼科，从不计较个人得失，不管黑夜、白天，病人随叫随到，每天工作十几个小时，村里给记12分工分，一般人是10分工分，按当时年底分红算每天挣五至六角钱。杨思敏师父高尚的医德、精湛的医技，言传身教，深深地影响着我的一生。

村卫生所八个人中我是年龄最小的。卫生所里药房司药，注射室给病人打针、输液、换药，制剂室制药，手术室手术、消毒，化验室、放射室，我有空闲时间都参与其中的工作。卫生所没有专门的分工，人人都身兼数职，工作再累每个人都没怨言。在所里每个人都是我的老师，我都十分愿意帮他们做事，目的是多学习。在卫生所里每天工作十几个小时，夜里还要把白天遇到的病例总结整理出来，以使自己的业务水平得到快速提高。

卫生所的制剂室条件比较简陋，20世纪六七十年代药品十分短缺。当时为了落实毛主席"六·二六"卫生工作指示，把医疗卫生的工作重点放到农村去，鼓励土法上马、因陋就简，全县农村卫生所制剂工作现场会在我们卫生所召开。制剂室制作有葡萄糖、维生素 C、普鲁卡因、注射用生理盐水等，中药剂型有丸、散、膏、丹等，满足了农村合作医疗的需要。

在杨思敏师父的指点下，我能独立完成产妇顺产接生、输卵管结扎手术、阑尾炎手术、疝气手术、清创缝合手术，农村常见病及多发病的中西医诊断治疗，受到村民们的赞许。恩师是西医科班出身，我系统地学完了他当时上学的各种课本。他兼通中医，毫不保留地传授给我他的临床经验。

村里土地给卫生所种植了不少中药，每年还组织人到中条山采集中药，我都积极参加。我喜欢中医，更爱中药，几十年来对中药种植、采收、加工炮制、制剂、真伪优劣鉴别，更是尤其喜爱。药者良心，人命关天，去伪存真，辨状论质，去粗取精。中药材好，中药才好，中医才好。

## 报国参军再提高，服务军民用中医

部队征兵的负责人到我们村，看到我在村卫生所给人治病，找我谈话，希望能带我去部队参军。我说村里兵员名额有限，肯定轮不上我。负责人说："只要你愿意，我一定能带你去部队当卫生员给战士们看病服务。"我说："当然愿意，当一名解放军战士保卫祖国，这是我儿时的梦想。"

1972 年我到部队参军，新兵集训后团里选派我参加一五八八部队师卫生教导队学习。元旦刚过，我乘坐团卫生队救护车从河北内丘县到邢台市北关汽车营报到，卫生教导队临时借调汽车营兵营。

教导队的队长是我们的老师，也是师部后勤医院的负责人，解放战争时曾获"华东三级人民英雄"称号。队长记忆力超强，知识渊博，口才极好，从一月到十二月给我们上课，从不要讲稿。教导队学习任务很紧，上课内容从最基础的人体解剖学、病理学、生理学等，到战场救护，化学战、核爆炸、细菌战的救护等，这么多内容在医学院校需要几年时间才能学完。教导队每天上午四小时，下午四小时全天讲课，作业全放在晚上。不管学习到什么时间休息，只要你有精力，教室晚上一直亮灯。每星期都进行考试、考评。好在我以前有一定基础，学习还算比较轻松，每次考试成绩都在前两名。

从师卫生教导队学习结束后，我回到团里被分配至三营七连当卫生员。全连一百多人的卫勤保障事务就是我每天的任务。我和别的卫生员不同，我既会西医又会中医，工作干起来得心应手，两次受到嘉奖。部队经常组织我们到驻地为群众送医送药，20 世纪六七十年代部队药品供应也比较紧张，我就用从老家带来的针灸器具为干部、战士及驻地群众治病。

后来我们营从内丘兵营急行军拉练，两天时间步行一百多公里到石家庄市军部。我们七连驻扎军部，营部驻扎在石家庄柳营镇。当时流感过后，很多人患上剧烈咳嗽，用药效果也不明显，尤其是干咳无痰者。当然用磷酸可待因之类的中枢性镇咳药效果很好，问题是没有药。我就用以前在农村用过的穴位注射的办法治疗流感后的剧烈咳嗽，取得比较好的疗效。有一天部队组织到营部柳营镇给当地群众看病，加深军民鱼水情。我给患者天突穴进行了穴位注射，取得很好的效果。

## 部队退伍卫生院，全国招考到省城

1975 年我在退伍后经人介绍到芮城县大王中心卫生院工作，当时张创业同志是院长，我喜欢药，特别是中药，于是申请到药剂科工作。

当时卫生院条件比较差，张院长领着我们上山砍木头，回来在医院盖了几间简易制剂室，制剂室只有我和一个学徒。制剂室除了配置输液用药剂和部分针剂，还制作多种丸、散、膏、丹。每年夏天上中条山采集中草药，回来加工炮制后医院自用。在黄河滩地还种有黄芩、丹参、补骨脂、红花、板蓝根、黑芝麻、芍药、白术等中药材。卫生院工作不是很忙，我也有时间摆弄中药，满足自己对中药的热爱。

1978 年，《关于认真贯彻党的中医政策，解决中医队伍后继乏人问题的报告》出台，同年的 12 月 26 日原卫生部、原国家劳动总局联合发出《关于从集体所有制和散在城乡的中医中吸收中医药人员，充实加强全民所有制中医药机构问题的通知》。邓小平同志还在中共中央 56 号文件上批示指出："这个问题应该重视，特别是要为中医创造良好的发展与提高的物质条件。"

1979 年经山西省卫生厅组织统一考试，我被录用为中药师，分配到山西省中医药研究院药剂科工作。

1991 年 12 月我被调入山西省针灸研究所（山西中医学院第三中医院）任药剂科主任，1997 年晋升为副主任中药师。2017 年被山西省人力资源和社会保障厅、山西省卫生计划生育委员会授予第二批"山西省名中医"称号，2018 年被聘为山西省首批老中医药专家学术经验继承人指导老师。

### 凡人记忆

幼年家贫母多病，缺衣少食父艰难。

少年自习学医典，勤学苦读问神农。

中年应试来太原，为人尽孝亲不在。

花甲常念儿孙事，不是当年少年郎。

杨治

# 中篇

# 中药鉴别

# 第一章

# 概　论

## 第一节　常见中药饮片存在的质量问题

### 一、影响中药饮片质量的主要因素

#### （一）药物来源

中药的采收时节和生长年限对中药的质量影响很大，古代医家们已经很重视采收时间对中药质量的影响。唐代孙思邈在《千金翼方》中说："夫药采取，不知时节，不以阴干暴干，虽有药名，终无药实……"李杲："忆诸草、木、昆虫，产之有地；根、叶、花、实，采之有时。失其地，则性味少异；失其时，则气味不全。"如薄荷在生长之初，挥发油中薄荷脑含量很少，至开花期薄荷脑含量大大增加；连翘采收时间过晚，颜色变黄发黑，失去药效；麻黄中的生物碱春天含量很低，8~9月份含量较高；槐米为槐树的花蕾，有效成分为芦丁，在开花、结果后芦丁含量急剧下降。

生长年限不足对中药质量的影响很大。如白术一般生长 2~3 年采收，过早采取生长时间短，质地轻泡，油室很少或无，味道较淡，影响药效。

采收部位混杂的影响。如柴胡的药用部位是根，常掺入较多的非药用部分地上茎，甚至掺入向日葵切碎的根。

#### （二）炮制方法

明代陈嘉谟在《本草蒙筌》中云"凡药制造，贵在适中，不及则功效难求，太过则气味反失"，指出了炮制对中药饮片质量的影响。如远志、牡丹皮、巴戟天不去心；

青皮、枳壳不去瓤；乌梅、诃子不去核。麸炒或土炒白术加工炮制后，重量会减到原来的70%左右，药商为了不使分量减少，炒制火候很轻，用焦糖染色，使炒白术表面焦黄、断面色白，起不到炒制的作用，疗效较差。

（三）贮存方法

1. 存放时间过长：荆芥、薄荷等含挥发油较多的中药饮片，存放时间过长，挥发油含量降低，芳香气味消失，影响疗效。

2. 存放时间不足：陈皮放置时间太短，挥发油含量较高，燥性较强，会引起胃肠不适，不符合"六陈之药"的要求。

3. 贮存方法不当：现今中药饮片小包装大量采用塑料袋包装，由于塑料袋不透气，含水量较高的中药饮片经常会发生霉变，影响药用。

（四）野生变家种，长期栽培引起品种变异

野生牛膝、家种牛膝为同一品种，由于环境和栽培技术不同，性状特征有较大差异。野生或部分地区引种的牛膝主根较短、细小，支根多，木质化程度高，油性差，色深。丹参、吴茱萸、黄芪、甘草、知母、黄芩、羌活等，因地区和生长环境不同，栽培技术差异，药材质量差别比较大。一年生荆芥和半年生荆芥所产荆芥穗性状差别较大。

（五）历史原因

历代本草典籍记载中药材品种描述简单，有后世无法明确品种而造成误用的现象。如白头翁，现代发现共有20多种，有以根头部有白色绒毛者当作白头翁使用的情况。

（六）地区习惯用药造成部分药材混乱

各地区沿袭使用的除《中华人民共和国药典》（2005年版一部，后文简称《中国药典》）与国家药品标准收载品种以外的药材，已形成地区习惯用药。其中部分品种分别收载于各省市中药材标准，不少沿用《中国药典》和部局颁布的标准名称，以低价优势在药材市场流通。如《广西省中药材标准》（1990年版）收载的山药，除《中国药典》收载的品种外，同属多种植物的根茎也作山药用；海风藤，广西使用是五味子科植物异型南五味子的藤茎。《河南省中药材标准》（1991年版）收载的山豆根（豆根木蓝）与《中国药典》收载的豆根（豆科越南槐的根及根茎）来源不同；河南、安徽、西北部分地区所用山豆根多为豆根木蓝。

（七）人为造假、掺假

紫河车新鲜时去掉胎盘血再注入无机盐，向海马、全蝎、水蛭中注入矿物粉、盐、泥沙等增重；穿山甲、炮甲珠在炮制过程中加入硫酸钡或盐；向动物肠中灌血、泥沙、色素等制成鹿茸；胶与其动植物杂质混合压制成冬虫夏草，或用竹签或铁丝将小虫体串在一起；用琼脂、猪皮等加工冒充燕窝；用黑白油漆染色其他品种的蛇制成金钱白花蛇；陈旧的中药饮片用硫黄熏或用稀过氧化氢溶液处理后混充新货（如百合、桔梗、北沙参、柏子仁、独活等）；用其他木材喷上类似香料充沉香；用白糖水浸泡党参以增加重量，颜色变浅发白，质地变软，口嚼味道特别甜；用醋浸泡野生桃子后晒干冒充乌梅；用其他植物染色，水洗脱色冒充黄芩；用发芽长苗后剩下的母体冒充白及，质地松泡，口嚼不黏牙，药效差。

二、中药饮片存在的质量问题

（一）以它种药材混充此种药材

北豆根、豆根木蓝充山豆根；香加皮、地骨皮充五加皮；槲寄生充桑寄生；小通草充通草；小浙贝母、小湖北贝母、伊贝母、平贝母、皖贝母、江西贝母等充川贝母；小平贝充松贝；苦地丁、甜地丁充紫花地丁；水半夏、小天南星、代半夏充半夏；人参充西洋参；华山参、桔梗、商陆充人参；黑柴胡、藏柴胡、锥叶柴胡充柴胡；甘肃丹参、滇丹参充丹参；广防己、汉中防己、木防己充防己；九节菖蒲、水菖蒲充石菖蒲；桔梗、防风充党参；铁丝灵仙充威灵仙；山麦冬充麦冬；山银花充金银花；关黄柏充黄柏；粉葛充葛根；碎杏仁充郁李仁；苦楝皮充秦皮；官桂、桂皮充肉桂；白芍去心充牡丹皮；广金钱草、连钱草充金钱草；松香充琥珀；滑石粉、淀粉染色充蒲黄；鹿角片充鹿茸片；化橘红充橘红；人工天竺黄充天竺黄；青果充西青果；南五味子充五味子；川木通充木通；小附子充川乌；龙血竭充血竭；藿香充广藿香；锁阳充肉苁蓉；白薇与白前颠倒使用；石南藤、络石藤混用；重楼与拳参混用；南鹤虱与鹤虱混用；粉萆薢与萆薢混用；浮石与海浮石混用；阳起石与阴起石混用；南、北寒水石混用；大、小蓟混用；败酱草与北败酱草混用。

（二）掺假现象

药材市场货源紧缺，中药饮片、种子、果实、花类多有不同程度掺假现象，掺假数量从 10%、35% 到 60% 不等。

1. 以它种药材掺入此种药材

酸枣仁中掺枳椇子；枳实中掺青皮；白头翁中掺漏芦；片姜黄中掺莪术；土茯苓中掺绵萆薢；木香片中掺土木香片、青木香片；柴胡、甘草中掺北豆根片；浙贝母中掺湖北贝母、大东贝母；秦艽片、党参片中掺陈旧桔梗片；徐长卿中掺白薇；天麻片中掺玉竹片；金银花中掺黄芫花（有毒）；肉苁蓉中掺锁阳片、青木香片；西红花中掺红花、莲须、玉米须、黄花菜丝等；玫瑰花中掺月季花；坚龙胆中掺桃儿七（系小檗科多种植物的根与根茎，断面白色，显粉性，有大毒）等；车前子中掺葶苈子或荆芥子。

2. 用地区习惯用药或外表相似的其他物质代用或混入使用

荔枝肉代龙眼肉；核桃楸皮、合欢皮、山合欢皮切丝混入秦皮中；紫云英、猪屎豆、华黄芪类种子代或混入沙苑子；山银柴胡代银柴胡；山马钱子代马钱子；水栀子混入栀子中；茉莉花代槐花；单面针的果实代或混入吴茱萸中；红壳砂、海南假砂仁、艳山姜、华山姜、山姜等掺入砂仁中；乌头属多种植物块根代川乌、草乌；佛手瓜片代或掺入佛手片中；石花菜充海藻；滇枣皮、小檗果实、云南欧李、葡萄皮、山楂果皮、大枣皮掺入山茱萸中；南天仙子、麦瓶草子、水红花子代天仙子；菟丝子中掺苋科植物种子、草籽，小米；乌梅中掺山杏、山桃、李子；薏苡仁中掺高粱米；八角茴香中掺莽草、野八角、红茴香、多蕊红茴香、短柱八角的果实（伪品大多有毒，注意鉴别）；柏子仁中掺炒大米；苋科植物反枝苋种子混充青葙子；紫苏子中掺白苏子、小鱼仙子、石荠苎、回回苏、石香薷的种子；用滑石粉打成小水丸掺入白胡椒中；牛蒡子中掺绒毛牛蒡子、大鳍蓟、水飞蓟的果实；补骨脂中掺曼陀罗子；羊角藤、假巴戟、恩施巴戟代巴戟天；大血藤、山鸡血藤、白花油麻藤混充鸡血藤；大黄片中掺华北大黄、土大黄、河套大黄、藏边大黄、天山大黄等植物及根茎切片；威灵仙中掺知母须根；延胡索中掺齿瓣延胡索、全叶延胡索、零余子（染色加工）；三七中掺莪术、菊三七、藤三七；藁本中掺新疆藁本；山药饮片中掺参薯、山薯、木薯、红薯切片；防己科华防己、木防己的藤茎代青风藤；细柱五加、蜀五加代刺五加；凌霄花中掺洋金花；谷精草中掺四川谷精珠（华南谷精草）；厚朴丝中掺木兰科其他植物的树皮，如威氏木兰、湖北木兰、紫厚朴等；山皂角枝茎切片、段代替皂角刺；干靛混充青黛；牛筋、鹿筋加工后代鹿鞭、虎鞭；猪皮、动物骨胶、琼脂、淀粉加工冒充燕窝；麝香中掺入动物肌肉、肝脏、血、雄黄、蛋黄、干酵母、泥沙、砖粉、植物组织等；猫、猞猁、豹猫等动物骨骼混充豹骨；动物贝壳、方解石、塑料等加工伪充珍珠；人工牛黄、配植牛黄、骆驼黄、伪造牛黄（黄连、姜黄粉、鸡蛋黄、动物胆汁、淀粉、铁粉、栀子粉、黄泥、核黄素、甘草浸膏等为原料制造的冒充品）加工混充牛黄；金环蛇、赤链蛇、水赤链游蛇充金钱白花蛇；黄缘闭壳龟、闭壳龟、水龟等动物腹甲混充龟板；香棒虫草、亚香棒虫草、凉山虫草、蛹草、地蚕、草石蚕、僵蚕、人工伪造虫草（黄豆粉、淀粉、植物提取物、色素、塑料等经模具压制后的伪制品）混充冬虫夏草；金荞麦根切片、香菇根切片染色冒充猪苓片；鹅绒藤根皮冒充地骨皮；秦艽中掺西藏黑秦艽；射干中掺姜黄小薄片；桂枝中掺苹果树枝；土茯苓片中掺百合科植物菝葜的根茎；淡竹叶中掺芦苇叶等。

（三）掺入本植物的非药用部位

如太子参、甘遂、麦冬掺入大量细根；龙胆、款冬花、黄芩、柴胡、黄芪、牛膝等掺入大量地上茎；乌药片中掺入老根、直根切片；吴茱萸、小茴香、花椒掺入大量果柄、椒目；蒲黄中掺入大量花丝、花药、苞片；桂枝中掺入直径大于 1cm 的茎枝（切片破碎）；西红花中掺入花丝、雄蕊、花冠；夏枯草、徐长卿、谷精草、甘松以全草入药；海金沙中掺入茎叶；沉香使用不含或少含树脂的木材等。

（四）掺入异物

桑葚、龙眼肉、天门冬中掺糖；枸杞子、山茱萸用白矾水揉搓；瓜蒌丝中掺红糖、淀粉以及不能作药用的瓜蒌子；菟丝子中掺细砂，有的高达 60%；红花、金银花喷石膏粉、糖；厚朴用其他树皮内表面黏泥土，另喷厚朴酚；白芍拌滑石粉；黄芪拌细砂土；细辛、鸡爪黄连根部夹杂石块和土块；草果中注入无机盐；鹿角霜用鹿角经碱水处理或生石灰中浸泡制成；三七、羚羊角中夹杂铁钉、螺丝钉等。

（五）提取活性成分后的药渣再入药

从黄芩中提取黄芩苷；从黄连、黄柏中提取小檗碱；从何首乌藤中提取蒽醌苷类；从牡丹皮中提取丹皮酚；从苦杏仁、桃仁中提取苦杏仁苷；从八角茴香、枳实、干姜中提取挥发油；从人参中提取人参皂苷；从茯苓中提取茯苓多糖；从龟板、鳖甲中提取骨胶氨基酸等。

（六）加工精选后剩余部分（多为霉变部分）入药

如辛夷加工除去花被、雄蕊、雌蕊后剩余的苞片，又如莲子心、胖大海、枸杞子、菊花等亦常有此类问题。

## 第二节　中药材传统鉴别简介

### 一、常用经验鉴别方法

经验鉴别就是用眼看、手摸、口尝、鼻闻、耳听、水试、火试等十分简便的方法鉴别中药材的外观性状，确定其真伪、优劣、产地、规格等。这些方法是几千年来前人长期积累，并在实践中不断丰富起来的经验精华的总结。这些方法简单易行，易学易懂，重点突出，形象生动，迅速准确，是从事中药经营、采购、验收、保管、鉴定、教学人员必须熟练掌握的技术知识，平时在工作中要努力学习，细心观察，勤于总结，熟练掌握中药性状鉴别。辨状论质是中药经验鉴别的精髓，可保障患者用药安全有效。

（一）眼看

观察药材外形、表面、颜色、断面、纹理、大小、粗细等固定特征。

1. 海马外形为"马头蛇尾，瓦楞身"。

2. 三七外形为"铜皮铁骨狮子头"。

3. 防风根茎部分似"蚯蚓头"。

4. 平贝呈扁球形。

5. 天麻呈长椭圆形。

6. 麦冬呈纺锤形。

7. 辛夷形似毛笔头。

8. 益母草呈绿色，发黄不可用。

9. 红花宜红色多，黄色少。

10. 紫草色紫。

11. 石斛宜黄。

12. 山药、茯苓宜色白。

13. 生地、玄参以色黑者为佳。

14. 肉桂断面外侧棕色较粗糙、内侧红棕油润，中间有一条黄棕色线纹。

15. 厚朴断面外侧呈灰棕色颗粒状，内侧呈紫褐色或棕色纤维，有发亮细小的结晶。

16. 桔梗质脆易断，断面不平坦，有一浅棕色环，皮部类白色，木质部淡黄色。

17. 南沙参体轻质松泡，断面散有许多裂隙，无木心。

18. 桑寄生断面木部淡红色，髓正中，表面有众多细小点状突起。

19. 杜仲折断有白色胶丝。

20. 党参、防风有菊花心。

21. 苍术、白术断面有朱砂点。

22. 天麻、白及断面呈角质样，半透明。

23. 胆矾、皂矾分别在铁上摩擦，观察药材与铁的摩擦面的颜色变化，呈铜色为胆矾，无变化为皂矾。

（二）手摸

通过手感触药材的软硬、轻重、滑涩、疏松、坚韧、黏性等进行药材鉴别。

1. 茵陈手握绵软，黄芪软而绵韧，故有绵茵陈、绵黄芪之称。

2. 南沙参软而空泡。

3. 麝香"团如球，捻如线，一松手就散"。整个麝香放入手掌中捏，微软，皮部有弹性，手按则凹陷，可自行回弹，无硬块，顶指感；再取麝香仁于手掌中，手搓成团，轻揉即散，不黏手、染指、顶指、结块，无砂粒感。如黏手则掺淀粉，染指则掺染料，顶指则掺有其他物质。

4. 山药质坚实，断面粉性强。

5. 阿胶用力拍打可脆断或碎块，断面呈棕色、半透明、无异物者为正品。

（三）鼻闻

根据某些中药特有气味用嗅觉进行药材鉴别。

1. 麝香有特有的香窜气。

2. 白鲜皮有羊膻气。

3. 黄芪有豆腥气。

4. 败酱草有陈腐豆腐味、臭脚丫味，故得名。

5. 当归气味芳香。

6. 前胡气味芳香，略带油腥气。

7. 薄荷有清凉香气。

8. 鸡屎藤有鸡屎臭气。

9. 阿魏有特臭味。

10. 丁香、小茴香、大茴香、花椒具特有之香气。

11. 鱼腥草揉搓有鱼腥味。

12. 刺五加摩擦有樟脑气。

13. 香加皮气味较浓，故名香加皮。

14. 细辛有清香味。

15. 犀牛角沸水中浸泡有清香气而不腥，水牛角略有腥气。

（四）口尝

根据中药的不同味道，通过口尝进行鉴别。

1. 甘草之特殊甜。

2. 黄连、苦参之苦。

3. 芦荟、山豆根极苦。

4. 乌梅味酸，山茱萸酸涩。

5. 细辛味辛辣，麻舌。

6. 半夏、天南星、白附子麻舌而刺喉。

7. 牛黄味苦而后甜，有清凉感。

8. 西洋参味先苦，后微甜。

9. 吴茱萸味麻辣，后略苦。

10. 八角茴香味辛辣、甜。

11. 黄芪味甜，有豆腥气。

12. 豆蔻味辛凉。

13. 砂仁气芳香，味辛凉；伪品香气淡，无辛凉感或略有辛凉感。

14. 山豆根有豆腥气，味极苦。

15. 北豆根无臭，味苦。

16. 五加皮气微香，味微辣而苦。

17. 香加皮香气浓郁，味苦有刺激感。

18. 地骨皮气微，味微甘后苦。

19. 当归气特异清香，口尝先甘、辛，后麻舌；欧当归口尝先麻舌后才有苦、辛味。

20. 独活气香浓郁，味苦、辛，微麻舌，口尝先苦、辛后麻辣。

21. 白芥子无臭，味辣。

22. 苏子气清香，味微辛。

23. 赤小豆气微，嚼之有豆腥气。

24. 冬葵气微，味涩，嚼之微有香气。

25. 车前子味淡，嚼之有黏性。

26. 蔓荆子气香，嚼之微辛，略带清香感。

27. 蛇床子气香，味辛凉，有麻舌感。

28. 地肤子气微，味微苦。

29. 荜澄茄气香略似花椒，嚼之辛辣而微苦。

30. 山茱萸无臭，味酸涩而苦。

31. 杜仲味辛，嚼之有颗粒感，然后有棉花感。

32. 小茴香气特异，芳香，有香甜气。

33. 合欢皮气微，味微涩，稍有刺舌而后喉头有不适感。

34. 肉桂香气浓郁，味辛辣带甜。

35. 桂皮气微，味辛凉。

（五）耳听

通过耳听药材敲击、振摇、折断发出的声音鉴别药材。

1. 敲击：如光山药、人参等敲击声沉闷则含水量较高；敲击声较清亮则含水量低。

2. 振摇：如胖大海摇动时无响声，伪品园粒苹婆摇动时有响声。

3. 折断：折断药材样品，听其折断时声响。如北沙参等，听其折断声可判断其干湿度。

（六）水试

将药材样品放入水中，观察样品在水中产生的物理及化学现象（显色反应、旋转反应、沉降反应、膨胀反应、黏液反应、泡沫反应、乳化反应、气味反应、染甲反应），鉴别药材真伪、优劣。

1. 红花（菊科植物红花的干燥花）：用水浸泡后，水变成金黄色，花不褪色。

2. 番红花（鸢尾科植物番红花的干燥柱头）：用水浸泡后，柱头膨胀呈喇叭状，一侧有裂缝，不会马上破碎，水被染成亮黄色或金黄色，水面无油状漂浮物。伪品泡水可能会变碎，染色很快褪色，水会变成红色或橙黄，有油状物漂浮。

3. 秦皮：少许浸水中，因含有荧光物质七叶树苷和七叶树素，浸出液在日光下可见蓝色荧光。

4. 香加皮：水浸或醇浸液，在紫外光下显紫色荧光，加稀盐酸荧光不变（与含杠柳毒苷有关），加氢氧化钠溶液产生黄绿色荧光（4- 甲氧基水杨醛反应），而五加皮无此反应。

5. 苏木：投入热水中，浸液呈鲜艳、透明的桃红色，加酸或醋变为黄色，加碱或石灰水液体又变成红色。

6. 姜黄：用热水或乙醇浸泡，呈鲜艳橙黄色液体，加碱或苏打水变成桃红色液体。

7. 熊胆：其粉末投入水中，可逐渐溶解、盘旋，有黄线下垂至杯底而不扩散。

8. 小通草：旌节花的干燥茎髓，水浸泡后手摸有黏滑感，干品嚼之亦有黏滑感；青荚叶的干燥茎髓水浸无黏滑感。

9. 南天仙子（水蓑衣）：水浸时，毛膨胀树立，蓬松散开，黏性大，味淡而黏舌，而天仙子（茄科）无黏性，且味苦。

10. 葶苈子、车前子：加水浸泡后，种子黏滑且体积膨大。

11. 胖大海：热水浸泡后，体积膨大至原来的 6~8 倍，且呈团絮状。伪品园粒苹婆膨大 2 倍左右。

12. 天竺黄：天然天竺黄沾到唾液后产生极强吸舌力，而人工天竺黄吸舌力小，且多为纯白色。天然天竺黄水浸液对酚酞指示剂不显碱性，而人工天竺黄显碱性反应呈紫红色。

13. 乳香：加水研磨后呈白色乳状液。

14. 没药：加水研磨后呈黄棕色乳状液。

15. 青黛：取 0.5g 加水 10 毫升，振摇后放置片刻，水层不会呈深蓝色，以此检查是否含有水溶性色素。

16. 儿茶：其水浸液用火柴棒沾之，使轻微着色，待火柴干后，再浸入浓盐酸中立即取出，于火焰附近加热后，火柴棒上出现深红色，以此检测儿茶素。

17. 芦荟：其 1∶100 水溶液 2 毫升中加等量饱和溴水，即有四溴芦荟混合苷的黄色沉淀。

18. 牛黄：取少许加清水调和，涂于指甲，能使指甲染成黄色，并且经久不褪，俗称"挂甲"；入口则芳香清凉，味先苦而后微甜，嚼之不黏牙，可慢慢溶化。人工牛黄亦能"挂甲"，但入口无清凉感，气微清香而略腥。

19. 石膏：取粉末 2 克，于 140℃烧 20 分钟，加水 1.5 毫升，放置 5 分钟，呈黏糊固体，因石膏加热而失去一部分结晶水而成熟石膏，与水相遇，复变为生石膏且有黏性，其他砂石无此特性。

20. 银柴胡：正品水浸液无泡沫反应，而伪品山银柴胡水浸液有较强泡沫反应。

21. 板蓝根：为十字花科松蓝或爵床科马蓝的根，二者区别点在于，松蓝根水浸液可显蓝色荧光，马蓝根水浸液则无蓝色荧光反应。

22. 远志：取 0.5 克粉末加 10 毫升热水，用力振摇 1 分钟，即持续性生成泡沫，并在 10 分钟内不消失，以此检查有无皂苷。

23. 白芷：取 0.5 克粉末，加 3 毫升水，振摇过滤，取 2 滴滤液点于滤纸上，紫外线灯光下显蓝色荧光。

24. 柴胡：取 0.25 克粉末，放入试管内，加 5 毫升蒸馏水，冷浸 20 分钟后过滤，取滤液强力振摇 5 分钟，有持久泡沫产生，以此检查有无皂苷。

25. 重楼：因含甾体皂苷，其水浸液振摇后产生很多泡沫，且经久不散，而拳参含没食子酸而无皂苷的泡沫反应。

26. 天麻：隔水蒸后有臊臭味（马尿味）为真品，且野生品较家种品臭味浓。另取 1 克粉末，加 10 毫升水，浸渍 4 小时，随时振摇，过滤，滤液加 2~4 滴碘液，呈紫红色或酒红色。

27. 阿胶、龟胶、鹿角胶：取少许胶类药材，用热水融化后，其溶液透明，有甜香味，无沉淀，无异味，无浮油，否则有假。

28. 山药、茯苓、三七、贝母、鹿茸、冬虫夏草这类药材用粮食粉末伪造者较多，热水浸泡后会溶化，正品不溶化。

29. 血竭：粉末置沸水中软化后味微甘，而伪品中掺入松香或骨胶及其他杂质加工而成，粉末在沸水中软化后集结成团，有松香气味溢出。

30. 沉香：沉水沉香挥发油比重大于 1，半沉次之。

31. 地黄：生品水浸，浮者名天黄，半浮半沉名人黄，沉者为地黄（《日华子本草》：沉者力佳，半沉者次之，浮者劣）。

32. 地榆：取粗粉浸入水中，呈淡黄棕色。

33. 褚实子：取粗粉少许，浸水中，水液变成红色。

34. 菟丝子：将本品投入水中，加热煮沸，正品表面有黏性，当种皮破裂时，会露出白色卷旋状的胚，形如吐丝，伪品无此现象。

35. 牵牛子：取本品少许浸泡，种皮呈龟裂状，手捻有明显黏滑感。

36. 天仙子：取本品少许清水浸泡，不膨胀，不发黏。伪品广天仙子水浸后，立即膨胀散开，黏性也大。

37. 葶苈子：取本品少许，加水浸后用放大镜观察，北葶苈子透明，黏液层较厚，厚度可达种子宽度的1/2以上；南葶苈子透明状黏液层薄，厚度仅达种子宽度1/5以下。

38. 车前子：取本品1克，加5毫升水，煮沸后放冷，显黏稠状。

39. 黄芪：水浸无黏液，有豆腥气。

40. 蟾酥：水滴样品表面，水滴处呈乳白色隆起为正品，反之为伪品。

41. 蛤士蟆油：清水中浸泡适当时间，遇水迅速膨胀，膨胀后体积增大10~15倍，手摸有油脂状滑润感为正品，反之仅膨大4~5倍，手摸有粗糙感为伪品。

42. 麝香仁：取样品少许，开水冲或煮沸后倒入烧杯中搅拌，静置，正品微溶于水，大部分沉淀，水液淡黄色，香气浓、持久，无纤维、淀粉、砂粒、动物内脏等异物，水面不得有油点。掺植物者不溶解，且见纤维不溶物于水中；掺动物组织者，可见油点浮于水面；掺有泥沙者则沉于水底。

43. 血竭：取粉末少许，放入水中振摇，粉末不溶解，水不染色为正品。掺伪者色素溶于水，则水染成红色。

44. 琥珀：加水煮沸，不溶化变软者为正品，反之为伪品（树脂加热软化）。

45. 阿魏：加水共研，呈白色或浅黄色乳液。

46. 藤黄：加水共研，呈黄色或黄绿色乳液。

47. 苦杏仁：加水共研，产生苯甲酸，有特殊香气。

48. 降香、沉香、没食子、褚实子、亚麻仁等：以入水下沉者为佳。

49. 桔梗、远志、绞股蓝、柴胡、皂角：加水振摇产生持久泡沫。

50. 丹参：正品浸泡后溶液无色，稍膨胀，颜色稍微变浅。伪品溶液呈红色，药材变为淡红色。

（七）火试

将药材样品燃烧或烘烤，观察产生的气味、颜色、烟雾、响声、膨胀、熔融等现象，以鉴别药材真伪优劣。

1. 青黛：用微火灼烧，有紫红色烟雾产生。

2. 马勃：置火焰上轻轻抖动，即可见细微火星飞扬，熄灭后产生大量白色浓烟。

3. 海金沙：取少量撒于火上，即发生轻微爆鸣及明亮的火焰。蒲黄、松花粉无此现象。

4. 血竭：取本品粉末于白纸上，隔纸用火烘烤即熔化，但无扩散油迹，对光照视呈鲜红色，以火燃烧则产生呛鼻的烟气。

5. 沉香：火烧发出浓烟及强烈愉快香气，并有黑色油状物流出，烧完后剩下白色灰烬。

6. 降香：火烧时有黑烟，香气浓烈，并有油流出，烧完留有白色灰烬。

7. 枫香脂：气清香，燃烧时香气更强烈，火焰多烟。

8. 安息香：取一小块置干燥试管中，缓缓加热，即发生刺激性香气，并产生棱柱状结晶附于试管壁上。

9. 大黄：取少许本品粉末，置玻璃片上，下面烧时，可有菱状针晶或羽状结晶。

10. 松香：燃烧时冒浓黑烟，伴有浓烈松香气味。

11. 乳香：遇热变软，烧时微有香气，呈油性，冒黑烟，残渣白色，若掺有松香则有松香气。

12. 没药：点燃后火焰明亮，伴有爆花现象，火焰熄灭时有一股白烟冒出，残渣黑色。

13. 紫草：取少许本品粉末置试管中，加热试管底部，生成红色气体，试管壁凝结成红褐色油滴。

14. 干漆：取小块本品置于瓷蒸发器中，点燃即产生黑烟，并发出强烈漆臭。

15. 麝香：取少许本品置于坩埚或金属片上烧试，初则迸裂，随即溶化、膨胀、冒泡，油点似珠，香气浓烈四溢，灰烬呈白色或灰白色，如掺有动物性组织、血、肌肉、肝脏等，火烧有焦臭气，灰烬呈紫红色、黑色；如掺入矿物性杂质，火烧无油点产生，灰烬呈赭红色且量多。

16. 熊胆：取少许本品加热，烧时起泡，但无腥气，如燃烧后立即熄灭，再点燃仍能起泡。蛇、牛、羊、猪等其他动物胆有明显腥气。

17. 牛黄：取一小针用火烧红，刺入样品中，样品分裂呈层状，质细密疏松，内部有白点，气味清香。

18. 蜂蜜：将烧红的光滑铁丝插入样品中片刻，取出后铁丝光滑，无黏糊状物和焦臭气，否则为掺有杂质。

19. 珍珠：本品直接加热，则呈无光泽乳白色，数分钟后有爆鸣声，无气味，易研成粉末。

20. 冰片：取少许本品点燃，龙脑冰片无黑烟或微有黑烟，机制冰片有黑烟，但无残留，艾片有黑浓烟。

21. 朱砂：①取本品粉末置于试管中，加少许铁粉，用酒精灯加热，试管壁上有汞珠或汞粒生成；②本品粉末用盐酸湿润后，在光洁铜片上摩擦，铜片表面呈银白色光泽，加热铜片后，银白色消失。

22. 滑石：取粉末少许置于坩埚中，加等量氟化钙或氟化钠粉末搅拌，加硫酸5毫升微微加热，立即将悬有水滴的坩埚盖盖上，片刻后取下坩埚盖，水滴呈白色浑浊。

23. 琥珀：燃烧易熔，冒黑烟或黄烟，刚熄灭时冒白烟。煤珀燃烧时冒黑烟，刚熄灭时冒白烟，有较浓烈的煤油臭气。

24. 金礞石：取少许本品置于铁片上加热，即层裂或散裂，膨胀2~3倍，部分鳞片弯曲至虫状，色泽变浅，重量减轻，可浮于水面。

25. 芒硝：加热即熔化，燃之火焰呈黄色，无爆鸣声。

26. 炉甘石：置于木炭上燃烧，生成薄膜，热时呈黄色，冷时变为白色。

27. 硼砂：燃烧时呈海绵状，继续燃烧熔化，成透明玻璃状。

28. 硫黄：燃烧时易熔融，火焰呈蓝色，并产生刺激性臭气（二氧化硫）。

29. 石膏：①取少许本品，于140℃烘20分钟，加水放置5分钟，呈黏结固体；②本品燃烧时产生红黄色火焰；③取本品2克，置于试管内灼烧，用软木塞封口，管壁有水生成，形成不透明液体。

30. 信石：取粉末置于试管中，加热到137℃，出现白色升华物，并有大蒜样臭味；将粉末撒于铁片上加热，有青烟冒出，并有蒜臭味溢出。

31. 胆矾：加热烧灼失去结晶水，变为白色，遇水后又恢复蓝色。

32. 自然铜：取少许粉末置于坩埚中，高温灼烧，出现蓝色火焰，并产生刺激性气体（二氧化硫），残渣冷却后呈暗褐色。


二、中药材经验鉴别常用名词术语

1. 粉性：指药材含丰富的淀粉。如天花粉、怀山药等。

2. 纤维性：指药材折断面露出不整齐的纤维。如厚朴、秦皮等。

3. 柴性：表示药材纤维木质成分多，折之如干柴。如防风、紫花前胡、柴胡、巴戟天伪品羊角藤的木质部等。

4. 珍珠点：指野山参稀疏参须上着生的瘤状突起，形似珍珠。

5. 枣核艼：指人参芦头上生的不定根，形似"枣核"的艼，为鉴定野山参的特征之一。

6. 芦头：指根类药材顶端的短根茎。如南沙参、人参、桔梗等。

7. 芦碗：指芦头上的圆形或半圆形的凹状根茎痕。如人参。

8. 雁脖芦：指野山参干枯而坚实、扭曲、细长的芦头，形似大雁脖。

9. 狮子盘头：指药材芦头膨大，有多个疣状突起的茎痕，形如"狮子盘头"。如党参。

10. 蚯蚓头：指药材根头部呈尖锤状，有密集横向环纹，形似"蚯蚓头"。如防风等。

11. 鹦哥嘴：特指天麻（冬麻）顶端棕红色、干枯的牙疮，形似鹦哥嘴。

12. 肚脐眼：指天麻一端的圆盘状疤痕，似"肚脐眼"，故名。

13. 点状环纹：指天麻全体由潜伏芽形成的多轮"点状环纹"。

14. 角质：药材含大量淀粉，蒸、煮加工后淀粉糊化，断面呈半透明状。如红参、天麻等。

15. 颗粒性：药材断面呈细小颗粒状。如怀山药、天花粉等。

16. 油点：药材含挥发油，断面有棕色或黄色油室或油管，有芳香气味。如当归、白芷、白术等。

17. 观音座莲：指松贝母平放能端正稳坐，形似观音座上的莲花。

18. 怀中抱月：指松贝母外层两鳞片大小悬殊，大鳞片呈心脏形，小鳞片镶嵌于大鳞片之中露出部分似新月，故称"怀中抱月"。

19. 虎皮斑：指炉贝母表面有深黄色斑点，形似"虎皮斑"。

20. 马牙状：指白色炉贝母，形似"马牙"者。

21. 玉带腰箍：指毛慈菇（杜鹃兰）假球茎中腰部有2~3条微突起的环节。

22. 扫帚头：指根类药材顶端纤维状的毛，形似扫帚。如禹州漏芦、红柴胡等。

23. 戴斗笠：指禹州漏芦顶端有许多丝状物（为叶柄维管束残存），故有"漏芦戴斗笠"之称。

24. 鸡爪：指川黄连根茎多簇生成束状分枝，形似鸡爪，故名"鸡爪黄连"。

25. 过桥：指黄连根茎中间较细长光滑的茎杆，又称"过江枝"。

26. 龙头凤尾：指幼嫩铁皮石斛形成的"枫斗"，呈扭曲螺旋状，通常有 2~4 个旋纹，茎基残留短须的称"龙头"，茎稍细的部分称"凤尾"。

27. 金钗：指金钗石斛，茎扁平，金黄色，两端较细，形似髻发上的"金钗"。

28. 横环纹：指药材根头下着生的致密环状横纹。如素花党参。

29. 连珠状：指巴戟天的根，形似串起来的珠子，故称"连珠"。

30. 沙眼：指银柴胡表面有小点状凹陷（内含沙子）。

31. 钉角：指盐附子周围突起的支根痕。

32. 铜皮铁骨狮子头：指优质三七的形状。

33. 虎掌：指虎掌天南星，块茎呈扁球形，由主块茎及多个附着的侧块茎组成，形似"虎掌"。

34. 菊花心：指药材横切面有细密的放射状纹理，形似菊花。如黄芪、防风、甘草等。

35. 棕眼：指天南星块茎周围密生麻点状根痕。

36. 车轮纹：指药材横切面有稀疏放射状的射线，和呈车轮状排列的纹理。如粉防己等。

37. 罗盘纹：指商陆横切面异型维管束排列成的数层同心环纹。

38. 云锦花纹：指何首乌横切面花纹如云锦（云朵）状。

39. 锦纹：指优质大黄的切面有许多黄色、棕红色相互交错形成的黑点状锦纹，俗称"锦纹"或"槟榔碴"。

40. 筋脉点：天花粉横切面的维管束呈点状散在，俗称"筋脉点"。

41. 金心玉栏：指药材横切面的皮部呈白色，木部呈黄色，又称"金井玉栏"。如桔梗。

42. 皮松肉紧：指药材横切面的皮部疏松，木部结实，称之"皮松肉紧"。如党参、黄芪等。

43. 朱砂点：指药材横切面有红色的油点，习称"朱砂点"。如苍术。

44. 吐丝：指菟丝子经水煮、浸泡后种皮破裂，露出黄白色卷旋状的胚，形似"吐丝"。

45. 网状纹理：指根或根茎类药材除去外皮后，可见网状样纹理。如大黄、川木香、升麻等。

46. 缩皮凸肉：指山奈皮皱缩，切面类白色、光滑细腻，中央略凸起，习称"缩皮凸肉"。

47. 细密网纹：指果实种子类药材表面的细密网纹。如茛菪子。

48. 金钱环：指香圆枳壳果实的顶端花柱基痕周围的一圆圈环纹。

49. 网状皱纹：指果实种子类药材，表面有"网状皱纹"。如鸦胆子、紫苏子。

50. 偏心环：指鸡血藤横切面可见半圆形的环。

51. 蚕形：指根或根茎类药材，形似蚕。如蚕羌。

52. 虾形：指蓼科植物拳参呈扁圆柱形，密生细环纹，多弯曲如虾形。

53. 钉刺：指多种海桐皮具有"钉刺"的特征。如刺桐、刺楸、樗叶花椒、木棉等。

54. 竹节状：指根或根茎类药材，表面呈"竹节状"。如竹节香附、竹节三七、竹节羌活等。

55. 油润：指药材性油润，手握柔软，横切面常见油点，习称"油润"或"油性"。如当归、独活等。

56. 吐糖：指含糖药材因存放过久，或受气候影响，糖类外溢而变色者。如枸杞子。

57. 焦枯：指药材在加工干燥或防治虫蛀熏烧的过程中，发生灼伤变焦枯者。

58. 糠心：指块根药材因加工烧烤不当，出现中空的现象。如白术。

59. 浦汤花：指杭菊花蒸花时，沸水上漫烫熟的菊花。

60. 杂质：指药材所含的非药物部分。如泥土、沙石、木屑等。

61. 虫蛀：指药材生虫蛀蚀。

62. 霉变：指药材因不够干燥或受潮湿产生霉变。

63. 通天眼：指羚羊角无骨塞部分中心有一个扁三角形小孔，直通角尖。顶尖可见"血斑"，为鉴别羚羊角的主要特征。

64. 水波纹：指羚羊角表面呈波浪状起伏，光滑自然，直达近尖部。

65. 骨塞：指羚羊角基部骨塞角肉，镶嵌紧密，生长自然，似桃形者。

66. 大挺：指各种鹿茸较粗长的主干。

67. 独挺：指未分岔的独角鹿茸，多为二年幼鹿的初生茸，故称"独挺"，又名"一棵葱"。

68. 门庄：指鹿茸第一分枝。

69. 二杠茸：指梅花鹿茸有一个侧枝者，习称"二杠"；有两个分枝者称"三岔"。

70. 挂角：指二杠再稍长，大挺超过门庄二寸左右。

71. 单门、莲花、三岔：马鹿茸有一个侧枝者，习称"单门"；两个称"莲花"；三个称"三岔"；四个称"四岔"，依次类推。

72. 二茬茸：指割取头茬松茸后，当年再生的茸。

73. 抽沟：指鹿茸大挺不饱满，抽缩成沟形者。

74. 拧嘴：指鹿茸大挺的顶端，初分岔时，顶端嘴头扭曲不正者。

75. 珍珠盘：指鹿角茎部形成一圈突起的疙瘩。

76. 乌皮：指梅花鹿茸加工不当，部分表皮变成乌黑色。

77. 棱纹、棱筋、骨豆：指鹿茸逐渐变老，多在鹿茸的下部开始出现棱纹、棱筋、骨豆等老化现象。

78. 骨化圈：指鹿茸锯口周围靠近皮层处有一圈骨质化的结构。

79. 老毛杠：指三、四岔以上的马鹿茸、快成鹿角者，但未脱去茸皮。

80. 冒槽：指鉴别麝香用特别槽针插入香囊内，沿四周探测有无异物抵触，抽出槽针时可见香仁先平槽然后冒出槽面。

81. 当门子：指麝香黑色颗粒状者。

82. 银皮：指麝香香囊内层灰白色很薄的皮膜。

83. 金珀胆：指熊胆胆仁呈块状、颗粒状、稠膏状，黄色似琥珀者，又称"金胆"。

84. 菜花胆：指熊胆黄绿色者。

85. 墨胆：指熊胆黑色者。

86. 油胆：指熊胆稠膏状者。

87. 乌金衣：指牛黄外表面橙红色或棕黄色，个别表面挂有黑色光亮的薄膜。

88. 挂甲：指鉴别牛黄时，取牛黄少许，沾水涂于指甲上，能将指甲涂成黄色，不易擦掉，又称"透甲"。

89. 人工牛黄：指粉末状的人工合成牛黄。

90. 同心层纹：指动物结石类药材，是逐步形成的，横断面可见环状同心层纹。如牛黄、珍珠、猴枣、马宝、狗宝等。

91. 珠光：指珍珠的彩色光晕。

92. 马头、蛇尾、瓦楞身：指海马的头像马头，身呈瓦楞状，尾似蛇尾，故概括为"马头，蛇尾，瓦楞身"。

93. 龙头虎口：指蕲蛇头部扁平，呈三角形，吻端向上，口较宽大。

94. 方胜纹：指蕲蛇背部密被菱形鳞片，具有纵向排列的 24 个方形灰白色花纹。

95. 念珠斑：指蕲蛇腹部的白色大鳞片上杂有多个黑斑。

96. 佛指甲：指蕲蛇尾端有一个长三角形的扁鳞片。

97. 屋脊背：指乌梢蛇背脊高耸成屋脊状，习称"屋脊"或"剑脊"背。

98. 虫瘿：指蚜虫寄生于盐肤木等树的叶轴上或叶柄上形成的囊状突起。如五倍子为蝉寄生于没食子树幼枝上所生的"虫瘿"。

99. 白颈：指广地龙第 14~16 环节处的生殖带，呈黄白色。

100. 黏舌：指一些药材具有吸湿性，以舌舔之，可吸附在舌上。如龙骨，龙齿，天竺黄。

101. 钉头：指代赭石外表有多个乳状突起，俗称"钉头赭石"。

102. 豆瓣砂：指颗粒状朱砂，色红艳，光亮，形似豆瓣。

103. 朱宝砂：指朱砂颗粒小者。更小者为"朱砂"。

104. 一包针：药材千年健根茎的折断面呈纤维束样，形似一包针。

105. 大理石纹：某些药材的横断面具有大理石样的纹理。如槟榔。

106. 马尾状：白薇的根茎下部两侧簇生多个细长的根，形似马的尾巴。

107. 马尿气：天麻用水蒸煮时散发的特异气味，似马尿的臭气。

108. 三节芦：野山参芦头的上部为"马牙芦"，中部为"堆花芦"，下部为"圆芦"。

109. 云头鹤茎：某些药材的根茎下部两侧膨大形似如意，向上渐细如仙鹤的脖子。如白术。

110. 凤眼：豹骨的肱骨下端内侧有一狭长形透孔。

111. 乌鸦头：某些药材的根形似乌鸦的头部，习称"乌鸦头"。如川乌、草乌。

112. 长嘴：老鹳草的宿存花柱长 2~4cm，由下往上卷，形似鹳喙。

113. 石榴嘴：山楂的顶端有凸起的残留宿萼，中央凹陷，形似石榴宿萼。

114. 合把：羚羊角用手握之，四指正好嵌入凹处。

115. 吐脂起霜：某些药材干燥后表面析出白色物质。如苍术。

116. 吸盘：动物类药材的吸附器官，多为中间凹陷的圆盘状。如水蛭、蛤蚧等。

117. 连三朵：某些花类药材的花序常 2~3 朵连生。如款冬花。

118. 鸡肠朴：厚朴的根皮呈单筒状，常弯曲，形如鸡肠。

119. 鸡头黄精：黄精的根茎略呈圆锥状，形如鸡头。

120. 岗纹：指泽泻的块茎表面的环形纹理突起。

121. 金包头：知母根茎一端有密集浅黄色茎叶残痕，头部似金色。

122. 顶手：金银花的花蕾肉质较厚，干燥后较硬，握之有顶手的感觉。

123. 青翘：连翘表面绿褐色者，多不开裂。

124. 亮银星：药材断面在光照下可见点状亮星，多为药材成分的结晶。如厚朴。

125. 将军肩：朝鲜红参的芦头与参体连接处，平直而不凹陷。

126. 铁线纹：野山参的主根上端细而深的环纹线。

127. 胶口镜面：白僵蚕的断面平坦，外层呈白色显粉性，中心呈棕黑色，光亮，内有四个亮圈（丝腺环）。

128. 宽肩膀：野山参的根茎顶部较宽且丰满，似肩膀。

129. 菠萝纹：海龙体表有突起的花纹图案，类似菠萝表面的钉纹。

130. 堆花芦：生长时间较长的野山参芦头中部芦碗渐密，四面环生，形似堆花。

131. 落肩膀：野山参根上端较阔的部分逐渐下落，不平整。

132. 靴朴：厚朴的近根部一端干皮展开如喇叭口，似靴口状。

133. 蝴蝶芦：朝鲜红参的芦头大而坚实，芦碗明显，常为双芦，形如蝴蝶。

134. 蟋蟀纹：朝鲜红参表面呈棕红色、土黄色或棕色，参体有细皱纹，如蟋蟀纹理。

135. 糙皮：药材表面灰黄色或棕黄色，粗糙，粗皮易成片剥落。如地骨皮。

136. 蟹壳黄：瓜蒌皮表面皱缩均匀，橙黄色，形如蒸熟的螃蟹壳。

137. 武体：指野山参主根下部有两条支根，分成八字形者。

138. 灵体：指野山参参体玲珑，样子好看，体腿分明，腿多为两个，分岔角度大者。

139. 笨体：指人参根挺直，体态不美观，两腿不匀称者。

140. 横体：指人参根粗短，两腿多向旁伸者。

141. 顺体：指人参根顺直者。

142. 石柱参：产于辽宁省丹东市宽甸满族自治县振江镇石柱子村，因此得名。分生晒参和红参两种，是人参优良品种之一。

143. 皮条须：须根疏生，清秀不散乱，犹如鞭梢皮条，自上而顺下。皮条须和枣核艼都是老山参的标志，参龄至少在70年以上。

# 第二章

# 常见易混中药材真伪鉴别经验

## 第一节　根及根茎类

### 人参

【别名】棒槌、地精、神草。

【来源】五加科植物人参的干燥根及根茎。

【产地】野山参产于长白山和大、小兴安岭地区。较小的山参人工移植于林下，10年后采挖者，称"移山参"；将园参种子撒在山野使其自然生长者，经过10年后起土者称"籽扒参""林下参""籽海"；栽培的人参称"园参"。在园参地中将园参收获后所剩下未挖尽的人参，经多年生长后称"池底参"，属于山参一类。园参产于黑龙江、吉林、辽宁等地。园参一般生长5年以后可药用。

人参的加工方法比较复杂，国内商品人参有几十种规格：野山参分为白参及全须生晒参；园参分为生晒参、白糖参、红参、白参须等。"边条红参"栽培时选用"二马牙"品种，普通园参为"犬马牙"品种，亦属红参类。

【性状】

1.园参

（1）生晒参　根呈圆柱形或纺锤形，长3~15cm，直径1~2cm。表面灰黄色，上部或全体有疏浅断续的横纹及明显的纵皱，下部有支根2~3条，并着生多个细长的须根，须根上常有不明显的细小疣状突出，亦称"珍珠点"。根茎（芦头）长1~4cm，直径0.3~1.5cm，多拘挛而弯曲，有不定根（艼）和稀疏的凹窝状茎痕（芦碗）。质较硬，断面淡黄白色，显粉性，有一个明显的棕黄色环纹，皮部有黄棕色的点状树脂道及放射状裂隙。香气特异，味微苦、甘。

（2）红参　全长6~17cm，主根长3~10cm。表面半透明，红棕色，有的有不透明的暗褐色斑块，俗称"黄马褂"。有纵皱纹及细根痕，上部可见环纹，下部有2~3条扭曲交叉的侧根。根茎上有茎痕及1~2条完整或折断的不定根。质硬脆，断面平坦，角质样，有光泽。无特殊气味，味甘、微苦。

2.山参　主根短粗（参体），与根茎（芦头）等长或较短，根茎细长，上部扭曲，茎痕（芦碗）密生，支根多是2个（参腿），形似人体。表面灰黄色，上端有细而深的环纹，下部较光滑。须根稀疏，长约为主根的2~3倍，柔软不易折断，有明显的圆形珍珠疙瘩，断面皮部有裂隙，形成层明显。气微香，味微苦、甘。山参之芦、艼、体、皮、纹、腿、须及珍珠疙瘩等特征与园参有区别。

【鉴别要点】

1.园参

（1）边条红参　芦长，身长，腿长，有分枝2~3个。表面棕红色或淡棕色。质坚实，断面角质样，有光泽。气香，味苦、甘。

（2）普通红参　芦短，身短，腿短。表面淡棕红色。质坚实，断面角质样，有光泽。气香，味苦、甘、略淡。

（3）生晒参　体轻，有分枝、抽沟，芦须全，有艼帽。表面黄白色，上端有环纹，参须上有散生珍珠点。断面黄白色。气微香特异，味微苦、甘。

2.山参　其性状特征概括为"芦长碗密枣核艼，紧皮细纹珍珠须"。野山参的艼可辨参龄。野山参的艼是指从堆花芦、马芽芦上长出的不定根（圆芦上不长艼），向左、右、前、后牵挂，起重要支撑固定作用，支撑野山参的地下茎。

（1）毛毛艼：芦头上生出弯弯曲曲的细小不定根，表示人参初期生长的信息，说明生长年限短，不具备野山参特征。

（2）顺长艼：艼体上部渐粗，向下渐细，粗细变化不突然，艼长超过主根，生长年龄十几年左右的野山参多为顺长艼，市场上多为此类。

（3）蒜瓣艼：连接芦碗一端钝圆，另一端尖细顺长如蒜瓣。与"枣核艼"相比，不是典型特征，但在野山参中很常见，生长年龄多是三四十年、四五十年。

（4）枣核艼：生长50年以上，主根须逐渐衰退，向下输送养分的导管堵塞，从而引发艼端畸形膨胀，待艼须吸收功能衰退，原有蒜瓣艼逐渐变成两头尖、中间膨胀的枣核艼，是野山参生长年龄足够长的标志性特征之一，标志内在品质优异。

（5）皮条须：长出皮条须者参龄至少70年以上。

【品质优劣】园参以条粗壮、质地结实者为佳；其中生晒参以条粗、饱满无抽沟者为佳；红参以体长、棕红色或黄棕色、皮细有光泽、无黄皮、无破疤者为佳。山参以芦、艼、纹、体、须五形俱全者为最佳。移山参、池底参等为山参中的次品，不是正宗野山参。

2002年产品标准化88号文件指出参龄达15年以上的林下参为野山参。近代最早林下参起源于1960~1964年。

【附】进口人参　朝鲜参，又称高丽参、别直参。韩国红参等级分为天参、地参、良参、切参、尾参。白参等级分为直参、半曲参、曲参、尾参。太极参等级参照红参标准。朝鲜红参分为天、地、人、翁四个等级。白参分为原枝参和尾参。进口为铁盒装。

1.红参（高丽参）　呈圆柱形，芦头、芦碗大，多数呈双芦，芦与肩之间有一定间隙，芦头上挺。有的加工成棱柱状，长10~15cm，直径1.4~2cm。表面红棕色，可见细环纹或纵皱，或留有黄色栓皮。茎部上端为呈盘节状的根茎部，下部多分枝，约2~4分枝，扭曲交叉，须根已除去。全体呈角质半透明，并有糖样光泽，体重，质硬，不易折断，断面平坦，黄棕色，光亮，有一颜色稍淡的同心环清晰可见。气微，味稍甘、微苦。

以根为圆柱形、芦碗整齐、身长腿短、无抽沟、表面棕红色、断面黄色、光亮、味甘微苦、无霉变、无虫蛀、无黄衣及破皮者为佳。水分不得超过12%（烘干法）。

2.白参（高丽参）　大部分性状同红参，与红参不同点为：表面黄白色，较粗糙，直径1.4~2.5cm。体轻，质较硬，断面不整齐，黄白色，带粉性，并可见一黄棕色环。

以根粗、身长腿短、无抽沟、芦碗整齐、表面黄白色、断面灰白色、无裂隙、有环纹、味甘微苦、无破皮、无霉变及虫蛀者为佳。水分不得超过11%（烘干法）。

【伪品】

1.野豇豆根　为豆科植物野豇豆的干燥根。根呈圆柱形或长纺锤形，不分枝或少分枝。长约20cm，直径0.3~1.5cm。顶端有茎痕，无芦头及芦碗。表面黄棕色，有纵皱纹及横向皮孔样疤痕，质坚韧，折断面显纤维性。经蒸制后，外表面棕红色，断面角质样，有白色筋脉点。气微，味淡，有豆腥气。

2.栌兰　马齿苋科植物栌兰的干燥根。根呈圆锥形或长纺锤形，分枝或不分枝，长 10~20cm，直径 0.7~1.7cm。顶端有残留的木质茎基。表面未去栓皮者为灰黑色，有纵皱及点状突起的须根痕；除去栓皮经蒸制者表面为灰黄色，半透明，隐约可见内部纵向的维管束。质坚硬，未加工者折断面平坦，蒸制后则呈角质样，中央有大空腔。气微，味淡而微有黏滑感。

3. 山莴苣　为菊科植物山莴苣的干燥根。根呈圆锥形，自顶部多有分枝，长 5~15cm，直径 0.7~1.7cm。顶部有圆盘形的芽或芽痕。表面灰黄色或灰褐色，有细纵皱纹及横向点状须根痕，经加工蒸制者呈黄棕色，半透明状。质坚实，较易折断，断面平坦，隐约可见形成层环，有的有放射状裂隙。气微，味微甜而后苦。

4. 华山参　为茄科植物华山参的干燥根。根呈圆锥形或圆柱形，分枝少，顶端有短的根茎。长 10~20cm，直径 1~3.5cm。根头部有横向细环纹，未去栓皮者呈棕褐色，栓皮脱落处呈黄白色，经加工后呈黄棕色，半透明状，并隐约可见内部纵向的维管束。质坚实，折断面有放射状裂隙，加工后呈角质状。气微，味甘而微苦，嚼之麻舌。

5. 莨菪　为茄科植物莨菪的干燥根。根呈圆柱形，分枝或不分枝，长 10~20cm，直径 0.8~2.5cm。顶端有芽痕。外表面灰黄色，有横向突起的皮孔状疤痕及纵皱纹。质坚实，不易折断，断面不平坦，淡黄色，接近形成层的韧皮部呈棕色。气微，味淡、微苦。本品含生物碱，谨防中毒。

## 三七

【别名】金不换、田三七、旱三七、参三七。

【来源】为五加科植物三七的干燥根及根茎。根茎习称"剪口"，支根习称"筋条"。种后 3~4 年秋季开花前采收称"春七"，根饱满，质优。冬季结籽后采挖称"冬七"，根较松泡，质次。

【产地】主要分布在我国云南、广西、西藏、湖南、湖北、四川、贵州、江西等地，印度北部、越南亦产。云南文山和广西田州种植历史悠久、产量大、质量好，为道地药材。产自云南文山的称为"三七"，产自广西田州的称为"田七"。现今文山三七的名气比广西的大，但在清朝、明朝时期广西的田七名气比三七大。如香港、广东、广西、东南亚、日本等一般都习惯把三七叫做田七，这是因为以前广西田州是三七的集散中心，就像现在文山是三七的集散中心一样。

文山三七主产于文山、砚山、马关、广南、西畴、麻栗坡、富宁和丘北。田七主产于靖西、德保、凌云、那坡。

【性状】

1. 主根　呈类圆锥形或圆柱形，长 1~6cm，直径 1~4cm。表面灰褐色或灰黄色，有断续的纵皱纹及支根痕。顶端有茎痕，周围有瘤状突起。体重，质坚实，断面灰绿色、黄绿色或灰白色，木部微呈放射状排列。气微，味苦，回甜。

2. 筋条　呈圆柱形或圆锥形，长 2~6cm，上端直径约 0.8cm，下端直径约 0.3cm。

3. 剪口　呈不规则的皱缩块状或条状，表面有数个明显的茎痕及环纹，断面中心灰绿色或白色，边缘深绿色或灰色。

【鉴别要点】本品呈类圆锥形或圆柱形，生有多个瘤状突起，外表灰黄色或灰褐色。质坚实，砸开后皮部与木部易分离，断面多带绿色，木部微呈放射状排列。气微，味苦，回甜。经验鉴别形象地将三七特征概括为"铜皮铁骨猴头形，满身瘤突肉易分，口尝似有人参味"。

【品质优劣】以个大、体重、质坚实、表面饱满光滑、断面呈灰绿色或黄绿色者为佳。验货时注意：掰断或锤砸时若感觉柔韧，三七含水量超标，易变质，干燥后失重在 20%~30%。优质三七断面充实、呈绿色，如干枯呈白色则为病三七。优质三七口尝味苦，回甜持久，久嚼渣较少，劣质三七味淡，渣较多。

【附】三七粉真伪、优劣的区分　三七粉的颜色应为灰黄色，体轻松散，味苦回甜，如无苦味、回甜，则三七粉质量有问题，多为伪品。纯正三七粉味道越浓越好。三七种植于黄土地，三七粉多呈土黄色；若种植于红土地，三七粉颜色偏红色。三七粉颜色不能带绿色，泛绿色多系加入了三七茎叶。三七粉颜色灰黄，黄色不能太重，色太黄多系加入了细绒根加工而成。三七粉颜色发白，可能掺入了面粉、米粉。

【伪品】

1. 菊三七　为菊科植物菊三七的根，主产于华东、中南及西南各地。呈拳形或类圆形块状，长 3~6cm。表面灰棕色或灰褐色，全体有不规则瘤状突起，突起物大小不等，顶端有时可见明显的茎基或芽痕，下部有细支根或断痕。质地坚硬，断面灰黄色，并见维管束放射状排列，呈菊花心。无特殊气味，味微苦。本品虽有活血消肿功效，但与三七作用差异很大，禁止混用。

2. 藤三七　为落葵科植物落葵的根。原产于美洲热带，全国各地均有栽培，主产于云南、广西。其干燥块茎及珠芽在广西、山西、云南、四川、湖北、陕西等地混作三七药用。块茎呈圆柱形，稍扁或弯曲，长 2~7cm，直径 1~3cm，珠芽呈不规则块状。全体有多个大小不等的瘤状芽突起，有的有折断芽留下的疤痕。栓皮稍厚而粗皱，质硬而脆，易折断，断面类白色，具粉性。经水煮后干燥者，断面黄棕色角质样。气微，味微甜，嚼之有粉性。本品亦有活血消肿的功效，但与三七功效差异很大，应视为伪品，禁止使用。

### 丹参

【别名】赤参、紫丹参、血参。

【来源】为唇形科植物丹参的干燥根及根茎。

【产地】原植物系多年生草本，皆为野生品，现大量栽培。主产于四川、河北、山东、河南、江苏、山西、陕西、安徽等地。

【性状】野生丹参根茎短粗，顶端有时残留茎基。有数条圆柱形的根，多弯曲，有的支根有须状细根，长10~20cm，直径0.3~1cm。表面棕红色或暗棕红色，粗糙，有纵皱纹。老根外皮疏松，多呈紫棕色，常见鳞片状剥落。质硬而脆，断面疏松，有裂隙或略平整而致密，皮部棕红色，木部灰黄色或紫褐色，导管束黄白色，呈放射状排列。气微，味微苦涩。栽培品较粗壮，直径0.5~1.5cm。表面红棕色，有纵皱纹，外皮紧贴不易剥落。质坚实，断面较平整，略呈角质样。

【鉴别要点】野生丹参根茎短粗，根条较细，栓皮易剥落，断面质地疏松有裂隙，显放射状筋脉点。栽培品根条粗壮坚实，外皮不易剥落，因含淀粉较多，断面较平整，略呈角质样。

【品质优劣】以身干、条状、色红、无芦头、无须根者为佳。丹参酮类含量与传统优质药材特性——色深红密切相关。颜色越红，含量越高，药效越强；颜色灰褐，含量低，药效弱。来货验收时要注意鉴别丹参提取后的药渣，其质地、颜色均发生改变。有的为提高卖相，药渣经染色后掺假。

### 白术

【别名】于术、浙术、冬术。

【来源】本品为菊科植物白术的干燥根茎。

【产地】主产于浙江磐安、东阳、新昌、仙居、天台、义乌等地，统称"浙白术"。此外，湖南平江，江西宜春、九江，四川乐山、宝兴，重庆秀山、酉阳，湖北恩施、通城，福建建阳、顺昌，安徽亳州、太和，河北安国等地亦产。以安徽亳州生产的白术产量大，称为"亳白术"，品质次于"浙白术"。

【性状】根茎呈不规则拳状团块，长 3~13cm，直径 1.5~7cm。表面灰黄色或灰棕色，有瘤状突起及断续的纵皱和沟纹，并有明显的须根痕，顶端有残留茎基和芽痕。下面两侧膨大似如意头，俗称"云头"；向上渐细，有的留有一段木质地上茎，俗称"术腿"。质坚硬不易折断，断面不平坦或有裂隙，外圈黄白色，中间较深，略有"菊花纹"及棕色点状油室。气清香，味甘、微辛，嚼之带黏性。

【鉴别要点】白术呈拳状团块。表面灰黄色或灰棕色，顶端有下陷的圆盘状茎基和芽痕，下部两侧膨大似如意头，俗称"云头"；上部留有一段地上茎，俗称"术腿"。断面淡黄白色，木部淡黄色，有裂隙和菊花纹。嚼之略带黏性。

浙白术如意头底部多圆平，亳白术底部多突出。安国及其他产区的白术根茎形状多呈长形，底部稍膨大，不呈云头状，似鸡腿，表面无瘤状突起，皮细光滑，断面色白，实心或显黄色条纹，棕色点状油室少，气味淡。

【品质优劣】以个大、质坚实无空心、断面黄白色、香气浓、无地上茎者为佳。劣质白术饮片木部木质化；掺增重粉者质硬掐不动，放大镜下可见白色小结晶。伪品白术饮片中常掺入土木香根头、芍药根头、皖南白术等，不具有白术特征，不黏牙，切面无孔隙（木部），无白术香气。

## 白头翁

【别名】山棉花、老翁花、翁草。

【来源】本品为毛茛科植物白头翁的干燥根。

【产地】主产于我国华北和东北地区，均为野生品，生长在低海拔的干燥山坡。

【性状】本品呈类圆柱形或圆锥形，稍扭曲，长 6~20cm，直径 0.5~2cm。表面黄棕色或棕褐色，有不规则纵皱纹或纵沟，皮部易脱落，露出黄色的木部，有的有网状裂纹或裂隙。近根头部常有朽状凹洞，根头部稍膨大，有白色绒毛，有的可见鞘状叶柄残茎。质硬而脆，断面皮部黄白色或淡黄棕色，木部淡黄色。气微，味微苦、涩。

【鉴别要点】白头翁根头部有白色绒毛，断面黄白色，皮部有断续的环状裂隙，木部有蜘蛛网状纹理，味微苦、涩。

【品质优劣】以根粗长、质坚实、顶端生白色绒毛者为佳。

# 百合

【别名】南百合。

【来源】本品为百合科植物卷丹、百合或细叶百合的干燥肉质鳞叶。

【产地】百合分布很广，野生、家种品均有。野生品种常见有卷丹、山丹（细叶百合）两种，产量少、瓣小、味苦。习惯以野生、瓣小而厚、味苦者为佳，多供药用；栽培品百合瓣大而薄、味微苦，质量较差，多作食用。

【性状】本品呈长椭圆形，长 2~5cm，宽 1~2cm，中部厚 1.3~4mm。表面黄白色至淡棕黄色，或微带紫色，有数条纵直平行的白色维管束。顶端稍尖，基部较宽，边缘薄，微波状，略向内弯曲。质硬而脆，断面较平坦，角质样。气微，味微苦。

【鉴别要点】药用百合口嚼味淡而后微苦；食用百合口嚼始终味淡或微甜。

【品质优劣】以肉厚、色白、质坚实、味苦者为佳。熏硫的百合发白，有酸味。陈货色泽深暗质劣。

# 板蓝根

【别名】北板蓝根。

【来源】本品为十字花科植物松蓝的干燥根。

【产地】主产于江苏、河北、河南、安徽、浙江、湖北、山东、山西、陕西、内蒙古、黑龙江、甘肃等地。

【性状】本品呈圆柱形，稍扭曲，长 10~20cm，直径 0.5~1cm。表面淡灰黄色或淡棕黄色，有纵皱纹、横长皮孔样突起及支根痕。根头略膨大，可见暗绿色或暗棕色轮状排列的叶柄残基和密集的疣状突起。体实，质略软，断面皮部黄白色，木部黄色。气微，味微甘后苦涩。

【鉴别要点】板蓝根断面皮部黄白色，木部黄色，有"菊花心"样纹理，口尝有萝卜干味。

【品质优劣】以身干、条长均匀、质油润者为佳。陈货、劣质板蓝根色泽变深。提取后的药渣质地疏松色深，气味淡。

【伪品】油菜根　为十字花科植物芸的干燥根。与板蓝根的主要区别为根头部有类圆形凹陷的茎痕，表面有多扭曲的纵皱纹和须根痕。断面皮部薄，色较深，可见放射状纹理，呈灰黄色至灰褐色，有淡棕色的油润性形成层环。气特异，味甜，有特殊蔓菁味。

## 大黄

**【别名】**川军、生军、锦纹。

**【来源】**本品为蓼科植物掌叶大黄、唐古特大黄或药用大黄的干燥根及根茎。

**【产地】**

1. 掌叶大黄　主产于甘肃岷县、文县、礼县、宕昌、武都、临夏、武威，青海同仁、同德、贵德，西藏昌都、那曲，四川阿坝、甘孜。

2. 唐古特大黄　又称"鸡爪大黄"，主产于青海玉树的治多、称多、杂多，果洛的达日、久治、班玛、同仁、同德及祁连山北麓。

3. 药用大黄　又称"南大黄""川大黄"。"南大黄"主产于重庆万州、巫溪、城江、南川，陕西镇巴、城固，湖北西部及云南、贵州等地。"川大黄"（马蹄大黄）主产于四川阿坝的马尔康、汶川、茂县、理县、松潘、黑水，甘孜和凉山亦有分布。

**【性状】**本品呈类圆柱形、圆锥形、卵圆形或不规则块状，长 3~17cm，直径 3~10cm。除尽外皮者表面黄棕色至红棕色，有的可见类白色网状纹理及星点（异型维管束）散在，残留的外皮棕褐色，多有绳孔及粗皱纹。质坚实，有的中心稍松软，断面淡红棕色或黄棕色，呈颗粒性。根茎髓部宽广，有星点环列或散在；根木部发达，有放射状纹理，形成层环明显，无星点。气清香，味苦而微涩，嚼之黏牙，有沙粒感。

**【鉴别要点】**大黄气味清香，味苦而微涩，嚼之黏牙，有沙粒感。大黄根茎及根断面有黄（或白）红相间的纹理，根茎饮片有"星点"；根部有放射状纹理或层环，大黄根切片少见。

大黄劣质品主要为掺入提取过的残渣，质地轻泡，色泽深暗，气味淡，有的伴酸霉味。掺增重粉的饮片质重且硬，用力掰不动，放大镜下能看到有结晶。伪品大黄品种较多，如华北大黄、藏边大黄、河套大黄、天山大黄、羊蹄根等，断面无星点，无正品大黄的特异香气，大多气微，味微苦，有的微涩。

**【品质优劣】**以身干、质坚实、断面显锦纹、气清香、味苦而涩者为佳。

## 防风

**【别名】**关防风、东防风、口防风。

**【来源】**本品为伞形科植物防风的干燥根。

**【产地】**主产于黑龙江、吉林、辽宁，其中以黑龙江的产量最大、品质佳。黑龙江、吉林、辽宁产的防风素有"关防风""东防风"之称，为著名的道地药材。产于内蒙古、河北的习称"口防风"，质量较次，二者同入药。另外山西、山东、陕西、宁夏等地亦产。

防风临床使用的是野生品，家种防风与野生防风在性状上存在较大差异。东北地区家种防风为机械播撒种子，不进行田间管理，呈半野生状态，一般 2~3 年收获，性状与野生品差异较小。

**【性状】**本品呈长圆锥形或长圆柱形，下部渐细，有的略弯曲，长 15~30cm，直径 0.5~2cm。表面灰棕色或棕褐色，粗糙，有纵皱纹、多个横长皮孔样突起及点状的细根痕。根头部有明显密集的环纹，俗称"旗杆顶"或"蚯蚓头"。有的环纹上残存棕褐色毛状叶基。体轻，质松，易折断，断面不平坦，皮部浅棕色至棕色，有裂隙，俗称"菊花心"。木部黄色，形成层环棕色（切片后形如鱼眼，又称"鱼眼防风"）。气特异，味微甘。

地上部分较嫩（未抽薹），根之木心较软，习称"软防风"；地上部分较老（已抽薹），根之木心较硬，习称"硬防风"，多不采用。产于内蒙古、河北的防风根头部簇生的棕色毛较长，俗称"扫帚头"，根条较瘦，质量较次。

**【鉴别要点】**根头部有明显密集的环纹，俗称"蚯蚓头"，环纹上有棕褐色毛状残存叶基。断面皮部浅棕色，有裂隙，俗称"菊花心"，形成层环红棕或棕色。气特异，味微甘。防风断面皮部不发红（浅棕色）或发红但无裂隙。味辛、凉、苦，味淡者均系伪品。

**【品质优劣】**以皮细而紧、条粗壮、整齐、须毛少、质柔软、断面皮部浅棕色、中心浅黄色者为佳。

## 防己

**【别名】**粉防己、汉防己。

**【来源】**本品为防己科植物粉防己的干燥根。

**【产地】**主产于浙江、江西、安徽、湖北、湖南、广东、广西等地。均为野生品。

**【性状】**本品呈不规则圆柱形、半圆柱形或块状，多弯曲，形如猪大肠，长 5~10cm，直径 1~5cm。表面淡灰黄色，在弯曲处常有深陷横沟而成结节状的瘤块样。体重，质坚实，断面平坦，灰白色，富粉性，有排列稀疏的放射状纹理。气微，味苦。

**【鉴别要点】**防己粉性强，指甲可刮下白色粉末。断面有稀疏、断续、不等距、不等长的放射状纹理。伪品不具有这些特征。

【品质优劣】以身干、质坚实、粉性大者为佳。

## 前胡

【别名】鸡脚前胡。

【来源】本品为伞形科植物白花前胡的干燥根。多为野生品，也有栽培品。

【产地】主产于浙江、四川、广西、安徽、江苏、湖北、江西、福建等地。以浙江的产量大，品质优。

【性状】本品呈不规则的圆柱形、圆锥形或纺锤形，稍扭曲，下部常有分枝，长3~15cm，直径1~2cm。表面黑褐色或灰黄色，根头部多有茎痕及纤维状叶鞘残基，上端有密集的细环纹，下部有纵沟、纵皱纹及横向皮孔样突起。质较柔软，干者质硬，可折断，断面不整齐，淡黄白色，皮部散有多数棕黄色油点，形成层环纹棕色，有放射状射线。气芳香，味微苦、辛。

【鉴别要点】前胡的根头部有密集的细环纹，环纹上有纤维状的叶鞘残基。前胡切面皮部、木部都是淡黄白色，皮部较宽的占1/2，散有多个棕黄色油点，可见一棕色环纹及放射状纹理。有香气，味微苦、辛。

【品质优劣】以身干、枝条整齐、质嫩坚实、香气浓者为佳。

## 茜草

【别名】红茜草、血见愁。

【来源】本品为茜草科植物茜草的干燥根及根茎。

【产地】全国大部分地区均有分布，主产于陕西、河南、安徽、河北、山东等地。以陕西渭南、河南嵩县的产量大，质量优。

【性状】本品根茎呈结节状，丛生粗细不等的根。根呈圆柱形，略弯曲，长10~25cm，直径0.2~1cm。表面红棕色或暗棕色，有细纵皱纹及少数细根痕；皮部脱落处呈黄红色。质脆，易折断，断面平坦，皮部窄，紫红色，木部宽广，浅黄红色，导管孔多数。气微，味微苦，久嚼刺舌。

【鉴别要点】茜草切面皮部很薄，紫红色，木部宽广，浅黄红色，可见多数细孔。气微，味苦，久嚼刺舌。

【品质优劣】以条粗长、表面红棕色、断面黄红色者为佳。

【伪品】为多种茜草属植物的干燥根茎及根。与茜草的主要区别：根茎较粗，木栓层常枯朽或部分脱落，表面灰棕色或淡棕褐色，断面皮部淡棕黄色，木部淡棕黄色，有的木部外侧可见棕褐色的环纹，中心可见细小的髓，多成空洞。

1. 钩毛茜草　为茜草科植物钩毛茜草的干燥根茎及根。与茜草的主要区别：外表皮棕褐色，易脱落。断面皮部棕褐色，木部淡棕红色，中心可见细小的髓，多为空洞。《贵州省中药材民族药材质量标准》（2019 年版）以"小血藤"收载。

2. 蓬子菜根　为茜草科植物蓬子菜的干燥根。本品较细，外表灰褐色或浅棕褐色。质硬，断面类白色或淡棕色，有同心排列的棕黄色环纹。气微，味淡。

3. 芍药细根染色　为毛茛科植物芍药的干燥细根染色而成。略呈细圆柱形，直径 1.5~3.5mm。表面棕褐色，断面淡棕红色，皮部宽广，木部狭窄。气微，味微苦、酸。

## 秦艽

【别名】左秦艽、西大艽、萝小艽、左扭根、山大艽、辫子艽。

【来源】本品为龙胆科植物秦艽、麻花秦艽、粗茎秦艽或小秦艽的干燥根。前三种按性状不同，分别习称"秦艽"和"麻花艽"，后一种习称"小秦艽"。

【产地】秦艽、麻花秦艽、粗茎秦艽主要分布于四川西北部、青海南部、甘肃、陕西南部；小秦艽主要分布于内蒙古东南部、河北北部、山西、宁夏、甘肃、四川北部。近年来，秦艽和粗茎秦艽产量较少，现多为麻花秦艽和小秦艽供应市场。

【性状】

1. 秦艽　呈类圆柱形，上粗下细，扭曲不直，长 10~30cm，直径 1~3cm。表面黄棕色或灰黄色，有纵向或扭曲的纵皱纹，顶端有残留茎基及纤维状叶鞘。质硬而脆，易折断，断面略显油性，皮部黄色或棕黄色，木部黄色。气特异，味苦、微涩。

2. 麻花艽　呈类圆锥形，多由数个小根纠聚而膨大，直径可达 7cm。表面棕褐色，粗糙，有裂隙呈网状孔纹。质松脆，易折断，断面多呈枯朽状。

3. 小秦艽　呈类圆锥形或类圆柱形，长 8~15cm，直径 0.2~1cm。表面棕黄色。主根通常 1 个，残存的茎基有纤维状叶鞘，下部多分枝。断面黄白色。

【鉴别要点】秦艽来源于 4 种植物，秦艽和粗茎秦艽很少能见到，平常大多用小秦艽，很少用麻花艽。小秦艽根细，饮片中可见毛样残存叶鞘，外皮多扭曲，切面可见数个黄色圆点。气特异，味极苦、涩。

【品质优劣】均以质实、色棕黄、气味浓厚、主根粗壮者为佳。

# 山药

【别名】怀山药、淮山药。

【来源】本品为薯蓣科植物薯蓣的干燥根茎。

【产地】以河南温县、孟州、武陟、博爱等地产量最大，温县所产质量最佳，故有"怀山药"之称。山西太谷、介休、平遥、孝义等黄河沿岸地区的产量大，品质佳。其次陕西大荔、渭南，河北安国、保定、博野、安平等地亦产，其中保定市蠡县的产量大，质优。药用山药，各地栽培品种不同，因而地下块茎的形态、颜色、大小等均有差异，如河南栽培品种有铁棍山药、太谷山药、大白皮山药、小白皮山药、小茸毛山药，后来又引种了凤山药（江苏育种）、嘉祥山药（山东育种），虽产量大，但均属菜山药。药用山药仍以铁棍山药为主，呈圆柱形，较直，色白，粉性足，水分少，质量最好；其次为太谷山药，块根较粗而稍扁，水分较大，质量尚可。

【性状】

1.毛山药　略呈圆柱形，弯曲而稍扁，长 15~30cm，直径 1.5~6cm。表面黄白色或淡黄色，有纵沟、纵皱纹及须根痕，偶有浅棕色外皮残留。体重，质坚实，不易折断，断面白色，颗粒状，粉性足。气微，味淡、微酸，嚼之发黏。

2.光山药　呈圆柱形，两端平齐，长 9~18cm，直径 1.5~3cm。表面光滑，白色或黄白色。

【鉴别要点】山药断面白色，粉性，散有多个棕色筋脉点（用湿巾擦拭后更明显）；鲜山药切片显颗粒性，伪品山药无颗粒性。

【品质优劣】以条粗壮、质坚实、粉性足、色洁白、光滑圆润者为佳。

【伪品】

1.参薯片　为薯蓣科植物参薯的干燥根茎。与山药的主要区别：呈不规则圆片状，浅棕色至棕黄色，外皮多已除去。断面白色，粉性强，用指甲轻刮就一层白粉，不显颗粒性。[《广西中药材标准》（1990 版）以"山药"收载。]

2.木薯片　为大戟科植物木薯块根的横切片。与山药的主要区别：棕褐色外皮多已除去，表面浅棕黄色。断面乳白色，粉性，有淡黄色筋脉点散在。中央可见一细木心，有的有裂隙。气特异，嚼之不发黏，有纤维性。

3.苦花粉　为葫芦科植物湖北瓜蒌的干燥块根。较粗大，外皮多已除去，表面灰黄色或淡棕黄色。断面粉白色或粉红色，粉性差，纤维性强，有较多的淡黄色筋脉点，呈放射状排列。味极苦。

# 桔梗

**【别名】**南桔梗、苦桔梗。

**【来源】**本品为桔梗科植物桔梗的干燥根。

**【产地】**全国大部分地区均产。过去均为野生品，现今全国各地多有种植。种植面积较大的有安徽省亳州市谯东镇、太和县李兴镇，山东省淄博市池上镇，内蒙古赤峰市牛家营子镇，浙江省磐安县，形成当今五大桔梗产地。

**【性状】**本品呈圆柱形或略呈纺锤形，下部渐细，有的有分枝，略扭曲，长 7~20cm，直径 0.7~2cm。表面淡黄白色至黄色，不去外皮者表面黄棕色至灰棕色，有纵扭皱沟，并有横长的皮孔样斑痕及支根痕，上部有横纹。有的顶端具较短或不明显的根茎，其上有数个半月形茎痕（芦碗）。质脆，断面不平坦，形成层环棕色，皮部黄白色，有裂隙，俗称"菊花心"；木部淡黄色，习称"金井玉栏"。气微，味微甜后苦。

**【鉴别要点】**桔梗皮部黄白色，有裂隙，习称"菊花心"。木部淡黄色，有放射状纹理及裂隙，习称"金井玉栏"。味微甜后苦。热水浸泡有黏滑感。劣质桔梗掺增重粉，切面有白粉，质地坚硬。陈货、走油、变质者色泽深，形成层环宽，棕褐色，皮部、木部浅棕色。有的陈货用过氧化氢溶液洗过，颜色发白，质硬顶手。

**【品质优劣】**以根粗长、质坚实、表面色黄白、中心为淡黄色者为佳。

**【伪品】**霞草　为石竹科植物丝石竹的干燥根。根呈圆锥形，有分枝，稍扭曲，长 6~13cm。表面黄白色或棕黄色，具扭曲的纵沟纹，断面可见一至数圈黄白相间排列的圆环（异型维管束）。气微，味苦、涩，久嚼麻舌。

# 甘草

**【别名】**粉甘草、粉草、甜甘草、国老。

**【来源】**为豆科植物甘草、胀果甘草或光果甘草的干燥根及根茎。

**【产地】**按产地分为西草和东草两类。西草主产于内蒙古西部、陕西、甘肃、青海，也包括新疆所产的胀果甘草或光果甘草；东草主产于内蒙古东部及东北、河北、山西等地。西草条粗、皮细、粉性大、质优；东草条细、皮粗、纤维多、粉性小、质次。

**【性状】**

1.甘草　根呈圆柱形，长 25~100cm，直径 0.6~3.5cm。外皮松紧不一。表面红棕色或灰棕色，有显著纵皱纹、沟纹、皮孔及稀疏的细根痕。质坚实，断面略显纤维性，黄白色，粉性，形成层环明显，射线呈放射状，有的有裂隙。根茎呈圆柱形，表面有芽痕，断面中部有髓。气微，味甜而特殊。

2.胀果甘草　根及根茎木质粗壮，有的分枝，外皮粗糙，多灰棕色或灰褐色。质坚硬，木质纤维多，粉性小。根茎不定芽多而粗大。

3.光果甘草　根及根茎质地较坚实，有的分枝，外皮不粗糙，多灰棕色，皮孔细而不明显。

【鉴别要点】甘草口尝味特甜，嚼烂后甜中略有苦味，非常特殊。甘草提取后甜味很淡，掺增重粉后放大镜下可见白色结晶。掺红芪支根者味甜，有豆腥味。伪品苦甘草与正品性状相似，但味苦不甜。

【品质优劣】西草以条粗、皮细、皮色红、体重坚实、口面光洁、粉性大、折断时有粉尘飞出、中央抽缩下陷成小坑者为佳。东草以条粗、外皮红、肉色黄者为佳。（东草多做酱油、卷烟、糖果等调味剂）

藁本

【别名】香藁本。

【来源】本品为伞形科植物藁本或辽藁本的干燥根茎及根。

【产地】

1.藁本　又称西芎藁本，主产于四川、陕西、甘肃、重庆、湖北、湖南。

2.辽藁本　主产于河北、辽宁、山西、内蒙古等地。

【性状】

1.藁本　根茎呈不规则结节状圆柱形，稍扭曲，有分枝，长3~10cm，直径1~2cm。表面棕褐色或暗棕色，粗糙，有纵皱纹，上侧残留有数个凹陷的圆形茎基，下侧有多数点状突起的根痕及残根。体轻，质较硬，易折断，断面黄色或黄白色，纤维状。气浓香，味辛、苦、微麻。

2.辽藁本　较小，根茎呈不规则团块状或柱状，长1~3cm，直径0.6~2cm。有多个细长弯曲的根。

【鉴别要点】藁本饮片呈不规则的厚片，外表皮棕褐色至暗棕色，粗糙，切面黄白至浅黄褐色，有裂隙或孔洞，纤维性。辽藁本饮片根茎细小，直径0.6~2cm，外表可见根痕和残根突起呈至刺状，有呈枯朽空洞的老茎残基；根约占饮片的1/2，直径1~2mm，切面木部有放射状纹理和裂隙。二者有特异气味，类似芹菜样香气，口尝辛、苦，微麻。

【品质优劣】均以身干、体长、质坚、香气浓者为佳。

【伪品】欧亚山芹（新疆藁本）　为伞形科植物欧亚山芹的干燥根茎。与藁本的主要区别：呈不规则的团块状或扭曲扁圆柱形，有的弯曲有分枝，长 4~15cm，直径 1~4cm。表面灰棕色或灰褐色，有明显环节，节处密生瘤状根痕，上部有大而密集的茎痕，直径 8~15mm，中心下凹，下部有多个残根或根痕。质轻而韧，断面黄白色，中心常有空隙。气香，味微甘、辛，有麻舌感。

## 葛根

【别名】柴葛根、野葛。

【来源】本品为豆科植物野葛的干燥根。

【产地】在我国分布很广，除新疆、西藏外，各地均有野生品种。主产于湖南、河南、浙江、四川、广东等地。

【性状】饮片呈纵切的长方形厚片或小方块，长 5~35cm，厚 0.5~1cm。外皮淡棕色至棕色，有纵皱纹，粗糙。切面黄白色至淡黄棕色，有的纹理明显。质韧，纤维性强。气微，味微甜。

【鉴别要点】野葛根体轻质松，纤维性强，质韧，微甜。

【品质优劣】以色白、质坚实、无外皮、粉性足、纤维少者为佳。

## 粉葛

【别名】甘葛。

【来源】本品为豆科植物甘葛藤的干燥根。

【产地】主产于广西玉林、梧州、贵港，广东佛山、番禺、增城等地。本品除药用外，还大量用于副食和出口。

【性状】本品呈圆柱形、类纺锤形或半圆柱形，长 12~15cm，直径 4~8cm；有的为纵切或斜切的厚片，大小不一。表面黄白色或淡棕色，未去外皮者呈灰棕色。体重，质硬，粉性足，横切面可见由纤维形成的浅棕色同心性环纹，纵切面可见由纤维形成的数条纵纹。气微，味微甜。

【鉴别要点】粉葛粉性足，纤维少而细。伪品木薯色白，粉性，无纤维性。

【品质优劣】以色白、质坚实、粉性足、纤维少者为佳。

## 狗脊

【别名】金毛狗脊。

【来源】本品为蚌壳蕨科植物金毛狗脊的干燥根茎。

【产地】主产于福建、广东、广西、湖南、湖北、江西、四川等地。均为野生品。

【性状】本品呈不规则的长块状，长 10~30cm，直径 2~10cm。表面深棕色，残留金黄色绒毛，上面有数个红棕色的木质叶柄，下面残存黑色细根。质坚硬，不易折断。无臭，味淡、微涩。生狗脊片呈不规则长条形或圆形，长 5~20cm，直径 2~10cm，厚 1.5~5mm；切面浅棕色，较平滑，近边缘 1~4mm 处有 1 条棕黄色隆起的木质部环纹或条纹，边缘不整齐，偶有金黄色绒毛残留；质脆，易折断，有粉性。熟狗脊片呈黑棕色，质坚硬。

【鉴别要点】狗脊外皮有金黄色绒毛残留，断面近边缘 1~4mm 处有 1 条棕黄色隆起的木质部环纹。烫狗脊质地疏脆，黑棕色。

【品质优劣】以体肥大、色黄、质坚实、无空心者为佳。狗脊片以厚薄均匀、坚实、无毛者为佳。

## 高良姜

【别名】良姜、小良姜。

【来源】本品为姜科植物高良姜的干燥根茎。

【产地】主产于广东湛江、雷州，海南省黎族自治县、儋州等地。广西、云南、台湾亦产。野生品与栽培品均有，一般取生长 4~6 年的根茎入药。

【性状】本品呈圆柱形，多弯曲，有分枝，长 5~9cm，直径 1~1.5cm。表面棕红色至暗褐色，有细密的纵皱纹及灰棕色的波状环节，节间长 0.2~1cm，一面有圆形的根痕。质坚韧，不易折断，断面灰棕色或红棕色，纤维性，中柱约占 1/3。气香，味辛辣。

【鉴别要点】高良姜外皮红棕色，可见环节和须根痕，直径 1~1.5cm。香气浓，有姜样香气和辛辣味。而大高良姜直径 1.5~3cm，气味较淡。

【品质优劣】以棕红色、粗壮坚实、味香辣、分枝少者为佳。

【附】大高良姜　为同科植物大高良姜的干燥根茎。均为野生品，主产于广东、广西、云南等地。其性状与高良姜相似，唯直径较粗，为 1.5~3cm。表面淡红棕色，体轻质松，纤维性强，粉性小，气味较正品高良姜淡。在云南等地有当作高良姜用的习惯，应属错用。大高良姜除供药用外，大量用于调味品行销国内外。

# 骨碎补

**【别名】**猴姜、申姜、毛姜、石岩姜。

**【来源】**本品为水龙骨科植物槲蕨的干燥根茎。

**【产地】**分布于江西、浙江、湖北、福建、湖南、广东、广西、四川、贵州、海南等地。

**【性状】**本品呈扁平长条状，多弯曲，有分枝，长5~15cm，直径1~1.5cm，厚0.2~0.5cm。表面密被深棕色至暗棕色的小鳞片，柔软如毛，经火燎者呈棕褐色或暗褐色，两侧及上面均有突起或凹下的圆形叶痕，少数有叶柄残基及须根残留。体轻，质脆，易折断，断面红棕色，维管束呈黄色点状，排列成环。气微，味淡、微涩。

**【鉴别要点】**骨碎补断面红棕色，质脆，黄色维管束小点排列成1个环圈。直径1~1.5cm。伪品直径小于1cm。

**【品质优劣】**以条粗大、色棕者为佳。

**【伪品】**

1.中华槲蕨　为水龙骨科植物中华槲蕨的干燥根茎。较直而细长，分枝少，长5~17cm，直径0.6~1cm。表面小鳞片黄棕色，易脱落，脱落后呈黄色至淡棕色。质较硬，断面黄色。

2.大叶骨碎补　为骨碎补科植物大叶骨碎补的干燥根茎。呈扭曲的圆柱形，或略扁，长4~13cm，直径0.7~0.9cm。表面棕褐色，有纵沟纹、皱纹和突起的圆形叶痕及少量黄棕色鳞片。质坚硬，易折断，断面红棕色，有多个黄色小点，排列成环，中央两个较大，呈新月形。气微。

# 何首乌

**【别名】**首乌。

**【来源】**本品为蓼科植物何首乌的干燥块根。其藤药用名首乌藤，又名夜交藤。

**【产地】**主要分布于华中、华南、西南、华东等地区，家种、野生品均有，以野生品为主。野生品主要产于贵州、四川、重庆、广西、湖北；栽培品主产于广东德庆、清远、高州、云浮、廉江，湖南永州、会同。广东德庆产的何首乌为道地药材。

**【性状】**本品呈团块状或不规则纺锤形，长6~15cm，直径4~12cm。表面红棕色或红褐色，皱缩不平，有浅沟，并有横长皮孔样突起及细根痕。体重，质坚实，不易折断，断面浅黄棕色或浅红棕色，显粉性，皮部有4~11个类圆形异型维管束环列，形成云锦状花纹，中央木部较大，有的呈木心。气微，味微苦而甘涩。

【鉴别要点】本品饮片断面中间呈1个多角形环圈（木部），外层皮部有4~11个类圆形环列，形似云锦状花纹。伪品无"云锦花纹"。

制何首乌为不规则皱缩状的块片，厚约1cm。表面黑褐色或棕褐色，凹凸不平。质坚硬，断面角质样（"玻璃茬"），棕褐色或黑色。气微，味微甘而后苦涩。劣质制何首乌只是表面染黑，砸开断面呈黄棕色，不成角质样，不可用。

【品质优劣】以体重、质坚实、粉性足者为佳。

## 胡黄连

【别名】胡连。

【来源】本品为玄参科植物胡黄连的干燥根茎。

【产地】主产于印度、印度尼西亚。进口商品多来自印度、尼泊尔、新加坡，由香港输入。国内主产于西藏。

【性状】本品呈圆柱形，略弯曲，偶有分枝，长3~12cm，直径0.3~1cm。表面灰棕色至暗棕色，粗糙，有较密的环状节，有稍隆起的芽痕或根痕，上端密被暗棕色鳞片状的叶柄残基。体轻，质硬而脆，易折断，断面略平坦，淡棕色至暗棕色，木部有4~10个类白色点状维管束排列成环。气微，味极苦。

【鉴别要点】胡黄连断面皮部黑色，木部白色；进口胡黄连木部由4~7个维管束排列成环状；西藏胡黄连中间有4~10个白色点状维管束排列成环，髓部黑色。进口胡黄连味极苦而持久；西藏胡黄连味极苦。

【品质优劣】进口胡黄连以条粗、折断时有粉尘、断面灰黑色、味苦者为佳。西藏胡黄连以根茎粗大、无细根、体轻质脆、苦味浓者为佳。

## 天麻

【别名】明天麻。

【来源】本品为兰科植物天麻的干燥块茎。立夏以前刚出土抽苗时采挖称"春麻"；冬至后天麻红色芽苞未出土时采挖称"冬麻"，质地坚实，比"春麻"质优。

【产地】

1. 野生天麻　主产于云南、贵州、四川等地。1949年前多集中由重庆输出，统称"川天麻"，其产量大、质量好，尤以云南彝良小草坝的产品质量最佳，为道地药材。

此外，湖北、陕西等地亦有部分出产。

2. 栽培天麻　主产于陕西宁强、城固、勉县，湖北房县、利川、保康，安徽岳西、金寨，河南西峡，云南彝良，贵州都匀、安顺，四川通江、广元，吉林抚松、长白山等地。以陕西、云南、湖北、安徽、河南等地产量大。

【性状】本品呈椭圆形或长条形，略扁，皱缩而稍弯曲，长 3~15cm，宽 1.5~6cm，厚 0.5~2cm。表面黄白色至淡黄棕色，有纵皱纹及由潜伏芽排列而成的横环纹多轮，有时可见棕褐色菌索。顶端有红棕色至深棕色鹦嘴状的芽或残留茎基；另端有圆脐形疤痕。质坚硬，不易折断，断面较平坦，黄白色至淡棕色，角质样。气微，味甘。

【鉴别要点】天麻表面有突起小点（潜伏芽）组成的环纹，顶端有红棕色至深棕色鹦嘴状的芽或残留茎基（"鹦哥嘴"）；另端有圆脐形疤痕。

【品质优劣】以块茎肥大、质坚实、黄白色、半透明、无空心者为佳。

【伪品】

1. 马铃薯　为茄科植物马铃薯（俗称土豆）的块茎经加工而成。此种假天麻在中华人民共和国成立前就已发现，称为"洋天麻"。呈长圆形或椭圆形，压扁状，长 4~8cm，直径 3~6cm。表面黄白色至黄棕色，有不规则纵皱纹及沟纹，无点状环纹。顶有芦头，系人工用绳捆扎而成，底部无圆形疤痕。质坚硬，断面角质样，黄白色或淡黄棕色。味淡，嚼之有土豆味。

2. 紫茉莉　为紫茉莉科植物紫茉莉的干燥根。呈长圆锥形或圆柱形，经蒸制加工后压扁，长 6~15cm，直径 1.5~5cm。表面黄白色至黄棕色，半透明，有不规则点状下陷的须根痕及纵皱纹，无点状环纹，顶端有残留木质短茎或凹陷茎基残痕，底部略尖。质坚硬，断面不平坦，黄白色，有同心环纹及白色维管束点。气微，嚼之有刺喉感。

3. 大丽菊　为菊科植物大丽菊的干燥块根。块根呈长纺锤形或类扁圆形，长 6~10cm，直径 3~4.5cm。外皮多已除去，表面灰白色或类白色，有纵沟纹，无点状环纹，两端均有纤维性的断头。质坚硬，体轻，断面纤维性，中有木质或中空。气微，味淡，嚼之黏牙。

4. 羽裂华蟹甲草　为菊科植物羽裂华蟹甲草的干燥块茎。四川称"羊角天麻"。呈纺锤形，微弯曲，两端稍尖似羊角。长 4~9cm，直径 1.5~4.5cm。表面黄白色或淡棕褐色，有纵沟纹，可见须根痕及明显线样斜向环节，顶端有残茎基。质坚硬，不易折断，断面黄白色，角质样，中空或呈薄膜状。气微，味微甜。

5.芭蕉芋　为芭蕉科植物芭蕉芋的干燥根茎。呈扁椭圆锥形，长 3~12cm，直径 2~5cm。表面灰黄色或棕褐色，可见微突起、不连续的较疏横纹。顶部残留茎基，下端钝圆无疤痕，除去外皮者露出纤维。质韧，断面淡黄白色，角质样，可见许多点状维管束。气微，味微甜，嚼之黏牙。

## 天花粉

【别名】瓜蒌根、栝楼根。

【来源】本品为葫芦科植物栝楼或双边栝楼的干燥根。

【产地】以家种品为主。主产于河南、河北、山东、陕西、江苏等地，以河南安阳的产量大，质量优，素有"安阳花粉"之称，为著名的道地药材。自20世纪70年代以来，河北安国发展家种天花粉培育，现已成为家种天花粉的主产区。其次，江苏盐城栽培面积也很大。家种一般 4~5 年后采挖。若管理到位，水分充足，2~3 年即可采挖。生长年限过长者粉质减少，质量差。

【性状】本品呈不规则圆柱形、纺锤形或瓣块状，长 8~16cm，直径 1.5~5.5cm。表面黄白色或淡棕黄色，有纵皱纹、细根痕及略凹陷的细长皮孔，有的有黄棕色外皮残留。质坚实，断面白色或淡黄色，粉性足，横切面可见黄色木质部，略呈放射状排列；纵切面可见黄色条纹状木质部。气微，味微苦。

【鉴别要点】天花粉断面白色，有数条放射状排列的黄色小孔（导管）。饮片边缘不太圆整，形状太圆且中央有木心者为木薯片。天花粉微苦，苦花粉味苦有毒，其他形状与天花粉相同。熏硫的天花粉嗅之有酸气；掺滑石粉者切面太光滑；掺增重粉者掰时费力，掐之无痕，质重。栝楼雌雄异株，雌株根细小、筋多；雄株根较粗大、粉性足。

【品质优劣】以块大、色白、粉性足、质坚且细腻、筋脉少者为佳。

## 天南星

【别名】野芋头、独脚莲。

【来源】本品为天南星科植物天南星、异叶天南星或东北天南星的干燥块茎。

【产地】天南星分布于河南、河北、山西、广西、陕西、湖北、四川、云南、贵州等地；东北天南星分布于黑龙江、吉林、辽宁、河北、江西、四川、湖北等地；异叶天南星分布于黑龙江、吉林、辽宁、江苏、浙江、湖北、江西、四川、陕西等地。

【性状】本品呈扁球形，高 1~2cm，直径 1.5~6.5cm。表面类白色或淡棕色，较光滑，顶端有凹陷的茎痕，周围有麻点状根痕，有的块茎周边有小扁球状侧芽。质坚硬，不易破碎，断面不平坦，白色，粉性。气微辛，味麻辣。

【鉴别要点】天南星呈扁球状，茎痕粗大、凹陷，约占直径的 1/2；纵切片呈肾形，茎痕凹陷周围呈麻点状，似麻脸。

【品质优劣】以个大、色白、粉性足者为佳。传统认为虎掌南星质量为佳，但《中国药典》的天南星项下只收载了天南星、异叶天南星和东北天南星。天南星多为栽培品，主产于河南禹县、安徽亳州、河北安国，栽培品种和市场经营大多是虎掌南星，因虎掌南星不属于天南星属植物，故未收载。

## 土茯苓

【别名】禹余粮、白余粮、冷饭团、土苓。

【来源】本品为百合科植物光叶菝葜的干燥根茎。土茯苓有红、白两种，山西习用淡红棕色片。

【产地】主产于广东、湖南、湖北、浙江、安徽、四川等地。

【性状】本品略呈圆柱形，稍扁或呈不规则条块，有结节状隆起，有短分枝，长 5~22cm，直径 2~5cm。表面黄棕色或灰褐色，凹凸不平，有坚硬的须根残基，分枝顶端有圆形芽痕，有的外皮有不规则裂纹，并有残留的鳞叶。质坚硬。切片呈长圆形或不规则，厚 1~5mm，边缘不整齐；切面类白色至淡红棕色，粉性，可见点状维管束及多数小亮点；质略韧，折断时有粉尘飞扬，以水湿润后有黏滑感。气微，味微甘、涩。

【鉴别要点】土茯苓饮片富粉性，折断时有粉尘飞扬，有点状维管束及多个小亮点，点状维管束位于中间，用水湿润后有黏滑感。土茯苓饮片与粉草薢饮片相似，不同之处在于土茯苓用水浸湿后手摸比干燥时黏滑，粉草薢浸湿时比干燥时涩。土茯苓味微甘、涩，粉草薢味苦、微辛。

【品质优劣】以身干、片大、粉性大、筋脉少、断面淡棕色者为佳。

## 威灵仙

【别名】老虎须、中华威灵仙。

【来源】本品为毛茛科植物威灵仙、棉团铁线莲或东北铁线莲的干燥根及根茎。

通称"威灵仙"。

【产地】威灵仙主产于山东、安徽、江苏、浙江、江西、湖南、湖北等地；东北铁线莲和棉团铁线莲主产于黑龙江、吉林、辽宁等地。

【性状】

1. 威灵仙　根茎呈柱状，长 1.5~10cm，直径 0.3~1.5cm；表面淡棕黄色，顶端残留茎基；质较坚韧，断面纤维性；下部侧着生多个细根。根呈细长圆柱形，稍弯曲，长 7~15cm，直径 0.1~0.3cm；表面黑褐色，有细纵纹，有的皮部脱落，露出黄白色木部；质硬脆，易折断，断面皮部较广，木部淡黄色，略呈方形，皮部与木部间常有裂隙。气微，味淡。

2. 棉团铁线莲　根茎呈短柱状，长 1~4cm，直径 0.5~1cm。根长 4~20cm，直径 0.1~0.2cm；表面棕褐色至棕黑色；断面木部圆形。味咸。

3. 东北铁线莲　根茎呈柱状，长 1~11cm，直径 0.5~2.5cm。根较密集，长 5~23cm，直径 0.1~0.4cm；表面棕黑色；断面木部近圆形。味辛辣。

【鉴别要点】威灵仙表面呈黑褐色，纵纹浅、密、均匀，无明显凸起的须根痕，有黄白色木心，略呈方形、圆形，约占根直径的1/3。

【品质优劣】以根粗大、条匀、断面灰白色、质坚实者为佳。

【附】历史上华北、西北地区用百合科植物短梗菝葜及鞘柄菝葜的根及根茎作威灵仙用，商品上通称"威灵仙"，与《中国药典》收载的品种不同，于1998年被收入《北京市中药材标准》（1998年版）。因其根部细长，表面黑色，形如铁丝，故称"铁丝威灵仙"。《山西省中药材标准》（1987版）收载名为"铁丝根"（铁丝灵仙）。

1. 短梗菝葜　根茎呈不规则块状，其上着生许多细长的根，长 20~100cm，直径 0.1~0.2cm。表面灰褐色或灰棕色，平滑，带有小刺及少数须根。质韧，不易折断，富弹性。断面外圈为浅棕褐色环，内有一圈排列均匀的小孔（导管）。无特殊气味，味淡。

2. 鞘柄菝葜　为细长圆柱形细根，长 10~40cm，直径 0.15cm~0.3cm。表面光滑，有稀疏钩状刺。

## 苦参

【别名】野槐根、地参、川参、山槐树根。

【来源】本品为豆科植物苦参的干燥根。

【产地】全国大部地区均产。

【性状】本品呈长圆柱形，下部常有分枝，长 10~30cm，直径 1~6.5cm。表面灰棕色或棕黄色，有纵皱纹及横长皮孔样突起，外皮薄，多破裂反卷，易剥落，剥落处显黄色，光滑。质硬，不易折断，断面纤维性。切片厚 3~6mm；切面黄白色，有放射状纹理及裂隙，有的有异型维管束，呈同心性环排列或不规则散在。气微，味极苦。

【鉴别要点】苦参外皮薄，多破裂反卷，易剥离，断面有异型维管束呈同心环排列或不规则散在。气微，味极苦。取本品横切片，加氢氧化钠溶液数滴，栓皮即呈橙红色，渐变为血红色，久置不消失。木部不呈现颜色反应。

【品质优劣】以条匀、无疙瘩头、皮细、无须根者为佳。

## 射干

【别名】嫩射干、汉射干。

【来源】本品为鸢尾科植物射干的干燥根茎。

【产地】本品原为野生，现多栽培。野生品种主产于湖北、江苏、河南、安徽、湖南、浙江、陕西等地。以河南的产量大，湖北的质量优，故有"汉射干"之称。

【性状】本品呈不规则结节状，长 3~10cm，直径 1~2cm。表面黄褐色、棕褐色或黑褐色，皱缩，有较密的环纹。上面有数个圆盘状凹陷的茎痕，偶有茎基残存；下面有残留细根及根痕。质硬，断面黄色，颗粒性。气微，味苦、微辛。

【鉴别要点】射干饮片外皮有密集的环节，间距 1~2mm，每片上都有小洞状根痕或短残根。断面黄色，坚硬致密，无裂隙，木部显颗粒性，味苦。川射干质松脆，易折断，断面不显颗粒性，淡黄色。味甘、苦。

【品质优劣】以身干、肥壮、断面色黄、无须根者为佳。

## 龙胆

【别名】龙胆草、胆草、关龙胆、东胆草。

【来源】本品为龙胆科植物条叶龙胆、龙胆、三花龙胆或坚龙胆的干燥根及根茎。前三者习称"龙胆"，后一种习称"坚龙胆"。

【产地】条叶龙胆、龙胆和三花龙胆主要分布于黑龙江、吉林、辽宁、内蒙古、江苏、江西、浙江等地，以黑龙江、吉林、辽宁、内蒙古的产量大，质量优。坚龙胆主产于云南大理、保山、楚雄、昭通、曲靖，贵州习水、正安、凯里，四川木里、喜德、布拖、冕宁等地。

【性状】

1.龙胆　根茎呈不规则的块状，长 1~3cm，直径 0.3~1cm；表面暗灰棕色或深棕色，上端有茎痕或残留茎基，周围和下端着生多个细长的根。根呈圆柱形，略扭曲，长 10~20cm，直径 0.2~0.5cm；表面淡黄色或黄棕色，上部多有显著的横皱纹，下部较细，有纵皱纹及支根痕。质脆，易折断，断面略平坦，皮部黄白色或淡黄棕色，木部色较浅，呈点状环列。气微，味甚苦。

2.坚龙胆　表面无横皱纹，外皮膜质，易脱落，木部黄白色，易与皮部分离。

【鉴别要点】商品龙胆分南、北两种：北龙胆又叫关龙胆（《中国药典》称"龙胆"）；南龙胆主产于云南，又叫云龙胆（《中国药典》称"坚龙胆"）。关龙胆的根，顶端有一圈圈横环纹，在饮片中可见到；坚龙胆的根，皮部棕红色，木心黄白色，约占断面直径的 1/2。

龙胆饮片常掺假，如掺入牛膝细根、桔梗细根等。曾发生有人用桃儿七的根冒充云龙胆销售，引起中毒死亡事件。桃儿七的根断面木心细小，呈星角状（云龙胆是圆形），占根直径的 1/5。

【品质优劣】黑龙江、吉林、辽宁所产的三种龙胆根条粗长，黄色或黄棕色，质量最佳，为道地药材。

漏芦

【别名】和尚头。

【来源】本品为菊科植物祁州漏芦的干燥根。

【产地】主产于山西、河北、山东、内蒙古、陕西、甘肃、黑龙江、吉林、辽宁。

【性状】本品呈圆锥形或扁片块状，多扭曲，长短不一，直径 1~2.5cm。表面暗棕色、灰褐色或黑褐色，粗糙，有纵沟及菱形的网状裂隙。外层易剥落，根头部膨大，有残茎及鳞片状叶基，顶端有灰白色绒毛。体轻，质脆，易折断，断面不整齐，灰黄色，有裂隙，中心有的呈星状裂隙，为灰黑色或棕黑色。气特异，味微苦。

【鉴别要点】漏芦的外皮和皮部色黑，易剥落；木部色黄，有放射状裂隙或网状纹理；中心色黑，空洞。质轻脆，易折断。气特异，味微苦。

【品质优劣】以条粗、外皮灰黑色、质坚实、不破裂者为佳。

## 麦冬

【别名】麦门冬、杭麦冬、寸东。

【来源】本品为百合科植物麦冬的干燥块根。

【产地】麦冬按产地主要分为浙麦冬和川麦冬两类。浙麦冬主产于浙江杭州、宁波，又称"杭麦冬"。川麦冬主产于四川三台、射洪等地。

【性状】本品呈纺锤形，两端略尖，长1.5~3cm，直径0.3~0.6cm。表面淡黄白色或灰黄色，有细纵纹。质柔韧，断面黄白色，半透明，中柱细小。气微香，味甘、微苦。

【鉴别要点】麦冬长1.5~3cm，长不超过1寸，超过1寸是短葶山麦冬，可长达5cm。麦冬质柔韧，指甲能掐断，弯曲45°不折断；掺增重粉者质硬而脆，易掰断。

山麦冬与麦冬的主要区别：轻轻折断，山麦冬断面平齐，麦冬不易折断或断面不平，木心明显。湖北麦冬味甜而不苦，麦冬甜中带苦。短葶山麦冬味甘、微苦，个头比麦冬长，外皮皱纹粗，麦冬皮纹细。

【品质优劣】以身干、个肥大、黄白色、半透明、质柔、有香气、嚼之发黏者为佳。

## 木香

【别名】广木香、云木香。

【来源】本品为菊科植物木香的干燥根。

【产地】古代药用优质木香均系进口，并且从广州进口，故称"广木香"。木香原产于印度。1935年，云南鹤庆籍华侨张茂名从印度带回了木香种子，在云南丽江引种成功，故称"云木香"。我国已大量生产，满足药用。现主产于云南、四川、重庆、湖北、湖南、贵州、陕西、甘肃等地。以云南产的根条肥壮、油性大、香气浓，质量优。其他地区产品的根条细小、油性小、香气淡，质量较次。

【性状】本品呈圆柱形或半圆柱形，长5~10cm，直径0.5~5cm。表面黄棕色至灰褐色，有明显的皱纹、纵沟及侧根痕。质坚，不易折断，断面灰褐色至暗褐色，周边灰黄色或浅棕黄色，形成层环棕色，有放射状纹理及散在的褐色点状油室。气香特异，味微苦。

【鉴别要点】木香特别香，香气特异，切面有散在褐色点状油室。劣质木香颜色发黑、走油，气味淡或有怪味。还有的木香质地疏松，体轻，色发白，无油室或少油室，气味淡（可能与大量使用化肥、植物生长激素－壮根灵、生长期短有关）。

【品质优劣】以根条均匀、质坚实、色黄棕、香气浓者为佳。

## 石菖蒲

【别名】菖蒲、香菖蒲。

【来源】本品为天南星科植物石菖蒲的干燥根茎。

【产地】我国长江流域各地均有野生品。主产于浙江兰溪、浦江、乐清、文成、长兴、新昌、奉化，江苏苏州、泰州、宜兴，安徽六安、歙县，以及四川、湖南、湖北等地，以浙江的产量大、质量优。

【性状】本品呈扁圆柱形，多弯曲，常有分枝，长 3~20cm，直径 0.3~1cm。表面棕褐色或灰棕色，粗糙，有疏密不匀的环节，节间距 0.2~0.8cm，有细纵纹，一面残留须根或圆点状根痕。叶痕呈三角形，左右交互排列，有的其上有毛鳞状的叶基残余。质硬，断面纤维性，类白色或微红色，内皮层环明显，可见多个纤维束小点及棕色油细胞。气芳香，味苦、微辛。

【鉴别要点】石菖蒲具有好闻且浓烈的芳香气味。

【品质优劣】以身干、条长、粗壮、质坚实、无须根者为佳。

【伪品】水菖蒲　同科植物水菖蒲的干燥根茎。呈扁圆柱形，直径 1~1.5cm。表面灰棕色至红棕色，节明显，节间距 0.5~1.5cm。上侧有三角形叶痕，左右交互排列，节部有棕色毛鳞状物，下侧有凹陷的圆点状根痕。断面海绵状，淡棕色或灰白色，内皮层环明显，可见多个黄色维管束小点。气香特异，味苦。

## 乌药

【别名】台乌药。

【来源】本品为樟科植物乌药的干燥块根。

【产地】主产于浙江天台、武义、浦江、遂昌、建德，安徽宣城、青阳，湖南邵阳，及湖北、江苏、福建、广东、广西等地。以浙江天台产者质量最佳，故称"天台乌药"。乌药均为野生。

【性状】本品多呈纺锤状，略弯曲，有的中部收缩成连珠状，长 6~15cm，直径 1~3cm。表面黄棕色或黄褐色，有纵皱纹及稀疏的细根痕。质坚硬。切片厚 0.2~2mm，切面黄白色或淡黄棕色，有放射状纹理，可见年轮环纹，中心颜色较深。气香，味微苦、辛，有清凉感。质老、不呈纺锤形的直根，不可供药用。

**【鉴别要点】**乌药断面有细密放射状纹理和多圈同心环纹（年轮），有香气，香气越浓越好。

**【品质优劣】**乌药个以块根呈纺锤形、肥壮、质嫩者为佳。乌药片以片薄、色白者为佳。

## 独活

**【别名】**川独活、西独活。

**【来源】**本品为伞形科植物重齿毛当归的干燥根。

**【产地】**主产于四川、重庆、湖北、甘肃等地。重齿毛当归因栽培量大、品质较其他品种优，自 1985 年被《中国药典》作为正品收载。

**【性状】**本品根略呈圆柱形，下部 2~3 分枝或更多，长 10~30cm。根头部膨大，圆锥状，多横皱纹，直径 1.5~3cm，顶端有茎、叶的残基或凹陷。表面灰褐色或棕褐色，有纵皱纹，横长皮孔样突起及稍突起的细根痕。质较硬，受潮则变软，断面皮部灰白色，有多个散在的棕色油室，木部灰黄色至黄棕色，形成层环棕色。有特异香气，味苦、辛，微麻舌。

**【鉴别要点】**独活香气重浊浓厚，闻久了有不舒服的感觉。口尝味苦、辛，有很强的麻舌感。现栽培独活时大量使用化肥、农药、植物生长激素等使独活质量改变，性状、颜色、气味发生变化，入口先觉有甜味，后才苦、辛、麻舌，与传统记载有差异。其纵切片常掺入当归饮片中，注意鉴别。

**【品质优劣】**以身干、粗壮、香气浓者为佳。

## 羌活

**【别名】**川羌活、西羌活。

**【来源】**本品为伞形科植物羌活或宽叶羌活的干燥根茎及根。原本均为野生品种。按产地不同，分为川羌活（产于四川）与西羌活（产于青海、甘肃），传统以川羌活品质为佳。按形状不同，分为蚕羌、竹节羌、条羌。按植物来源不同，分为羌活、大头羌（植物来源为宽叶羌活）。川羌活多为蚕羌与条羌；西羌活多为蚕羌、竹节羌，少数为大头羌。最初本草文献中独活、羌活不分，后来两者分离代指两种药材，分别入药。

【产地】

1.川羌活　主产于四川阿坝藏族羌族自治州的小金县、松潘县，甘孜藏族自治州及绵阳市平武县。云南怒江地区有少量生产。

2.西羌活　主产于青海黄南、化隆，甘肃岷县等地。

【性状】

1.羌活　为圆柱状略弯曲的根茎，长 4~13cm，直径 0.6~2.5cm，顶端有茎痕。表面棕褐色至黑褐色，外皮脱落处呈黄色。节间缩短，呈紧密隆起的环状，形似蚕，习称"蚕羌"；节间延长，形如竹节状，习称"竹节羌"。节上有多个点状或瘤状突起的根痕及棕色破碎鳞片。体轻，质脆，易折断，断面不平整，有多个裂隙，皮部黄棕色至暗棕色，油润，有棕色油点；木部黄白色，射线明显；髓部黄色至黄棕色。气香，味微苦而辛。

2.宽叶羌活　为根及根茎。根茎呈类圆柱形，顶端有茎及叶鞘残基，根呈圆锥形，有纵皱纹及皮孔；表面棕褐色，近根茎处有较密的环纹，长 8~15cm，直径 1~3cm，习称"条羌"。有的根茎粗大，呈不规则结节状，顶部有数个茎基，根较细，习称"大头羌"。质松脆，易折断，断面略平坦，皮部浅棕色，木部黄白色。气味较淡。

【鉴别要点】羌活饮片根茎切片由外到内分三层，皮部呈棕色，木部黄色，髓部棕色。羌活根部切片只有棕色皮部和黄色木部两层。羌活气味独一无二，具特异香气。羌活提取后的药渣质地疏松，气味淡，色泽深暗，无油点或残留部分扩散油点。掺增重粉的羌活，体重质硬，放大镜下可见细小结晶。

【品质优劣】以条粗长、表面棕褐色、有环纹、断面紧密、油点多、气味纯正者为佳。

【伪品】牛尾独活　为伞形科短毛独活或牛尾独活的干燥根及根茎。《甘肃省中药材标准》（2009 版）收载，称"牛尾独活"。表面灰黄色至灰棕色，断面皮部黄白色至浅棕色，多裂隙，木部淡黄色，形成层环棕色、无髓。气微香，味微甘、辛辣。

【附】羌活种植品种明显变异，影响治疗效果，中药材天地网羌活调研组奔赴四川、甘肃、青海，深入调查，发现目前国内年消费 2600 多吨羌活中，至少有 1600 吨以上类似家种羌活在流通。

20 世纪 70 年代，羌活采挖主要集中在 2000~3000 米海拔范围，货源较丰富，质量也好，普遍根茎直径 1~2cm。近年来采挖高度上升到 3500~4000 米之间，分布更少，质量大幅下降，蚕羌比例从 1998 年以前的 30% 下降到不足 10%，根茎直径普遍不足 0.5cm，资源严重不足。2005 年前后青海、甘肃等地小规模试种，主要发展宽叶羌活。2011 年前后四川阿坝州开始发展家种羌活，以宽叶羌活为主，在两河口乡等地有少量狭叶羌活种植地。

由于缺乏科学指导，加上大量使用农家肥，无论种植宽叶或狭叶羌活，无论产地在青海或四川，所得羌活和野生羌活差别都很大。由于野生资源危机，导致在制定《中华人民共和国药典》（2015 版一部）时，采用了家种羌活的核心含量指标确定标准，导致大量家种羌活流入市场。种植者追求短期效益，化肥、农家肥过量使用，各品种生长周期过短，即便中药饮片标准要求的挥发油、羌活醇、异欧前胡素指标再降低一些，药材质量也难以达标。

## 半夏

【**别名**】羊眼半夏、三叶半夏、麻芋子、老鸦眼、地雷公、野芋头。

【**来源**】为天南星科植物半夏的干燥块茎。

【**产地**】全国大部分地区均产，野生品、栽培品均有。主产于四川、湖北、安徽、江苏、河南、浙江等地。以四川的产量大，质量好。

【**性状**】本品呈类球形，有的稍偏斜，直径 1~1.5cm。表面白色或浅黄色。顶端有凹陷的圆脐（茎痕），周围密布棕色凹下的小麻点，如橘皮之鬃眼（根痕）；下端钝圆，较光滑。质坚实，断面细腻洁白，富粉性。气微，味辛辣，嚼之发黏，麻舌并刺喉。

【**鉴别要点**】半夏为不规则圆球形，表面白色或淡黄色，顶端有凹陷茎痕，约占直径 1/3，周围密布小麻点，下面钝圆，较光滑。断面粉质，细腻洁白，麻舌刺喉，生半夏不宜口尝。

【**品质优劣**】以个大、皮干净、色白、质坚实、粉性足者为佳。

【**炮制品**】

1. 法半夏　为半夏的炮制加工品。表面淡黄白色、黄色或棕黄色。质地较松脆，断面黄色或淡黄色。气微，味淡、略甜，稍有麻舌感。

2. 姜半夏　为半夏的炮制加工品。表面棕色至棕褐色。质硬脆，断面淡黄棕色，呈角质状。气微香，味淡，微有麻舌感，嚼之略黏牙。

3. 清半夏　为半夏的炮制加工品。断面淡灰色至灰白色，可见灰白色点状或短线状维管束，残留的栓皮处有淡紫红色斑纹。质脆，断面略呈角质样。气微，味微涩，微有麻舌感。

【伪品】

1. 小天南星　为天南星科植物天南星的干燥块茎。呈扁球形，较大，直径1.4~1.7cm。顶端有凹陷、较大的茎痕，约占直径1/2，周围有麻点状根痕，有的周边有小圆球状侧芽。断面不平坦，白色，粉性。气微辛，味麻辣。其炮制加工品的颜色、质地类似半夏。

2. 代半夏　为天南星科植物三叶犁头尖的干燥块茎。呈类球形或陀螺形，个较大，直径1.6cm左右。块茎中央有芽痕突起或凹陷，须根痕细小，密布于芽痕周围。味麻辣刺喉。

3. 水半夏　为天南星科植物鞭檐犁头尖的干燥块茎。呈圆锥形或椭圆形，直径0.5~1.5cm，高0.8~3cm。表面类白色至棕黄色。质坚实，断面粉性。气微，味辛辣，麻舌刺喉。加工炮制品的颜色、质地、气味类似半夏。

## 当归

【别名】文元、独支、常行归、全当归、秦归。

【来源】本品为伞形科植物当归的干燥根。

【产地】主产于甘肃定西的岷县、渭源、漳县、陇西等地，陇南的武都、宕昌、文县、康县等地，云南丽江、中甸、德钦、兰坪。四川平武、南坪、青川，湖北恩施等地亦少量生产。岷县和宕昌县的产量最大，且岷县的质量最优，为著名的道地药材。2002年12月30日国家市场监督管理总局批准对"岷县当归"实施原产地域产品保护。

现今当归主产于甘肃定西市和陇南市，均属岷山山脉东支，自然条件不同，其产品有优劣之分，故有"前山腿子，后山王"之称。岷县（当地俗称后山）平均海拔224~2300米之间，平均气温最高23℃，最低-27℃，地处洮河流域，土质肥沃，适宜当归生长，所产当归主根长，支根少，较粗，质油润；陇南市系白龙江流域（当地俗称前山），海拔低，气温高，所产当归主根短，支根多，如马尾状，油润差。

【性状】本品略呈圆柱形，下部有支根3~5条或更多，长15~25cm。表面浅棕色至棕褐色，有纵皱纹及横长皮孔样突起。根头（归头）直径1.5~4cm，有环纹，上端圆钝，有紫色或黄绿色的茎及叶鞘的残基；主根（归身）表面凹凸不平；支根（归尾）直径0.3~1cm，上粗下细，多扭曲，有少数须根痕。质柔韧，断面黄白色或淡黄棕色，皮部厚，有裂隙及多个棕色点状分泌腔，木部色较淡，形成层环黄棕色。有浓郁的香气，味甘、辛、微苦。

【鉴别要点】当归有浓郁的特异香气。当归入口先觉甜味，后觉辛凉，最后稍有麻舌感。岷县当归甜中带辛辣，麻舌感不太强。云南当归为移栽甘肃品种，外观有所改变，当归身较短，味道麻舌感和辛辣感强于岷县当归。发红的当归产于岷县周边红土地的地区。

当归和欧当归的区别：当归先味甘、辛，后稍麻舌；欧当归先麻舌，后才味苦、辛。麻舌的速度和程度是区分当归、欧当归的一个重要指标。

【品质优劣】以主根粗长、支根少、油润、外皮黄棕色、断面黄白色、气味浓厚者为佳。本品以甘肃岷县产者质量最好，主根长，皮细，质坚实，油润。云南产者主根粗短，皮较粗，质地虚泡，略带辣味，质较差。柴性大、干枯无油或断面呈绿褐色者不可供药用。

【伪品】

1.欧当归　为伞形科植物欧当归的根部。根头部有多个茎痕，头部有的残留有白色叶柄残基。根呈圆柱形，有分枝，直径 0.7~2cm。表面灰棕色或棕色，有纵皱纹及横长皮孔状疤痕。质柔韧，断面黄白或黄棕色。气微，味微甘、苦，麻舌，闻起来有胡芹味。

2.独活　伞形科植物重齿毛当归的干燥根。与当归药用部位的性状、颜色极相似。独活纵切片常掺入当归饮片中，独活木部灰黄色，质较硬；当归木部黄白色，质地柔软。独活闻起来香气特异，闷浊，久闻有不适感，味苦、辛、微麻舌。当归香气浓烈，味甘、辛、微苦。

## 川贝母

【别名】川贝。

【来源】本品为百合科植物川贝母、暗紫贝母、甘肃贝母、梭砂贝母、太白贝母或瓦布贝母的干燥鳞茎。按性状不同分别习称"松贝""青贝"和"炉贝"。

【产地】主产于四川、青海、甘肃、云南、西藏等地。

【性状】

1.松贝　呈类圆锥形或近球形，高 0.3~0.8cm，直径 0.3~0.9cm。表面类白色，少有淡黄色者。外层鳞叶 2 瓣，大小悬殊，大瓣鳞叶紧抱小瓣鳞叶，未抱部分呈新月形，习称"怀中抱月"。顶端闭合，内有类圆柱形、顶端稍尖的心芽和小鳞叶 1~2 瓣；先端钝圆或稍尖，底部平，微凹，中心有一灰褐色的鳞茎盘，偶有残存须根。质硬而脆，断面白色，富粉性。气微，味微苦。

2. 青贝　呈类扁球形，高 0.4~1.4cm，直径 0.4~1.6cm。外层鳞叶 2 瓣，大小相近，相合不紧，顶部开裂，内有心芽、2~3 瓣小鳞叶及细圆柱形的残茎。

3. 炉贝　呈长圆锥形，高 0.7~2.5cm，直径 0.5~2.5cm。表面类白色或浅棕黄色，有的有棕色斑点。外层鳞叶 2 瓣，大小相近，顶部开裂而略尖，基部稍尖或较钝。

4. 太白贝母　《中华人民共和国药典》（2015 年版一部）新增，呈类扁球形或短圆柱形，高 0.5~2cm，直径 1~2.5cm。表面类白色或浅棕黄色，稍粗糙，有的有浅黄色斑点。外层鳞叶 2 瓣，大小相近，顶部多开裂而较平。

【鉴别要点】川贝母口尝先微甜后微苦，其他贝母入口即苦。松贝"怀中抱月"，大瓣紧抱小瓣，小瓣自上而下，"新月"部分饱满自然。青贝类扁球形，顶端多开裂，稍尖。松贝掺伪品小平贝，大瓣小瓣相差甚大，小瓣高度仅是大瓣高度 1/2~2/3。青贝掺伪品伊犁贝母：青贝顶部较平，部分开裂；伊犁贝母圆锥形，顶端比较尖，少有开裂。炉贝没发现有伪品。

【品质优劣】以鳞茎完整、均匀、色白、有粉性者为佳。

## 浙贝母

【别名】象贝、大贝、元宝贝、珠贝。

【来源】本品为百合科植物浙贝母的干燥鳞茎。

【产地】主产于浙江，浙江产品为道地药材之一。

【性状】

1. 大贝（元宝贝）　为鳞茎外层的单瓣鳞叶，略呈新月形，高 1~2cm，直径 2~3.5cm。外表面类白色至淡黄色；内表面白色或淡棕色，被有白色粉末。质硬而脆，易折断，断面白色至黄白色，富粉性。气微，味微苦。

2. 珠贝　为完整的鳞茎，呈扁圆形，高 1~1.5cm，直径 1~2.5cm。表面类白色，外层鳞叶 2 瓣，肥厚，略似肾形，互相抱合，内有小鳞叶 2~3 瓣及干缩的残茎。

3. 浙贝片　为鳞茎外层单瓣鳞叶切成的片。呈椭圆形或类圆形片，直径 1~2cm。边缘表面淡黄色，切面平坦，粉白色。质脆，易折断，断面粉白色，富粉性。

【鉴别要点】浙贝母大个单瓣鳞叶状似元宝，习称"元宝贝"；小个珠贝外层 2 瓣鳞叶肥厚，相互抱合；湖北贝母外层 2 瓣鳞片包裹紧密，边缘薄而内卷。

【品质优劣】以鳞叶肥厚、质坚、粉性足、断面白色者为佳。

【附】东贝母　为浙贝母的变种。主要栽培在浙江东阳、磐安等地。大个东贝母呈椭圆形，外层鳞叶大小相近，对合，上端开口；小个东贝母呈卵形，外层鳞叶 2~3 瓣，大小悬殊，紧密抱合。质坚实，味很苦。市场有小个东贝母冒充"松贝母"出售的现象。松贝母类白色，底部平，可以放稳，味微甜而后苦；东贝母表面白色，底部不平，味很苦，注意鉴别。

## 湖北贝母

【别名】板贝、窑贝。

【来源】为百合科植物湖北贝母的干燥鳞茎。

【产地】主产于湖北建始、利川、宜昌等地。

【性状】本品呈扁圆球形，高 0.8~2.2cm，直径 0.8~3.5cm。表面类白色至淡棕色。外层鳞叶两瓣，肥厚，略呈肾形，或大小悬殊，大瓣紧抱小瓣，顶端闭合或开裂。内有 2~6 瓣鳞叶及干缩的残茎。内表面淡黄色至类白色，基部凹陷呈窝状，残留有淡棕色表皮及少数须根。单瓣鳞叶呈元宝状，长 2.5~3.2cm，直径 1.8~2cm。质脆，断面类白色，富粉性。气微，味苦。

【鉴别要点】湖北贝母大小和浙贝相似，特点外层鳞叶肥厚，边缘薄似刀刃，内部鳞叶细小，基部凹陷呈窝状。由于产地加工习惯，多带粗糙外皮。

【品质优劣】以个大、肥厚、粉性足、味苦者为佳。

## 平贝母

【别名】平贝。

【来源】为百合科植物平贝母的干燥鳞茎。

【产地】主产于黑龙江、吉林、辽宁，主要分布于东北长白山区和小兴安岭南部山区。原为野生品，目前多为栽培品。

【性状】本品呈扁球形，高 0.5~1cm，直径 0.6~2cm。表面乳白色或淡黄白色（黄白色至浅棕色），外层鳞叶 2 瓣，肥厚，大小相近或一片稍大抱合，顶端略平或微凹，常稍开裂；中央鳞片小。质坚实而脆，断面粉性。气微，味苦。

【鉴别要点】平贝母呈扁球形，上下两端平，能平放。5mm 以下的小个平贝母有

"怀中抱月"的特征，常混入或冒充松贝，其大瓣顶端钝圆没尖，抱小瓣不自然，小瓣太小。味苦。

【品质优劣】以鳞茎大小均匀、饱满、色白、粉性足者为佳。

## 伊贝母

【别名】西贝、生贝、冲贝。

【来源】本品为百合科植物新疆贝母或伊犁贝母的干燥鳞茎。

【产地】新疆贝母主产于新疆尼勒克、新源、巩留、昭苏、奇台等地；伊犁贝母主产于新疆霍城、伊宁、察布查尔、博乐等地。

【性状】

1. 新疆贝母　呈扁球形，高 0.5~1.5cm。表面类白色，光滑。外层 2 瓣鳞叶，月牙形，肥厚，大小相近而紧靠。顶端平展而开裂，基部圆钝，内有较大的鳞片及残茎、心芽各 1 枚。质坚而脆，断面白色，富粉性。气微，味微苦。

2. 伊犁贝母　呈圆锥形，较大。表面稍粗糙，淡黄白色。外层 2 瓣鳞叶，呈心脏形，肥大，一片较大或近等大，抱合。顶端稍尖，少有开裂，基部微凹陷。

【鉴别要点】新疆贝母顶端较平而开裂，呈扁球形。伊犁贝母顶端较尖，多闭合，呈圆锥形。

【品质优劣】以质坚实、粉性足、味苦者为佳。

## 川牛膝

【别名】拐膝、甜牛膝、肉牛膝、大牛膝。

【来源】本品为苋科植物川牛膝的干燥根。

【产地】主产于四川、云南、贵州、湖北、湖南等地。四川天全金河口栽培的历史悠久，其产量大、质优。

【性状】本品呈近圆柱形，微扭曲，向下略细或有少数分枝，长 30~60cm，直径 0.5~3cm。表面黄棕色或灰褐色，有纵皱纹、支根痕和多个横长的皮孔样突起。质韧，不易折断，断面浅黄色或棕黄色，维管束点状，排列成数轮同心环。气微，味甜。

【鉴别要点】川牛膝味甜，断面可见多个排列成同心环的黄色点状维管束。劣药为提取过的残渣，表面呈灰褐色，外皮易脱落，断面灰黄色，干枯，显柴性，同心环易剥离，味淡。

【品质优劣】以根条粗壮、质柔韧、分枝少、断面浅黄色者为佳。

【伪品】

1. 牛蒡根　为菊科植物牛蒡的干燥根。与川牛膝的主要区别：表面暗棕色至褐色；断面形成层环类圆形，木部呈淡黄色放射状，中央灰白色，或有裂隙；气微香，味甘，嚼之有黏性。

2. 土木香　为菊科植物土木香的干燥根。与川牛膝的主要区别：外表面黄棕色或暗棕色；断面略平坦，黄白色至浅灰黄色，形成层环浅棕黄色，有凹点状油室；气微香，味苦、辛。

## 牛膝

【别名】怀牛膝。

【来源】本品为苋科植物牛膝的干燥根。

【产地】主产于河南武陟、温县、孟州、博爱、沁阳、辉县等地，为"四大怀药"之一。此外，河北、山西、山东、江苏等地亦产。

【性状】本品呈细长圆柱形，挺直或稍弯曲，长15~70cm，直径0.4~1cm。表面灰黄色或淡棕色，有微扭曲的细纵皱纹、排列稀疏的侧根痕和横长皮孔样的突起。质硬脆，易折断，受潮后变软，断面平坦，淡棕色，略呈角质样而油润；中心维管束木质部较大，黄白色，其外周散有多数黄白色点状维管束，断续排列成2~4轮。气微，味微甜而稍苦涩。

【鉴别要点】牛膝味甜而后微苦涩，断面有黄白色点状维管束，断续排列成2~4轮。道地牛膝外在特征：条子粗壮，色泽明亮，油性大，断面平坦，黄棕色，微呈角质样而油润。安国等地所产非道地牛膝，其粗大、干枯、无油性。

【品质优劣】以身干、皮细、条长、色黄白、味甜者为佳。

## 川芎

【别名】芎䓖、小叶川芎。

【来源】本品为伞形科植物川芎的干燥根茎。

【产地】主产于四川，以灌县的产量最多，其次为崇庆等地，品质优。

【性状】本品为不规则结节状拳形团块，直径2~7cm。表面灰褐色或褐色，粗糙皱缩，有多个平行隆起的轮节，顶端有凹陷的类圆形茎痕，下侧及轮节上有多个小瘤状根痕。质坚实，不易折断，断面黄白色或灰黄色，散有黄棕色的油室，形成层环呈波状。气浓香，味苦、辛，稍有麻舌感，微回甜。

【鉴别要点】川芎饮片边缘被裂缝分割成脚趾状，香气浓郁，味苦、辛、微甜。西芎为伞形科植物川芎甘肃省引种的干燥根茎，与川芎的主要区别：呈不规则结节状；顶部残留 1~5 个圆形的茎基；切面色较浅，木质部淡黄色，皮部黄白色，有较多裂隙；味苦、辛，无回甜。

【品质优劣】以个大、饱满、质坚实、香气浓、油性大者为佳。

## 山麦冬

【来源】本品为百合科植物湖北麦冬或短葶山麦冬的干燥块根。

【产地】湖北麦冬主产于湖北黄冈的罗田，短葶山麦冬多产于福建。

【性状】

1. 湖北麦冬　呈纺锤形，两端略尖，长 1.2~3cm，直径 0.4~0.7cm。表面淡黄白色至棕黄色，有不规则纵皱纹。质柔韧，干后质硬脆，易折断，断面淡黄色至棕黄色，角质样，中柱细小。气微，味甜，嚼之发黏。

2. 短葶山麦冬　稍扁，长 2~5cm，直径 0.3~0.8cm。有粗纵纹。味甘、微苦。

【鉴别要点】山麦冬性状与麦冬相似，主要区别点：山麦冬外表纵皱纹明显粗，麦冬纹细；山麦冬轻轻折断，断面平齐，麦冬木心明显，不易折断或断面不平；山麦冬味甜不苦，麦冬味甜中带苦。

【品质优劣】以身干、个大、饱满、皮色淡黄者为佳。

## 千年健

【别名】一包针、千年见、千颗针。

【来源】本品为天南星科植物千年健的干燥根茎。

【产地】产于广西南部和云南东南部。系野生品。

【性状】本品呈圆柱形，稍弯曲，有的略扁，长 15~40cm，直径 0.8~1.5cm。表面黄棕色或红棕色，粗糙，可见多个扭曲的纵沟纹、圆形根痕及黄色针状纤维束。质硬而脆，断面红褐色，黄色针状纤维束多而明显，相对另一断面有多个针眼状小孔及少数黄色针状纤维束，可见深褐色、有光泽的油点。气香，味辛、微苦。

【鉴别要点】千年健特征如别名所称"一包针"，断面红棕色，有很多黄色针状纤维束外露，并可见圆形、有光泽的油点。稍有樟脑臭，味辛、微苦。

【品质优劣】以条大、红棕色、体坚实、香气浓烈者为佳。

## 猫爪草

【别名】猫爪儿草、三散草。

【来源】本品为毛茛科植物小毛茛的干燥块根。

【产地】主产于河南信阳、驻马店等地。此外，浙江、江苏等地亦产。

【性状】本品由数个至数十个（5~6个）纺锤形的块根簇生，形似猫爪，长3~10mm，直径2~3mm，顶端有黄褐色残茎或茎痕。表面黄褐色或灰黄色，久存色泽变深，微有纵皱纹，并有点状须根痕和残留须根。质坚实，断面类白色或黄白色，空心或实心，粉性。气微，味微甘。

【鉴别要点】猫爪草由数个至数十个纺锤形块根簇生，形似猫爪。野生品只有几个爪，家种品的爪多达数十个。

【品质优劣】以身干、色黄褐、质坚实、饱满者为佳。

## 山奈

【别名】砂姜、三奈。

【来源】本品为姜科植物山奈的干燥根茎。

【产地】主产于广东、广西、云南、福建、台湾等地。

【性状】本品多为圆形或近圆形的横切片，直径1~2cm，厚0.3~0.5cm。外皮浅褐色或黄褐色，皱缩，有的有根痕或残存须根。切面类白色，粉性，常鼓凸。质脆，易折断。气香特异，味辛辣。

【鉴别要点】山奈饮片类白色，粉性，常鼓凸，习称"缩皮凸肉"，香气特异、浓厚，味辛辣似姜，无苦味。

【品质优劣】以身干、色白、粉性足、气味浓厚者为佳。

## 升麻

【别名】绿升麻。

【来源】本品为毛茛科植物大三叶升麻、兴安升麻或升麻的干燥根茎。

【产地】大三叶升麻主产于黑龙江、吉林、辽宁，习称"关升麻"。兴安升麻主产于河北、内蒙古、山西，习称"北升麻"，以河北、山西的产量大，行销全国并出口。升麻（川升麻）主产于四川、青海、陕西、甘肃等地，以四川的产量大，主销西南、西北、中南地区。升麻主要为野生品。

【性状】本品为不规则的长形块状，多分枝，呈结节状，长 10~20cm，直径 2~4cm。表面黑褐色或棕褐色，粗糙不平，有坚硬的细须根残留，上面有数个圆形空洞的茎基痕，洞内壁显网状沟纹；下面凹凸不平，有须根痕。体轻，质坚硬，不易折断，断面不平坦，有裂隙，纤维性，黄绿色或淡黄白色。气微，味微苦而涩。

【鉴别要点】升麻饮片多空心，空心周围有细密裂隙，纵切片呈菱形网状纹理，外皮很薄，黑色，味苦涩；须根痕较多，质硬扎手。劣质升麻掺入提取后的残渣，质疏色浅。掺增重粉的升麻质重，放大镜下可见白色细小结晶。

【品质优劣】以个大、质坚实、外皮黑褐色、断面黄绿色、无须根者为佳。

## 天冬

【别名】天门冬、明天冬。

【来源】本品为百合科植物天冬的干燥块根。种植后 4 年左右采挖，长江中下游地区 3~4 年收获，北方地区 4 年以上收获，于秋冬二季采挖，洗净泥土，去除茎基和须根。天冬有两层皮，经沸水煮透或蒸透至无白心，趁热剥取外皮，动作要轻；天冬里面还有一层内皮，要尽量保持内皮完整，减少肉质损伤，然后干燥。

【产地】主产于四川、贵州、广西、云南、浙江。以贵州的产量大，质优，著名的"川天冬"实际上多来自贵州。此外，甘肃、陕西、安徽、湖南、湖北、河南、江西等地亦产。

【性状】本品呈长纺锤形，略弯曲，长 5~18cm，直径 0.5~2cm。表面黄白色至淡黄棕色，半透明，光滑或有深浅不等的纵皱纹，偶有残存的灰棕色外皮。质硬或柔润，有黏性，断面角质样，中柱黄白色。气微，味甜、微苦。

【鉴别要点】天冬质地柔润，有黏性，断面角质样，味甜而后微苦。天冬商品分为两种，大天冬和小天冬。大天冬多产于云南、贵州、重庆、四川一带，为野生品种，品质较好，质硬，色黄棕，黏性小。小天冬主要为广西玉林等地的栽培品，产量大，色较浅，偏白，质软，黏性大，断面黄白色，中柱明显；有的种植时间短，一年左右，个头小，3~6cm，多不符合《中国药典》的要求。天冬加工水煮或蒸不透，则内有白心。加热时间过长，颜色变深，影响外观质量。

天冬加工炮制，《中国药典》要求切1~2mm薄片，现今商品中很难找到，多为2~5mm厚片或更长的小段，不符合饮片要求，工作中应注意。

【品质优劣】以饱满、致密、色黄白、半透明者为佳。

【伪品】

1. 羊齿天门冬　为同科植物羊齿天门冬的干燥根。与天冬主要不同点：根瘦小，直径0.5~0.9cm。质硬脆、少黏性。味苦、微麻舌。

2. 短梗天门冬　其味甜无苦味，注意鉴别。

## 西洋参

【别名】花旗参、洋参。

【来源】本品为五加科植物西洋参的干燥根。西洋参原野生于大西洋沿岸北美洲的丛林中。大约在250年前，西洋参远销到中国，被我国医药学家定为凉性补益药，以中医理论为指导，应用于临床治疗阴虚内热证，后逐渐成为名贵的滋补药。

西洋参最早记载于清代汪昂的《本草备要》："出大西洋佛兰西"。清代赵学敏的《本草纲目拾遗》中引《药性考》："洋参似辽参之白皮泡丁，味类人参而性寒。"《药物出产辨》云："产花旗美国"，故名"花旗参"。栽培西洋参于100年前开始，现主产于加拿大的蒙特利尔、魁北克、多伦多等地，美国的西佛吉尼州、威斯康星州等地。

【产地】进口西洋参主产于美国、加拿大。20世纪40年代江西庐山植物园从加拿大引种西洋参到庐山，并试种成功，因多种原因未得到推广。中华人民共和国成立后，随着人民生活水平不断提高，医疗保健意识增强，西洋参的用量逐年增加，国家每年付出大量外汇。认识到不能完全依靠进口，经科研人员对西洋参植物长期进行生长特性、引种、栽培试验研究，20世纪80年代在不同地区引种成功。现主产于北京怀柔、昌平，吉林靖宇、抚松、长白、通化，辽宁本溪、宽甸、新密，黑龙江五常、宁安、尚志、穆棱，陕西勉县、留坝、宁强，重庆亚溪，山东莱阳、文登。

【性状】

1. 进口西洋参　按野生品和家种品不同，分为"野参"和"种参"。本品主根呈纺锤形、圆柱形或圆锥形，长3~12cm，直径0.8~2cm，芦头除去或残存。表面浅黄褐色或黄白色，较丰满，有细密浅纵纹，或稍瘦瘪，纵纹较深，可见横向环纹及线形皮孔状突起，少数于主根上呈分叉状分枝。质坚，断面较平坦，略呈角质，或有小裂隙，略显粉性，粉白色或浅黄棕色，形成层附近色泽稍深，皮部可见暗黄褐色小斑点。气微而特异，味微苦而甘。"野参"形状多不匀称，主根短圆柱形或短圆锥形，环纹较密而清晰，侧根数条。"种参"主根呈长圆锥形，环纹少而稀疏，小疣状须根痕较多，侧根少或无。

2.国产栽培西洋参　其性状基本与进口栽培西洋参相同。呈纺锤形、圆柱形或圆锥形，长 3~12cm，直径 0.8~2cm。表面浅黄褐色或黄白色，可见横向环纹及线形皮孔状突起，并有细密浅纵皱纹及须根痕。主根中下部有一至数条侧根，多已折断。有的上端有根茎（芦头），环节明显，茎痕（芦碗）圆形或半圆形，有不定根（芋）或已折断。体重，质坚实，不易折断，断面平坦，浅黄白色，略显粉性，皮部可见黄棕色点状树脂道，形成层环纹棕黄色，木部略呈放射状纹理。气微而特异，味微苦、甘。

【鉴别要点】

1.西洋参表面环纹比人参多，且明显；人参仅在肩头处有少数环纹。

2.西洋参支根多在肩头横向伸出；而人参多在中部分出支根。

3.西洋参断面紧密无裂隙（进口体轻，断面略呈角质，或少有小裂隙）；而人参断面有多数裂隙，皮部更明显。

4.西洋参口尝先苦后回甜，苦中带甜；人参先甜后苦，甜中带苦。

5.西洋参皮部和人参皮部均有黄棕色点状树脂道；人参皮部有放射状裂隙，而西洋参无。

【品质优劣】野生西洋参以灵体、表面灰褐色、横纹紧密、断面黄白色、体轻质硬、清香气浓、味苦且微甘者为佳。栽培西洋参以根条均匀、横纹紧密、体重、质坚实、气味浓者为佳。

## 柴胡

【别名】北柴胡。

【来源】本品为伞形科植物柴胡或狭叶柴胡的干燥根。前者习称"北柴胡"，商品又称"硬柴胡"或"黑柴胡"，后者习称"南柴胡"。

【产地】北柴胡主要分布在河南、河北、内蒙古、山西、黑龙江、吉林、辽宁、山东、陕西、湖北等地。

【性状】北柴胡呈圆柱形或长圆锥形，长 6~15cm，直径 0.3~0.8cm。根头膨大，顶端残留 3~15 个茎基或短纤维状叶基，下部有分枝。表面黑褐色或浅棕色，有纵皱纹，支根痕及皮孔。质硬而韧，不易折断，断面显纤维性，皮部浅棕色，木部黄白色。气微香，味微苦。

【鉴别要点】北柴胡断面外皮极薄，木部占直径绝大部分，有多个环圈。栽培品与野生北柴胡的主要区别：栽培品根较粗壮，直径 0.5~1.2cm，外皮浅棕黄色，紧贴木部，断面呈纤维性，略呈片状排列成 2~3 轮同心环；野生品有 3 个同心环以上。

【品质优劣】以身干、条粗长、无残留茎叶及须根者为佳。

【伪品】

1. 黑柴胡　为伞形科植物黑柴胡的干燥根和根茎。直径 0.2~0.8cm。表面黑褐色，粗糙，有突起的支根痕，皮孔不明显。根头多有 2~5 个分枝，顶端有残留的茎基及叶基，下侧有两行疣状突起的不定芽。质脆，易折断，断面显片状纤维性，皮部浅棕色，木部浅黄色，呈放射状。气微香，味微苦、辛。

2. 锥叶柴胡　根头多纤维，断面皮部棕色，木部黄白色，有明显放射状纹理（菊花状）。

3. 大叶柴胡　主根粗短，上部有密生的横环纹，断面中空。气香，味苦，有麻舌感，有毒。

4. 藏柴胡　为同科植物窄竹叶柴胡的干燥根，有的顶端残留 3~10 个茎基，残基多排列成一个平面，断面皮部与木部之间有一圈明显的棕色环纹，木部呈放射状纹理。

## 赤芍

【别名】赤芍药、口赤芍、京赤芍。

【来源】本品为毛茛科植物芍药或川赤芍的干燥根。

【产地】

1. 赤芍药　主产于内蒙古、辽宁、河北、黑龙江、吉林等地。山西、甘肃、青海等地亦产。以内蒙古多伦的质量最佳，为道地药材，俗称"多伦赤芍"。

2. 川赤芍　主产于四川。此外，甘肃、山西、陕西、青海亦产。

【性状】本品呈圆柱形，稍弯曲，长 5~40cm，直径 0.5~3cm。表面棕褐色，粗糙，有纵沟及皱纹，并有须根痕及横长的皮孔样突起，有时外皮易脱落。质硬而脆，易折断，断面粉白色或粉红色，皮部窄，木部放射状纹理明显，有的有裂隙。气微香，味酸涩、微苦。

【鉴别要点】赤芍饮片为椭圆形薄片，表面粉白色或粉红色，中心有放射状纹理，皮部窄，周边灰褐色，中央髓小。气微香，味微苦、涩。内蒙古多伦县及周边自然生长的野生赤芍，根条粗长，外皮易脱落，皱纹粗且深，断面白色，粉性大。"糟皮粉渣"享誉海内外，是唯一能出口的赤芍，称为"多伦赤芍"。

【品质优劣】以根条粗长、质松，俗称"糟皮粉渣"者为佳。

【伪品】

1.狗头赤芍　为毛茛科植物毛赤芍、美丽赤芍、单花赤芍、草芍药、毛叶草芍药的干燥根及根茎。与赤芍的主要区别：根茎粗大，呈不规则形，断面黄白色至淡棕色，有放射状纹理，气微香，味微甜后微苦。

2.毛叶赤芍　毛茛科植物毛叶赤芍的干燥根及根茎。表面暗棕色，棕褐色或棕红色，少数表面较平滑。断面类白色或局部浅紫红色，皮部狭窄。木部较宽广，可见放射状纹理。气微香，味微苦、涩。

3.地榆　为蔷薇科植物地榆的干燥根。表面灰褐色至暗棕色。断面粉红色或淡黄色，木部呈放射状排列。气微，味微苦、涩。

## 北豆根

【别名】豆根、北山豆根。

【来源】本品为防己科植物蝙蝠葛的干燥根茎。

【产地】主产于东北、华北及山东、陕西、青海、甘肃等地。

【性状】本品呈细长圆柱形，弯曲有分枝，长可达50cm，直径0.3~0.8cm。表面黄棕色至暗棕色，多有弯曲的细根，并可见突起的根痕及纵皱纹，外皮易剥落。质韧，不易折断，断面不整齐，纤维细，木部淡黄色，呈放射状排列，中心有髓。气微，味苦。

【鉴别要点】北豆根断面皮部薄，木部放射状车轮纹，中部有小型圆髓。

【品质优劣】以条粗长、外表面浅黄棕色、断面浅黄色者为佳。

## 山豆根

【别名】广豆根、苦豆根。

【来源】本品来源于豆科植物越南槐的干燥根及根茎。

【产地】主产于广西、广东、云南、贵州、江西等地。

【性状】本品根茎呈不规则结节状，顶端常残存茎基，其下有数条着生根。根呈长圆柱形，常有分枝，长短不等，直径0.7~1.5cm。表面棕色至棕褐色，有不规则的纵皱纹及横长皮孔样突起。质坚硬，难折断，断面皮部浅棕色，木部浅黄色，似腊质，有豆腥气，味极苦。

【鉴别要点】山豆根断面致密，有放射状纹理，味极苦。

【伪品】

1. 豆根木蓝　为豆科木蓝属植物苏木蓝、多花木蓝、宜昌木蓝、华东木蓝等多种植物的根及根茎。表面灰黄色或灰棕色，较粗糙，有时栓皮呈鳞片状脱落，有纵皱纹及横长皮孔样疤痕，皮孔多呈红棕色点状，稍突起。质坚实，易折断，断面皮部呈黄棕色至棕色，木部黄白色至黄色，有放射状纹理，略呈纤维性。根茎断面中央有髓。气微，味苦或微苦。

2. 苦豆根　为豆科植物苦豆子的干燥根和根茎。与山豆根的主要区别：表面红棕色或棕褐色，粗糙，有深纵沟纹，栓皮反卷或脱落；质脆，易折断，折断面纤维性，皮部较厚，木部黄色，有的有裂隙和放射状纹理，隐约可见细小的导管孔；根茎可见类白色髓部；微有豆腥气，味苦。

<h2 style="text-align:center">苍术</h2>

【别名】北苍术：山苍术、华苍术、山刺儿菜。茅苍术：南苍术、京苍术、赤术、仙术。

【来源】本品为菊科植物茅苍术或北苍术的干燥根茎。

【产地】

1. 茅苍术　主产于江苏、河南、安徽、山东、浙江、江西、湖北、四川等地。

2. 北苍术　主产于河北、山西、陕西、辽宁、吉林、黑龙江、内蒙古、山东、甘肃等地。

【性状】

1. 茅苍术　呈不规则连珠状或结节状圆柱形，略弯曲，偶有分枝，长 3~10cm，直径 1~2cm。表面灰棕色，有皱纹，横曲纹及残留须根，顶端有茎痕或残留茎基。质坚实，断面黄白色或灰白色，散有多个橙黄色或棕红色油室，暴露稍久，可析出白色细针状结晶。气香特异，味微甘、辛、苦。

2. 北苍术　呈疙瘩块状或结节状圆柱形，长 4~9cm，直径 1~4cm。表面黑棕色，除去外皮者黄棕色。质较疏松，断面散有黄棕色油室。香气较淡，味辛、苦。

【鉴别要点】苍术有特异香气，断面黄白色，有多个棕红色油室，可称"朱砂点"。茅苍术断面暴露在空气中，有的可析出白色针状结晶。

【品质优劣】均以质坚实、断面"朱砂点"多、香气浓者为佳。

【附】关苍术　为同科植物关苍术的干燥根茎，收录于《黑龙江省中药材》（2001版）。性状类似北苍术，质地较轻，纤维性强，有黄色油室，均无"朱砂点"。气特异，味辛、微苦。注意与本品鉴别。

# 太子参

【别名】童参，孩儿参。

【来源】为石竹科植物孩儿参的干燥块根。

【产地】野生太子参在全国分布地区很广。栽培品主产于江苏、浙江、安徽、福建、山东、江西、贵州等地。以贵州牛大场，福建柘荣所产者最为有名，为全国闻名的道地药材。

【性状】本品呈细长纺锤形或细长条形，稍弯曲，长 2~6cm，少数可达 12cm，直径 2~6mm。顶端残留很短的茎基或芽痕，下部渐细呈尾状。表面黄白色或土黄色，较光滑，略有不规则的细皱纹及横向凹陷，基部有须根痕。质硬脆，易折断，断面平坦，呈类白色或黄白色，角质样，或略显粉性。气微，味微甘。

【鉴别要点】太子参闻起来有一股农药气味（杀虫剂"六六六"的气味），提取后的残渣也有这种气味。太子参晒干断面显粉性，热水烫后断面干燥呈角质样，表面有凹陷的须根痕，多数断面有十字纹。

【品质优劣】以身干、条长粗肥、质坚、无须根、黄白色者为佳。

【伪品】

1. 禾本科植物淡竹叶的块根　呈纺锤形或细长条形，略弯曲，两端细长，丝状开裂，长 1.5~5cm，直径 0.2~0.5cm。表面黄色或黄白色，有细密扭曲的纵皱纹和残留须根。质硬而脆，断面黄白色或黄褐色，呈角质样，有黄白色木心。气微，味微甘。

2. 石竹科植物石生蝇子草的根　单个或数个簇生，呈长圆柱形，多弯曲或稍弯曲，有时分枝，长 2~13cm，直径 0.2~0.8cm。顶端常有疣状突起的茎残基或茎痕。表面灰黄色，有纵皱纹，并有棕黑色横向凹陷，其中有点状突起的须根痕。质硬而脆，易折断，断面白色。

3. 爵床科植物菜头肾的根　呈长纺锤形，多弯曲，长 5~12cm，直径 0.8~1cm。表面深黄褐色，有细纵皱纹，有时可见须状支根痕。质坚硬，易折断，断面木质部黄色。气微，味淡、微甘。

## 地黄 附：熟地黄

**【别名】**生地黄、生地。

**【来源】**本品为玄参科植物地黄的新鲜或干燥块根。

**【产地】**主产于河南博爱、温县、孟州、沁阳、修武，山西河津、芮城、绛县、平陆、襄汾、翼城，山东成武、定陶，陕西大荔、蒲城等地。以河南、山西的产量大，河南产品质量佳，为"四大怀药"之一。

**【性状】**鲜地黄因不易长期储存，故用量不多。生地黄多呈不规则的团块状或长圆形，中间膨大，两端稍细，有的细小，长条状，稍扁而扭曲，长6~12cm，直径2~6cm。表面棕黑色或棕灰色，极皱缩，有不规则的横曲纹。体重，质较软而韧，不易折断，断面棕黑色或乌黑色，有光泽，具黏性。气微，味微甜。

**【鉴别要点】**生地黄饮片切面应呈棕黑色或乌黑色，若烘焙火候不到位，仅切面外缘发黑，中间黑色间有棕紫色，或中间淡粉红色。中间如还呈暗黄色，则烘焙欠佳，质次，不可用。

**【品质优劣】**以块根肥大、体重、断面乌黑色者为佳。

**【附】**熟地黄　为生地黄炮制加工品。为不规则的块片、碎块，大小、厚薄不一。表面乌黑色，有光泽，黏性大。质柔软而带韧性，不易折断，断面乌黑色，有光泽。气微，味甜。熟地黄里外均为乌黑色，生地黄外皮多灰棕色，比切面色浅。熟地黄味甜而略带微酸，生地黄味甜、微苦。

**【伪品】**伪品地黄和熟地黄都是用地黄边角料煮烂，加入黏性泥土一起煮制后塑型，切片而成。冷水浸泡数分钟后用水冲洗，表面会出现大量洗脱物，水会变黑且浑浊，静置后，水洗液中有大量沉淀物。（山西、陕西、河北等地产的地黄，肥大但不圆，表皮较厚，有的呈锈样光泽，表面土黄色至黄褐色，油润，略显光泽；广东、广西等南方产品，多数条较细，由于采收加工常为焙晒结合，故多为弯曲纺锤形，表面土黄色或黄褐色，断面棕褐色，润性较差。）

## 党参

**【别名】**台党参、潞党参、西党参、风党。

**【来源】**本品为桔梗科植物党参、素花党参或川党参的干燥根。党参因产地甚多，种类不同。现全国可用的党参根据品种及产地不同，主要分为以下几种：

1.西党　又称纹党、晶党、岷党，来源主要为桔梗科植物素花党参及部分同科植物党参的干燥根。

2. 东党　来源为桔梗科植物党参的干燥根。

3. 潞党　来源为桔梗科植物党参的干燥根。

4. 川党　又称条党、单支党、八仙党、板桥党，来源为桔梗科植物川党参的干燥根。

【产地】西党主产于甘肃岷县、文县、临潭、卓尼、舟曲，四川南坪、平武、松潘等地，其中，四川南坪、松潘，甘肃文县的品质最好。东党主产于辽宁凤城、宽甸，吉林延边州、通化，黑龙江尚志、五常、宾县等地。潞党主产于山西平顺、陵川、壶关、晋城、黎城及河南新乡等地。川党主产于四川、湖北、陕西接壤的地区。

【性状】

1. 党参（潞党）　呈长圆柱形，稍弯曲，长 10~35cm，直径 0.4~2cm。表面灰黄色、黄棕色至灰棕色，根头部有许多疣状突起的芽及茎痕，俗称"狮子盘头"。每个茎痕的顶端呈凹下的圆点状。根头下有致密的环状横纹，向下渐稀疏，有的达全长的一半。栽培品横环纹少或无，全体有纵皱纹及散在的横长皮孔样突起，支根断落处常有黑褐色凝胶状物。质较硬或略带韧性，断面稍平坦，有裂隙或放射状纹理，皮部淡棕黄色至黄棕色，木部淡黄色至黄色。有特殊香气，味微甜。

2. 素花党参（西党）　长 10~35cm，直径 0.5~2.5cm。表面黄白色至灰黄色，根头下致密的环状横纹常达全长的一半以上。皮松肉紧，质地柔软，断面裂隙较多，皮部灰白色至淡棕色。味较党参甜。

3. 川党　根呈圆锥形，多为条状，故称"条党"，长 10~45cm，直径 0.5~2cm。表面灰黄色至黄棕色。上部略小，横环纹少或无，大条者有"狮子盘头"，但根茎较少而小；有的芦茎小于正身，俗称"泥鳅头"，有明显不规则的纵沟。质较软而结实，断面裂隙少，皮部黄白色，木部淡黄色。味微甜。

【鉴别要点】党参、素花党参根头部有多个疣状突起的茎痕，党参跟头下部有致密的环状横纹，向下渐稀疏，有的达全长一半，栽培品环状横纹不明显或无；素花党参皮松肉紧，质地较柔软，根头下致密的环状横纹常达全长一半以上，栽培品 5~6 年环状横纹比较明显。两种党参支根断落处常有黑褐色胶状物，断面有菊花心。川党根头部大条者可见"狮子盘头"，细长、小条根头者直径小于参身，顶端 1~3 厘米处有稀疏横纹，不规则纵沟明显，断面裂隙少。

【品质优劣】以条大粗壮、皮松肉紧、有"狮子盘头"及横纹、质柔润、味香甜、嚼之无渣者为佳。

**【伪品】**

1. 迷果芹　为伞形科植物迷果芹的干燥根。无"狮子盘头"，根头周围有鳞片状叶柄残基，有胡萝卜味。

2. 羊乳参　为桔梗科植物羊乳的干燥根及根茎。纺锤形，短而粗，全体长有小瘤头凸起。体轻，质松泡，断面无黄心。嚼之有辣臊气。

3. 银柴胡　为石竹科植物银柴胡的干燥根。外表面纵皱纹细密，根头部无环状横纹，支根断落处无渗出物。质硬脆，断面韧皮部浅棕色，甚窄，木部宽大，黄白色。泡沫实验产生泡沫不明显（真品党参泡沫实验能产生明显持久性泡沫）。

## 黄芪

**【别名】**口芪、北芪、绵芪、箭芪。

**【来源】**本品为豆科植物蒙古黄芪或膜荚黄芪的干燥根。

**【产地】**主产于内蒙古、山西、河北、陕西、黑龙江、吉林、辽宁。因其产在北方，又叫北芪。山西浑源、应县、繁峙、代县、广灵为最早的产地，至今有约500年历史。现商品中山西浑源、应县、繁峙产的膜荚黄芪和内蒙古产的蒙古黄芪，根条粗壮，粉性好，味甜，具有浓郁豆香气等而驰名中外，为道地药材。1949年前大多为野生品，虽有栽培，但主要集中在晋北。浑源被称为"黄芪之乡"，是顶级黄芪——正北芪的产地，质量最好的又称"浑源芪"，是国家地理标志保护产品。浑源芪的有效成分含量高于其他地区的黄芪，其中黄芪甲苷含量在0.08%以上（《中国药典》要求不得少于0.04%）。

**【性状】**本品呈圆柱形，有的有分枝，上端较粗，长30~90cm，直径1~3.5cm。表面淡棕黄色或淡棕褐色，有不整齐的纵皱纹或纵沟。质硬而韧，不易折断，断面纤维性强，并显粉性，皮部黄白色，木部淡黄色，有放射状纹理及裂隙；老根中心偶呈枯朽状，黑褐色或呈空洞。气微，味微甜，嚼之微有豆腥味。

**【鉴别要点】**黄芪饮片皮部黄白色，形成层环浅棕色，木部淡黄色。皮部具有密集的、长短不齐的放射状裂隙，木部有密集放射状纹理和裂隙，少见多圈年轮状环纹。味甜，嚼之有豆腥味。

**【品质优劣】**黄芪均以根条粗长、无空心、质地柔韧、断面外层白色、中间黄色或淡黄色、有粉性及纤维性、显菊花心、味甜、有豆腥味者为佳。

## 黄芩

【别名】枯芩、子芩、枯黄芩、条芩、细黄芩。

【来源】本品为唇形科植物黄芩的干燥根。

【产地】主产于黑龙江、吉林、辽宁、河北、山西、内蒙古、河南、陕西等地。其中山西的产量最大，河北的质量最佳，尤其承德（原属热河省）产者品质最优，习称"热河枝芩"。黄芩也是山西八大道地药材之一。黄芩仅靠野生品远不能满足药用需求，自 20 世纪 80 年代引种成功后，现全国很多地区都有种植，如山东、河北、内蒙古、山西、陕西、甘肃、安徽、河南等地。

【性状】本品呈圆锥形，扭曲，长 8~25cm，直径 1~3cm。表面棕黄色或深黄色，有稀疏的疣状细根痕，上部较粗糙，有扭曲的纵皱或不规则的网纹；下部有顺纹和细皱纹。质硬而脆，易折断，断面黄色，中心红棕色；老根中心呈枯朽状或中空，暗棕色或棕黑色。气微，味苦。

栽培品较细长，多有分枝。表面浅黄棕色，外皮紧贴，纵皱纹较细腻。断面黄色或浅黄色，略呈角质样。味微苦。

【鉴别要点】黄芩饮片现多为家种品，野生品很少。《中国药典》要求直径 1~3cm，现在市场上黄芩直径太细，多数不符合此标准。黄芩以生长 3~4 年为佳，家种品一般生长 2~3 年可以入药，现黄芩种植一年就采挖入药。药农大量使用化肥农药，生长出来的黄芩性状、气味与野生黄芩相差太多。家种黄芩断面角质化，而不是《中国药典》所记述的略呈角质样。黄芩味苦，家种黄芩味微苦。如今的黄芩口嚼先味微甜，而后微苦或不苦。

【品种优劣】以条粗长、质坚实、色黄、味苦者为佳。

【伪品】小黄芩　唇形科植物甘肃黄芩的干燥根和根茎。与黄芩的主要区别：根较细小，表面灰褐色或棕褐色，根枝脱落处呈浅棕色，断面有明显放射状纹理；根茎栓皮脱落处呈淡黄色，扭曲，有多个对生突出的茎痕或芽痕。

## 黄连

【别名】川连、川黄连。

【来源】本品为毛茛科植物黄连、三角叶黄连或云连的干燥根茎。以上三种分别习称"味连""雅连""云连"。

**【产地】**

1. 黄连（味连） 主产于重庆石柱、玉溪、丰都、城口、南川、武隆，四川彭州，湖北利川、建始、宜昌、巴东、竹溪、房县、神农架，陕西平利、岚皋等地。以重庆石柱、湖北利川的产量最大，利川素有"黄连之乡"之称。

2. 雅连 主产于四川峨眉、洪雅、马边、雅安、雷波，峨眉、洪雅被誉为"雅连之乡"。

3. 云连 主产于云南西北部德钦、福贡、贡山、维西、香格里拉，西藏察隅等地。

**【性状】**

1. 味连 多集聚成簇，常弯曲，形如鸡爪，单支根茎长 3~6cm，直径 0.3~0.8cm。表面灰黄色或黄褐色，粗糙，有不规则结节状隆起、须根及须根残基，有的节间表面平滑如茎秆，习称"过桥"。上部多残留褐色鳞叶，顶端常留有残余的茎或叶柄。质硬，断面不整齐，皮部橙红色或暗棕色，木部鲜黄色或橙黄色，呈放射状排列，有的髓部中空。气微，味极苦。

2. 雅连 多为单枝，略呈圆柱形，微弯曲，长 4~8cm，直径 0.5~1cm。"过桥"较长，顶端有少数残茎。

3. 云连 弯曲呈钩状，多为单枝，较细小。

**【品质优劣】** 黄连与雅连均以身干、肥壮、连珠形、残留叶柄残基及须根少、"过江枝"短、体重质坚、断面红黄色者为佳。

## 黄精

**【别名】** 姜形黄精、鸡头黄精。

**【来源】** 本品为百合科植物滇黄精、黄精或多花黄精的干燥根茎。按形状不同，习称"大黄精""鸡头黄精""姜形黄精"。

**【产地】**

1. 黄精 习称"鸡头黄精"，主产于河北、内蒙古、山西及北方各地。

2. 多花黄精 习称"姜形黄精"，主产于贵州、湖南、云南、安徽、浙江等地。

3. 滇黄精 习称"大黄精"，主产于贵州、广西、云南等地。

**【性状】**

1. 大黄精 呈肥厚肉质的结节块状，结节长可达 10cm 以上，宽 3~6cm，厚 2~3cm。表面淡黄色至黄棕色，有环节，有皱纹及须根痕。结节上侧茎痕呈圆盘状，周围凹陷，中部突出。质硬而韧，不易折断，断面角质样，淡黄色至黄棕色。气微，味甜，嚼之有黏性。

2. 鸡头黄精 呈结节状弯柱形，长 3~10cm，直径 0.5~1.5cm。结节长 2~4cm，略呈圆锥形，常有分枝。表面黄白色或灰黄色，半透明，有纵皱纹，茎痕圆形，直径 5~8mm。

3. 姜形黄精 呈长条结节块状，长短不等，常数个块状结节相连。结节上侧有突起的圆盘状茎痕，直径 0.8~1.5cm。表面灰黄色或黄褐色，粗糙。

【鉴别要点】黄精饮片大小不一，表面可见环节，偶见茎痕，切面有筋脉点。味甜，嚼之有黏性，味苦者不可药用。

【伪品】湖北黄精 为百合科植物湖北黄精的干燥根茎。外形呈连珠状，长 2~3.5cm，明显比正品短。外表面黄棕色，具有不规则较粗的皱纹。质硬，不易折断，断面较平坦，不呈角质样或蜡质状，有散在、多个椭圆形棕色小点。闻之气微，口尝味甜而带苦味，嚼之不黏牙。

## 白附子

【别名】牛奶白附、禹白附、麻芋子、红南星。

【来源】本品为天南星科植物独角莲的干燥块茎。

【产地】主产于河南禹县、长葛，甘肃天水、武都，湖北等地。此外河北、山西、四川、陕西等地亦产。

【性状】本品呈椭圆形或卵圆形，长 2~5cm，直径 1~3cm。表面白色至黄白色，略粗糙，有环纹及须根痕，顶端有茎痕或芽痕。质坚硬，断面白色，粉性。气微，味淡、麻辣刺舌。

【鉴别要点】白附子外表有多条由疙瘩连成的环节。横切片为圆形片，对光观察中部有短浅状的筋脉和散在小点，纵切面多为长椭圆形，中间稍收腰，状如鞋底。

【品质优劣】以身干、个匀、肥壮饱满、色白、质坚、体重、粉性足者为佳。掺假者用红薯或土豆加工成性状相似的片形，晒干、熏漂而成，药材周边有明显刀切及加工痕迹，且无麻舌味。

## 白前

【别名】竹叶白前、鹅管白前。

【来源】本品为萝藦科植物柳叶白前或芫花叶白前的干燥根茎及根。

【产地】主产于浙江、江苏、安徽、福建、江西、湖北、湖南、广西、广东等地。野生品和栽培品均有，多为野生品。

【性状】

1.柳叶白前　根茎呈细长圆柱形，有分枝，稍弯曲，长4~15cm，直径1.5~4mm。表面黄白色或黄棕色，节明显，节间长1.5~4.5cm，顶端有残茎。质脆，断面中空。节处簇生纤细弯曲的根，可长达10cm，直径不到1mm，分枝少。

2.芫花叶白前　根茎较短小或略呈块状；表面灰绿色或灰黄色，节间长1~2cm；质较硬。根稍弯曲，直径约1mm，分枝少。

【鉴别要点】白前味微甜，切段水浸，味淡。根茎断面中空，类似鹅翅上的翎毛管。节处簇生细须根。

【品质优劣】以根茎粗长、无泥土及杂质者为佳。柳叶白前较芫花叶白前质优。

【伪品】

1.龙须菜　为百合科植物龙须菜的干燥根及根茎。根茎长2~9cm，上有多个膜质黄棕色鳞片，根簇生于根茎上，呈扁圆形，弯曲，长10~60cm，直径0.1cm左右。表面灰棕色至暗紫色，常密生灰白色绒毛。质柔韧，不易折断，断面中心有小木心。气微，味淡、微苦。

2.瓦草　为石竹科植物瓦草的干燥根。云南部分地区作白前。根呈长圆锥形，长可达40cm，常扭曲，直径0.3~1.2cm。表面黄白色或浅棕色，有纵皱及横纹。质脆，断面黄白色，蜡样，放射状纹理不明显。气无，味辛、苦。

3.白射干　为鸢尾科白射干的干燥根及根茎。呈不规则结节状，根茎表面灰褐色，有圆形茎痕及纤维状的叶基。根簇生，长6~22cm，直径0.1~0.4cm；表面黄棕色，有横细皱纹；折断面黄白色，有一细木心。气无，味稍苦。

另外注意白前掺假情况：掺麦冬细根，细根极易搓掉，露出木心，味甘。

## 白芍

【别名】白芍药。

【来源】本品为毛茛科植物芍药的干燥根。夏秋二季采挖，洗净，除去头、尾、细根，沸水中煮后除去外皮或去皮后再煮，晒干。

【产地】主产于浙江东阳、磐安、临安，安徽亳州、阜阳，四川中江等地。此外，河南商丘、鹿邑，山东菏泽，云南，湖北，山西，甘肃等地亦产。安徽产者为"亳白芍"，浙江产者为"杭白芍"，四川产者为"川白芍"，为白芍的三大产区。其中安徽白芍的产量最大，约占全国白芍产量的70%；杭白芍质量最佳，是著名的道地药材之一。

【性状】本品呈圆柱形，平直或稍弯曲，两端平截，长5~18cm，直径1~2.5cm。表面类白色或淡红棕色，光洁或有纵皱纹及细根痕，偶有残存的棕褐色外皮。质坚实，不易折断，断面较平坦，类白色或微带棕红色，形成层环明显，射线放射状。气微，味微苦、酸。

【鉴别要点】

1. 杭白芍　根直而长，呈圆柱形，两端切齐，长9~20cm，直径1.5~2.5cm。表面棕色或浅棕色，外皮未去尽处显棕褐色斑痕，较粗糙，全体有纵皱纹及根痕，偶见横向皮孔。质坚体重，不易折断，断面较糙。按品质可将其分成七个等级，一等品长8cm以上，中部直径2.2cm以上，断面米黄色；其余六等断面米白色，中间有菊花纹，似油滴。气无，味微苦、酸。

2. 亳白芍　根条顺直或弯曲，长10~15cm，直径0.6~1.5cm。表面白色，皮较糙不光润，有纵向刀痕。质较坚，但较川白芍体轻，断面白色或灰白色，细腻，粉性大，中间亦有菊花纹。切后其粉性稍挂手。

3. 川白芍　根上粗下细而多弯曲，略呈圆锥形，有的有疙瘩头，长6~15cm，中间直径0.6~1.5cm。表面粉红色，光亮无沟纹，有棕色下陷的根痕。质坚实而重，不易折断，断面粉红色，细腻，角质样，中间有菊花纹。气无，味较浓厚。

【品质优劣】以根粗长、质坚实、粉性足、无白心、无裂隙、无黑心、无霉变者为佳。

【伪品】

1. 毛果芍药　为同科植物毛果芍药的干燥根。外形呈长条形，上粗下细，外皮棕色，深浅不等；断面无菊花心的特征，粉性足。气微，味微苦而甘。

2. 毛叶草芍药　为同科植物毛叶草芍药的干燥根。表面棕褐色，有纵沟纹和明显的根痕，断面皮部狭窄，质地较松泡，有裂隙。气微香，味微苦、涩。


白芷


【别名】香白芷。

【来源】本品为伞形科植物白芷或杭白芷的干燥根。

【产地】主产于浙江、河南、河北等地。浙江产者称"杭白芷"；四川产者称"川白芷"；河南禹县产者称"禹白芷"；河北安国产者称"祁白芷"。其中杭白芷和川白芷的原植物为杭白芷，禹白芷和祁白芷的原植物为白芷。

【性状】本品呈长圆锥形，长 10~25cm，直径 1.5~2.5cm。表面灰棕色或黄棕色，根头部钝四棱或近圆形，有纵皱纹、支根痕及皮孔样的横向突起，有的排列成四纵行。顶端有凹陷的茎痕。质坚实，断面白色或灰白色，粉性，形成层环棕色，近方形或近圆形，皮部散有多数棕色油点。气芳香，味辛、微苦。

【鉴别要点】

1. 杭白芷　呈圆锥形，头粗尾细，分枝少，长 10~25cm，直径 1.5~2.5cm。表面灰棕色或者棕色，根头部呈钝四棱形，有纵皱纹、支根痕及皮孔样横向突起，称"疙瘩丁"，排列成四纵列。形成层环棕色，近方形，皮部散有许多棕色油点。气芳香浓郁，味辛、微苦。

2. 川白芷　根粗壮如胡萝卜，无细尾，"疙瘩丁"较少。气味芳香浓郁，亦为白芷中佳品。

3. 禹白芷　根呈圆锥形，较杭白芷、川白芷为细，皮孔细小散在，不成四列。断面形成层呈圆形。气味稍淡。

4. 祁白芷　根条细长，有支根，表面黄棕色，较瘦，有抽沟。断面粉性小，似糖心，形成层环棕色。香气淡，品质较次。

【品质优劣】以根条肥大、体重、质坚实、粉性足、香气浓郁者为佳。劣质白芷饮片无香气或香气淡；掺增重粉者，指甲掐不动，放大镜下可见细小结晶；掺滑石粉者摸之滑腻，形成层和油室不明显。白芷未见有伪品。

细辛

【别名】辽细辛，北细辛。

【来源】本品为马兜铃科植物北细辛、汉城细辛或华细辛的干燥根及根茎。前两种称"辽细辛"。

【产地】北细辛主产于辽宁、吉林、黑龙江。汉城细辛主产于辽宁宽甸、凤城、恒仁，吉林临江、抚松、靖宇等地。华细辛主产于河南、陕西、湖北、四川等地。

【性状】

1. 北细辛　常卷曲成团。根茎横生呈不规则圆柱形，有短分枝，长 1~10cm，直径 0.2~0.4cm；表面灰棕色，粗糙，有环形的节，节间长 0.2~0.3cm，分枝顶端有碗状的茎痕。根细长，密生于节上，长 10~20cm，直径 0.1cm；表面灰黄色，平滑或有纵皱纹，有须根及须根痕。质脆，易折断，断面平坦，黄白色或白色。气辛香，味辛辣、麻舌。

2. 汉城细辛　根茎直径 0.1~0.5cm，节间长 0.1~1cm。

3. 华细辛　根茎长 5~20cm，直径 0.1~0.2cm，节间长 0.2~1cm。气味较弱。

【鉴别要点】细辛根茎有分枝和碗状茎痕，根细，直径 1mm，上述三种细辛均具有"根细、味极辛烈"的特征。伪品细辛，如杜衡单叶细辛等，与正品显著不同的特点是根较粗，味辛而不麻舌，或略微麻舌，气味各异，有的有毒，注意鉴别。

【品质优劣】以根及根茎细长、气辛香、味辛辣、麻舌者为佳。

## 续断

【别名】川续断、川断。

【来源】本品为川续断科植物川续断的干燥根。

【产地】主产于湖北、四川、重庆、云南等地。

【性状】本品呈圆柱形，略扁，有的稍弯曲，长 5~15cm，直径 0.5~2cm。表面灰褐色或黄褐色，有稍扭曲或明显扭曲的纵皱纹及沟纹，可见横裂的皮孔样斑痕及少数须根痕。质软，久置后变硬，易折断，断面不平坦，皮部墨绿色或棕色，外缘褐色或淡褐色，木部黄褐色，导管束呈放射状排列。气微香，味苦、微甜而后涩。

【鉴别要点】续断外皮灰褐色或黄褐色，有深浅不一的纵纹、纵沟。断面皮部内侧靠近形成层处色深（经"发汗"者色绿）；木部灰黄色，可见放射状排列的导管束，形成层处有深色环。口尝先微苦，后苦中微甜、涩。

【品质优劣】以条粗、断面黑绿色者为佳。

【伪品】糙苏　为唇形科植物糙苏的干燥块根。本品呈锥状圆柱形，上端略粗，直径约 0.1~1cm。表面灰棕色；断面平坦，暗红色。闻之气微，口尝味甜无涩味。

## 玄参

【别名】元参、黑元参、润元参、乌参。

【来源】本品为玄参科植物玄参的干燥根。

【产地】主产于浙江、四川、重庆、湖南、湖北、陕西、河北、山东、山西等地。

浙江、四川产者量最大，以浙江产者质量为优。

【性状】本品呈类圆柱形，中间略粗或上粗下细，有的微弯曲，长6~20cm，直径1~3cm。表面灰黄色或灰褐色，有不规则的纵沟、横长皮孔样突起及稀疏的横裂纹和须根痕。质坚实，不易折断，断面黑色，微有光泽。气特异似焦糖，味甘、微苦。

【鉴别要点】玄参外皮灰黄色，断面黑色，其深浅与"发汗"次数、时间及干燥方法等有关，嗅之有焦糖气。浙江产玄参断面色黑、油润。

【品质优劣】以无芦头、粗壮、皮细、质坚实、断面无裂隙、色黑油润者为佳。根细长、皮糙、纵沟较深、断面松泡、有裂隙者次之。

## 延胡索

【别名】延胡、玄延胡、元胡、玄胡。

【来源】本品为罂粟科植物延胡索的干燥块茎

【产地】主产于浙江，浙江产者为道地药材之一。江苏、山东、上海、陕西等地亦产。

【性状】本品为不规则的扁球形，直径0.5~1.5cm。表面黄色或黄褐色，有不规则的网状皱纹。顶端有略凹陷的茎痕，底部常有疙瘩状突起。质硬而脆，断面黄色，角质样，有蜡样光泽。气微，味苦。

【鉴别要点】延胡索顶端有略凹陷的茎痕，底部常有疙瘩状突起。断面黄色，角质样，有蜡样光泽。味苦。

劣质延胡索为提取后的延胡索，色深呈黑褐色，质较硬，无光泽。假延胡索系山药珠芽染色蒸煮加工制成，断面无黄色蜡样光泽，呈黑褐色，味淡不苦，紫外线灯下显蓝色荧光。夏天无与延胡索较相似。夏天无外表有瘤状突起，延胡索外表皮呈网状纹理。夏天无紫外线灯下切面中间显金黄色，外周显蓝紫色；延胡索紫外线灯下切面显金黄色。

【品质优劣】以个大、色黄、质坚、饱满、断面金黄色且发亮者为佳。

## 银柴胡

【别名】土参，白根子，沙参儿，牛肚根。

【来源】本品为石竹科植物银柴胡的干燥根。

【产地】主产于宁夏、内蒙古、甘肃、陕西。以宁夏的产量最大，质量优，为驰名的道地药材。

【性状】野生品呈类圆柱形，偶有分枝，长 15~40cm，直径 0.5~2.5cm。表面浅黄棕色至浅棕色，有扭曲的纵皱纹及支根痕，多有孔穴状或盘状凹陷，习称"砂眼"，从砂眼处折断可见棕色裂隙中的细砂散出。根头部略膨大，有密集的、呈疣状突起的芽孢、茎或根茎的残基，习称"珍珠盘"。质硬而脆，易折断，断面不平坦，较疏松，有裂隙，皮部甚薄，木部有黄白相间的放射状纹理。气微，味甘。

栽培品有分枝，下部多扭曲，直径 0.6~1.2cm。表面浅棕色或浅黄棕色，纵皱纹细腻明显，细支根痕多呈点状凹陷，无"砂眼"。根头部有多数疣状突起。折断面质地较紧密，几乎无裂隙，略显粉性，木部放射状纹理不明显。味微甜。

【鉴别要点】银柴胡野生品极少，现在用的都是栽培品，现今银柴胡饮片无"珍珠盘""砂眼"，断面黄白相间放射状纹理稀疏不明显，口尝较野生品甜味淡。

【品质优劣】以根长均匀、外皮淡黄色、断面黄白色者为佳。

【附】党参栽培品（白条党）与银柴胡栽培品的鉴别　两者极为相似，主要区别点：党参根头下部有明显横环纹，枝根断落处常有黑色胶状物，断面有裂隙或明显的放射状纹理，木部淡黄色，有香气，味较甜；银柴胡根头下部无横环纹，断面质地较密，几乎无裂隙，略显粉性，木部放射状纹理不甚明显，气微，味微甜。

【伪品】山银柴胡　与银柴胡同科的植物灯心草蚤缀、旱麦瓶草、蝇子草、丝石竹常统称为山银柴胡，伪充银柴胡入药，其性状特征与正品银柴胡区别很大。这些都是在野生银柴胡资源紧缺时出现的，现银柴胡已经栽培成功，已大量供应市场，伪品山银柴胡已很少见到了。


## 玉竹

【别名】葳蕤、萎蕤。

【来源】本品为百合科植物玉竹的干燥根茎。

【产地】全国大部分地区均产。栽培品玉竹主产于湖南、广东、浙江、江苏等地。以湖南产品量最大，质优。

【性状】本品呈长圆柱形，略扁，少有分枝，长 4~18cm，直径 0.3~1.6cm。表面黄白色或淡棕色，半透明，有纵皱纹及隆起的环节，有白色圆点状的须根痕和圆盘状茎痕。质硬而脆或稍软，易折断，断面角质样或显颗粒性。气微，味甘，嚼之发黏。

【鉴别要点】玉竹表面半透明，断面角质样，有多个散在的小点。表面有隆起的环节、圆点状须根痕。味甜，嚼之发黏。

【品质优劣】以条长肥壮、色黄白者为佳。

【伪品】粗毛玉竹　为同科植物粗毛玉竹的干燥根茎。外形与正品相似，多分枝。表面黄白或黄棕色，有较粗的纵皱纹及微隆起的环节，可见类圆形茎痕。断面较平坦，呈角质样。口尝味淡，无黏性。

## 远志

【别名】小草根，小鸡腿。

【来源】本品为远志科植物远志或卵叶远志的干燥根。

【产地】主产于山西阳高、稷山、闻喜、榆次、芮城，陕西韩城、华阴、咸阳、大荔，河北保定、张家口、承德，河南洛阳、卢氏等地。此外山东、内蒙古、吉林、辽宁、安徽、江苏、湖北、甘肃、云南等地亦产。不论产量还是质量，以山西产品为首位。

【性状】本品呈圆柱形，略弯曲，长3~15cm，直径0.3~0.8cm。表面灰黄色至灰棕色，有较密并深陷的横皱纹、纵皱纹及裂隙，老根的横皱纹更密、更深陷，略呈结节状。质硬而脆，易折断，断面皮部棕黄色，木部黄白色，皮部易与木部剥离。气微，味苦、微辛，嚼之有刺喉感。

【鉴别要点】远志表面密布横纹，断面中空，有纵向刀痕。口尝味苦、微辛，嚼之有刺喉感。提取过的远志味较淡，没有刺喉感。

【品质优劣】以身干、色灰黄、筒粗、肉厚、去净心者为佳。

## 郁金

【别名】玉金。

【来源】本品为姜科植物温郁金、姜黄、广西莪术或蓬莪术的干燥块根。前两者分别习称"温郁金"和"黄丝郁金"，其余按性状不同习称"桂郁金"或"绿丝郁金"。黄丝郁金的根茎为姜黄；温郁金的根茎大个鲜时切片为片姜黄，小个为温莪术；桂郁金的根茎为广莪术；绿丝郁金的根茎为蓬莪术。

【产地】

1.黄丝郁金（姜黄）　主产于四川崇庆、双流、新津、温江、犍为、沐川等地，以崇庆金马河沿岸等地产品最佳，为道地药材。

2. 温郁金　称"黑郁金"，主产于浙江省瑞安的陶山、马屿，福建南安、安溪等地亦产。

3. 桂郁金（广西莪术）　以广西灵山县陆屋镇的产量大。此外，广西横县、贵港、钦州，广东四会、高要、鹤山等地亦产。

4. 绿丝郁金（蓬莪术）　主产于四川温州、沐川、乐山等地。

【性状】

1. 温郁金　呈长圆柱形或卵圆形，稍扁，有的微弯曲，两端渐尖，长 3.5~7cm，直径 1.2~2.5cm。表面呈灰褐色或灰棕色，有不规则的纵皱纹，纵纹隆起处色较浅。质坚实，断面呈灰棕色，角质样；内皮层有明显的环。气微香，味微苦。

2. 桂郁金　呈长圆锥形或长圆形，长 2~6.5cm，直径 1~1.8cm。表面有疏浅纵纹或较粗糙网状皱纹。气微，味微辛、苦。

3. 绿丝郁金　呈长椭圆形，较粗壮，长 1.5~3.5cm，直径 1~1.2cm。气微，味淡。

4. 黄丝郁金　呈纺锤形，有的一端细长，长 2.5~4.5cm，直径 1~1.5cm。表面棕灰色或灰黄色，有细皱纹。断面呈黄色，外周棕黄色至棕红色。气芳香，味辛辣。

【鉴别要点】郁金断面呈角质样，平滑有光泽，有一明显的环圈（内皮层环）。黄丝郁金质量好，大多出口，国内市场少见。温郁金（黑郁金）价格较高。药用大部分为桂郁金，表面及断面均为浅棕色。

【品质优劣】以个大、肥满、无杂质者为佳。传统商品以黄丝郁金质量最好，同仁堂的安宫牛黄丸配方中指明用黄丝郁金，温郁金质量亦较好。

## 泽泻

【别名】建泽泻、福泽泻。

【来源】本品为泽泻科植物东方泽泻或泽泻的干燥块茎。

【产地】泽泻以产区分为建泽泻与川泽泻两大类。品质以建泽泻为优，为道地药材；产量以川泽泻为多。

1. 建泽泻　主产于福建建阳、建瓯、顺昌等地，江西广昌、南城、于都、宁都等地亦产；以建瓯的吉阳所产质量最好，江西次之。

2. 川泽泻　主产于四川都江堰、新都、浦江、彭州、眉山、乐山等地，广东、广西等地亦有少量出产；以都江堰的中兴场、石丰场所产质量为优。

【性状】本品呈类球形、椭圆形或卵圆形，长 2~7cm，直径 2~6cm。表面淡黄白色至淡黄棕色，有不规则的横向环状浅沟纹及多个细小突起的须根痕，底部有的有瘤状芽痕。质坚实，断面黄白色，粉性，有多个细孔。气微，味微苦。

【鉴别要点】泽泻断面黄白色，疏松，有多个细孔，用手指甲很容易划出痕迹。切面有长短不等、或弯或直的条纹。掺增重粉的泽泻细孔不明显，质硬不易掰断；提取过的残渣质疏松，易折断，有酸腐气味。

【品质优劣】以个大、质坚实、色白黄、粉性足者为佳。

## 知母

【别名】肥知母。

【来源】本品为百合科植物知母的干燥根茎。

【产地】主产于河北、陕西、内蒙古、山西、宁夏、山东、甘肃、黑龙江、辽宁等地。以河北、山西的产量大，又以河北易县的质量最优，习称"西陵知母"，为传统的道地药材。

【性状】本品呈长条状，微弯曲，略扁，偶有分枝，长3~15cm，直径0.8~1.5cm。一端有浅黄色的茎叶残痕。表面黄棕色至棕色，上面有一凹沟，有紧密排列的环状节，节上密生黄棕色的残存叶基，由两侧向根茎上方生长；下面隆起而略皱缩，并有凹陷或突起的点状根痕。质硬，易折断，断面黄白色。气微，味微甜、略苦，嚼之带黏性。

【鉴别要点】知母一端有浅黄色茎叶残基，表面有紧密排列的环状节，知母上面（没有须根的一面）有一纵沟，毛知母表面密生黄棕色的毛（残存叶基）。味微甜、略苦，嚼之带黏性。

【品质优劣】

1.毛知母　以身条肥大、外皮被金黄色细绒毛及金黄色叶基（金包头）、质坚实而柔润、断面白色、嚼之味苦发黏者为佳。

2.知母肉　以条肥、滋润、质坚、色白、嚼之发黏者为佳。

## 紫菀

【别名】软紫菀，甜紫菀。

【来源】本品为菊科植物紫菀的干燥根及根茎。

【产地】有野生品又有家种品，家种品质优，野生品一般不用。家种品主产于河北安国、安平、定州、沙河、望都、深泽，安徽亳州、涡阳、利辛，河南商丘、鹿邑等地。以河北安国、安徽亳州的种植历史悠久，商品质优，为道地药材。

【性状】本品根茎呈不规则块状，大小不一，顶端有茎、叶的残基。根茎簇生多数细根，长 3~15cm，直径 0.1~0.3cm，多编成辫状。表面紫红色或灰红色，有纵皱纹。质较柔韧。气微香，味甜、微苦。

【鉴别要点】紫菀外皮紫红色，质地柔软，可对折不断。味甜、微苦。

【品质优劣】以根长、色紫红色者为佳。

## 紫草

【别名】紫草根，紫根。

【来源】本品为紫草科植物新疆紫草或内蒙紫草的干燥根。

【产地】新疆紫草主产于新疆昭苏、温泉、乌恰、木垒、阿克苏、博乐、伊宁，内蒙紫草主产于内蒙古阿拉善右旗、乌拉特后旗、额尔古纳等地。

【性状】

1. 新疆紫草（软紫草）　呈不规则的长圆柱形，多扭曲，长 7~20cm，直径 1~2.5cm。表面紫红色或紫褐色，皮部疏松，呈条形片状，常十余层重叠，易剥落。顶端有的可见分枝的残基。体轻，质松软，易折断，断面不整齐，木部较小，黄白色或黄色。气特异，味微苦、涩。

2. 内蒙紫草　呈圆锥形或圆柱形，扭曲，长 6~20cm，直径 0.5~4cm。根头部略粗大，顶端有残茎 1 或多个，被短硬毛。表面紫红色或暗紫色，皮部略薄，常数层相叠，易剥离。质硬而脆，易折断，断面较整齐，皮部紫红色，木部较小，黄白色。气特异，味涩。

【鉴别要点】紫草表面紫红色，皮部疏松，呈条形片状，常十多层重叠，易剥落，木心细小，搓之于手染成紫红色。皮厚搓不碎，皮少木心粗，不染手指的均不是正品紫草。

【品质优劣】以条粗大、色紫、皮厚者为佳。

## 南沙参

【别名】泡沙参、空沙参、泡参。

【来源】本品为桔梗科植物轮叶沙参或沙参的干燥根。

【产地】主产于安徽、浙江、江苏、贵州等地。此外，四川、云南、河南、甘肃、湖北、湖南、山东等地也产。

【性状】本品呈圆锥形或圆柱形，略弯曲，长 7~27cm，直径 0.8~3cm。表面黄白色或淡黄棕色，凹陷处常有残留的粗皮，上部多有深陷横纹，呈断续的环状；下部有纵纹及纵沟；顶端有 1 或 2 个根茎。体轻，质松泡，易折断，断面不平坦，黄白色，多裂隙。气微，味微甜。

【鉴别要点】南沙参的特点是断面布满不规则的裂隙，像冻豆腐和面筋的断面，略有甜味。

【品质优劣】以身干、色白、肥粗、条长均匀者为佳。

## 山慈菇

【别名】毛慈菇、白毛姑。

【来源】本品为兰科植物杜鹃兰、独蒜兰或云南独蒜兰的干燥假鳞茎。前一种习称"毛慈菇"，后两种习称"冰球子"。

【产地】主产于四川、贵州。

【性状】

1. 毛慈菇　呈不规则扁球形或圆锥形，顶端渐突起，基部有须根痕。长 1.8~3cm，膨大部直径 1~2cm。表面黄棕色或棕褐色，有纵皱纹或纵沟，中部有 2~3 条微突起的环节，节上有鳞片叶干枯腐烂后留下的丝状纤维。质坚硬，难折断，断面灰白色或黄白色，略呈角质。气微，味淡，带黏性。

2. 冰球子　呈圆锥形、瓶颈状或不规则团块状，直径 1~2cm，高 1.5~2.5cm。顶端渐尖，尖端断头处呈盘状，基部膨大且圆平，中央凹入，有 1~2 条环节，多偏向一侧。除去外皮者表面黄白色，带表皮者浅棕色、光滑、有不规则皱纹。断面浅黄色，角质半透明。

【鉴别要点】毛慈菇的表面中部有 2~3 条微突起的环节，习称"腰箍"。同属植物山兰的形状与杜鹃兰的形状极为相似，山兰的环节微凹下，而杜鹃兰的环节微突起。冰球子顶端渐尖，尖端断头处呈盘状，状似瓶颈，表面有 1~2 个环节。两种山慈菇宽处不应小于 1cm，太小当属劣药，不符合《中国药典》要求。

【品质优劣】以身干、个大、形体圆整、有明显金黄色环纹（俗称"玉带缠腰"）、质坚、半透明、断面白色且明亮者为佳。

【伪品】光慈菇　为百合科植物老鸦瓣的鳞茎。呈卵状圆锥形，顶端渐尖，基部圆平，底面中央凹入，直径 0.5~2cm，高 0.5~1cm。表面粉白色或黄白色，光滑，一侧有一条纵沟，自基部伸向顶端。质硬而脆，断面白色显粉性，内有一个圆锥形心芽。气微，味淡。

## 三棱

【别名】荆三棱、京三棱、光三棱、白三棱。

【来源】本品为黑三棱科植物黑三棱的干燥块茎。

【产地】主产于河南长葛、郑州，安徽含山、滁州、全椒，浙江东阳、武义、磐安，江苏徐州等地。黑三棱是水生植物。

【性状】本品呈圆锥形，略扁，长 2~6cm，直径 2~4cm。表面黄白色或灰黄色，有刀削痕，须根痕小点状，略呈横向环状排列。体重，质坚实。气微，味淡，嚼之微有麻辣感。

【鉴别要点】三棱外表面有刀削痕，现加工不用刀削。外表面无刀削痕，表面环节上布满残存细小须根痕，如男人胡荏，故名"胡荏根"。切面有小点（维管束）及条状横向筋脉。质硬，不易折断。味淡。

【品质优劣】以个匀、体重、质坚实、去净外皮、色黄白者为佳。商品有两种，分为光三棱（用刀削去外皮）、毛三棱（用火燎去长须）。多用光三棱。

【附】东北、华北、江苏等地还将莎草科植物荆三棱的块茎当三棱用，山西六七十年代时也用其当三棱用，习称"泡三棱"或"黑三棱"。两者商品名称与植物名称不符，注意鉴别。荆三棱的块茎呈类圆球形或倒圆锥形，长 2~4cm，直径 2~3cm；表面灰白色，有残余茎基和突起的须根痕；体轻，质坚硬，难折断，入水漂浮水面，断面平坦，黄色，有散在的棕色小点；气微，味淡，嚼之微辛涩。

## 附子　附：乌头、天雄

【别名】川附子、炮附子、制附子、黑附子、淡附片、白附片、黑附片。

【来源】本品为毛茛科植物乌头子根的加工品。每年 6 月下旬至 8 月上旬采挖，除去母根、须根及泥沙，习称"泥附子"，加工成下列品种：

1.盐附子　用食盐胆巴水浸泡数日，反复浸泡晾晒，直至附子表面出现大量盐粒（盐霜），体质变硬即成。

2. 黑顺片 "泥附子"用食盐胆巴水浸泡数日,连同浸液煮至透心,水漂,切纵片,再用水浸漂,用调色剂染成浓茶色,取出,蒸至出现油面、光泽后,干燥即成。

3. 白附片 "泥附子"用食盐胆巴水浸泡数日,连同浸液煮至透心,捞出,剥去外皮,切纵片,用水浸漂,取出,蒸透,晒干即成。

【产地】主产于四川绵阳地区,沿涪江两岸江油市的中坝镇、河西镇、太平镇、彰明镇、治城镇、三合镇、永顺镇等地。其中以中坝镇产品最佳,被称为道地药材。此外,陕南地区的城固、南郑、勉县、泽县为历史上产区。四川凉山产品的产量最大。云南、湖北也有少量出产。

【性状】

1. 盐附子 呈圆锥形,长 4~7cm,直径 3~5cm。表面灰黑色,被盐霜,顶端有凹陷芽痕,周围有瘤状突起的支根或支根痕。体重,横切面灰褐色,可见充满盐霜的小空隙及多角形环纹,环纹内侧导管束排列不整齐。气微,味咸、麻,刺舌。

2. 黑顺片 为纵切片,上宽下窄,长 1.7~5cm,宽 0.9~3cm,厚 0.2~0.5cm。外皮黑褐色,切面暗黄色,油润有光泽,半透明状,并有纵向导管束。质硬且脆,断面角质样。气微,味淡。

3. 白附片 无外皮,黄白色,半透明,厚约 0.3cm。

【鉴别要点】附子山西习惯用黑顺片,切面外皮黑褐色,切面暗黄色,油润有光泽,半透明,并有纵向导管束。质硬且脆,断面角质样。气微,味淡。凡味苦、辣,麻舌者为不合格品。

【品质优劣】黑顺片以身干、片大、均匀、皮黑、褐色、切面油润、有光泽者为佳。白附片以身干、片大、色黄白、半透明者为佳。

【附】

1. 乌头(川乌) 为附子的母根,炮制附子时将母根切下晒干即可。乌头呈圆锥形,稍弯曲,顶端有残基,中部常向一侧膨大,长 2~3.5cm,直径 1~2.5cm。表面棕褐色,皱缩,全体生有大小不等的瘤状侧根,俗称"丁角",可以看见摘除附子后的痕迹。质坚硬,断面外皮褐色至灰棕色,角质样;内面为灰白色至灰黄白色,粉性,有多角形环纹(形成层)。气微,味辛辣,麻舌。

2. 天雄 《本草纲目》云:"天雄乃种附子而生出或变出,其形长而不生子,故曰天雄。"当今天雄之药是有其名,而无其实的品种。过去以体形长而肥大者为天雄,现今大个附子皆可加工成天雄,主销日本、中国台湾、香港,有补火助阳的功效。

# 北沙参

【别名】辽沙参、东沙参、莱阳沙参。

【来源】本品为伞形科植物珊瑚菜的干燥根。

【产地】主产于山东莱阳、烟台、蓬莱、崂山、文登、海阳等地，多为家种品。此外，江苏、河北、辽宁等地均有野生品。其中蓬莱区阳城村产品质优，称为道地药材。近年，河北安国、内蒙古赤峰亦大量出产。

【性状】本品呈细长圆柱形，偶有分枝，长 15~45cm，直径 0.4~1.2cm。表面淡黄白色，略粗糙，偶有残存外皮，不去外皮的表面呈黄棕色。全体有细纵纹及纵沟，并有黄棕色点状细根痕；顶端常留有黄棕色根茎残基；上部稍细，中部略粗，下部渐细。质脆，易折断，断面皮部浅黄白色，木部黄色。气特异，味微甜。

【鉴别要点】北沙参烫后去皮，外表面淡黄白色，粗糙不平，横切面木部宽广，可超过直径的 1/2，木部导管束呈"V"字形。木部之外有一圈深棕褐色环，似油浸。硫黄熏后色白，有酸味。气微，久嚼微有甜味。

【品质优劣】以枝条细长、圆柱形、均匀、质坚、味甘者为佳。

# 粉萆薢

【别名】黄萆薢。

【来源】本品为薯蓣科植物粉背薯蓣的干燥根茎。

【产地】主产于浙江、安徽、江西、湖南等地。

【性状】本品为不规则薄片，边缘不整齐，大小不一，厚约 0.5mm。有的有棕黑色或灰棕色外皮。切面黄白色或淡灰棕色，维管束呈小点状散在。质松，略有弹性，易折断，断面近外皮处呈淡黄色。气微，味辛、微苦。

【鉴别要点】粉萆薢切面手感光滑，湿水后手感粗糙。土茯苓片与粉萆薢片相似，但干燥时手感粗糙，湿水后手感光滑，且味甘不苦，粉萆薢味苦，是二者的区别。

【品质优劣】以身干、色黄白、片大而薄、有弹性、整齐不碎者为佳。

# 绵萆薢

【别名】大萆薢、萆薢。

【来源】本品为薯蓣科植物绵萆薢或福州薯蓣的干燥根茎。

【产地】主产于浙江、江西、福建、湖南、湖北等地。

【性状】本品为不规则斜切片，边缘不整齐，大小不一，厚 2~5mm。外皮黄棕色至黄褐色，有稀疏的须根残基，呈圆锥状突起。质疏松，略呈海绵状，切面灰白色至浅灰棕色，黄棕色点状维管束散在。气微，味微苦。

【鉴别要点】绵萆薢质松软，有弹性，略似海绵状。在一定范围内可弯曲不易折断。

【品质优劣】以切片大、色灰白者为佳。

## 白薇

【别名】嫩白薇。

【来源】本品为萝藦科植物白薇或蔓生白薇的干燥根及根茎。

【产地】

1.白薇　主产于安徽、湖北、辽宁、黑龙江、吉林、陕西、河北、山东、江苏等地。

2.蔓生白薇　主产于辽宁、河北、河南、安徽、江苏、吉林、黑龙江等地。

【性状】本品根茎短粗，有结节，多弯曲。上面有圆形的茎痕，下面及两侧簇生多数细长的根，根长 10~25cm，直径 0.1~0.2cm，表面棕黄色。质脆，易折断，断面皮部黄白色，木部黄色。气微香，味微苦。

【鉴别要点】白薇饮片大小悬殊，大片是根茎，小片是根；徐长卿的根茎和根大小相差不多，所以无大片，这点可与徐长卿区别。同时，徐长卿有特异香气（牡丹皮香气），味辛，根断面中央有圆形小木心（可与伪品桃儿七区别，桃儿七木心呈星状）。

【品质优劣】以身干、根粗壮、无泥土杂质者为佳。

## 莪术

【别名】文术、蓬莪术。

【来源】本品为姜科植物蓬莪术、广西莪术、温郁金的干燥根茎。后者习称"温莪术"。

【产地】

1.蓬莪术　主产于四川温江、乐山沐川等地。

2.广西莪术　主产于广西贵港、横县、大新、钦州及广东四会、鹤山等地。

3.温莪术　主产于浙江陶山、马屿及福建南安、安溪等地。

【性状】

1.蓬莪术　呈卵圆形、长卵形、圆锥形或长纺锤形，顶端多钝尖，基部钝圆，长2~8cm，直径1.5~4cm。表面灰黄色至灰棕色，上部环节突起，有圆形微凹的须根痕或残留的须根，有的两侧各有1列下陷的芽痕和类圆形的侧生根茎痕，有的可见刀削痕。体重，质坚实，断面灰褐色至蓝褐色，蜡样，常附有灰棕色粉末，皮层与中柱易分离，内皮层环纹棕褐色。气微香，味微苦、辛。

2.广西莪术　环节稍突出，断面黄棕色至棕色，常附有淡黄色粉末，内皮层环纹黄白色。

3.温莪术　断面黄棕色至棕褐色，常附有淡黄色至黄棕色粉末。气香或微香。

【鉴别要点】蓬莪术断面灰棕色，广西莪术、温莪术断面偏黄色。蓬莪术断面上有一白圈（内皮层环），环内有许多小白点（维管束）。

【品质优劣】以质坚实、香气浓者为佳。

## 百部

【别名】百部草。

【来源】本品为百部科植物直立百部、蔓生百部或对叶百部的干燥块根。前两种习称"小百部"，后一种习称"大百部"。

【产地】直立百部、蔓生百部主产于浙江、江苏、安徽等地；对叶百部主产于四川、重庆、贵州、广西等地。

【性状】

1.直立百部　呈纺锤形，上端较细长，皱缩弯曲，长5~12cm，直径0.5~1cm。表面黄白色或淡棕黄色，有不规则深纵沟，间或有横皱纹。质脆，易折断，断面平坦，角质样，淡黄棕色或黄白色，皮部较宽，中柱扁缩。气微，味甘、苦。

2.蔓生百部　两端稍狭细，表面多不规则皱褶及横皱纹。

3.对叶百部　呈长纺锤形或长条形，长8~24cm，直径0.8~2cm。表面浅黄棕色至灰棕色，有浅纵皱纹或不规则纵槽。质坚实，断面黄白色至暗棕色，中柱较大，髓部类白色。

【鉴别要点】百部目前使用的都是对叶百部，习称"大百部"，表面有不规则深沟，断面角质样，中柱外缘有较硬的白圈，髓部类白色或空心。口尝苦味重、甜味淡。另两种习称"小百部"，直径都小于1cm。

【品质优劣】均以条粗、质坚实者为佳。

## 香附

【别名】香附子、香附米、莎草根。

【来源】本品为莎草科植物莎草的干燥根茎。

【产地】主要来源于野生，全国大部分地区均有分布，主产于山东、浙江、湖南、广东、广西、湖北、河北、云南、山西、四川、河南等地。其中山东产品质量为佳，故有"东香附"之称。

【性状】本品多呈纺锤形，有的略弯曲，长 2~3.5cm，直径 0.5~1cm。表面棕褐色或黑褐色，有纵皱纹，并有 6~10 个略隆起的环节，节上有未除净的棕色毛须和须根断痕；去净毛须者较光滑，环节不明显。质硬，经蒸煮者断面黄棕色或红棕色，角质样；生晒者断面色白而显粉性，内皮层环明显，中柱色较深，点状维管束散在。气香，味微苦。

【鉴别要点】香附属单子叶植物，特征有：皮部大、木部小，内皮层环明显，环内点状维管束散在；断面角质样或白色粉性，表面有 6~10 个略隆起的环节；气香，味微苦。

【品质优劣】以个大、质坚实、红棕色、香气浓者为佳。

## 重楼

【别名】蚤休、七叶一枝花。

【来源】本品为百合科植物云南重楼或七叶一枝花的干燥根茎。

【产地】主产于云南、四川、广西、贵州、陕西、江西等地。

【性状】本品呈结节状扁圆柱形，略弯曲，长 5~12cm，直径 1~4.5cm。表面黄棕色或灰棕色，外皮脱落处呈白色。密生层状突起的粗环纹，一面结节明显，结节上具有椭圆形凹陷茎痕，另一面有疏生的须根或疣状须根痕。顶端具有鳞叶及茎的残基。质坚实，断面平坦，白色至浅棕色，粉性或角质。气微，味微苦、麻。

【鉴别要点】重楼饮片有角质、有粉质，有横切片、有纵切片，表面可见环纹，下面有许多须根痕，上面无须根痕。切面内皮层环不明显，可见散在小点（维管束）。

【品质优劣】以粗壮、质坚实、断面色白、粉性足者为佳。

【伪品】五指莲　为百合科植物五指莲的干燥根茎。呈扁圆柱形，略弯曲，细小，直径 0.5~1.2cm，长 2.9~5.8cm。表面黄棕色，常皱缩，有较密集、突出的环节。节间长 0.1~0.3cm，茎痕较少，呈半圆形，直径 0.4~0.7cm。质脆，易折断，断面类白色，常角质样。

## 拳参

【别名】红蚤休、草河车、紫参。

【来源】本品为廖科植物拳参的干燥根茎。

【产地】全国大部分地区均有分布，主产于河北、山西、甘肃、山东、江苏等地，主要为野生品。

【性状】本品呈扁长条形或扁圆柱形，弯曲或对卷弯曲，两端略尖，或一端渐细，长 6~13cm，直径 1~2.5cm。表面紫褐色或紫黑色，粗糙，一面隆起，一面稍平坦或略有凹槽，全体密具粗环纹，有残留须根或根痕。质硬，断面浅红棕色或红棕色，维管束呈黄白色点状，排列成环。气微，味苦、涩。

【鉴别要点】拳参断面浅红棕色，有黄白色点状维管束（30~50 个）排列成一圈。

【品质优劣】以身干、根条粗大、质坚实、皮黑、断面浅红棕色者为佳。

【伪品】拳参与同科属植物草血竭、支柱蓼、珠芽蓼饮片相似，不易辨识。主要不同点有两点：①草血竭、支柱蓼、珠芽蓼断面颜色不是浅红棕色；②维管束不同，拳参有 30~50 个，草血竭有 21~41 个，支柱蓼有 12~30 个，珠芽蓼有 15~20 个。

## 姜黄

【别名】薰姜、宝鼎香、毛姜黄。

【来源】本品为姜科植物姜黄的干燥根茎。

【产地】主产于四川犍为、沐川、双流、新津、崇庆，重庆秀山；广东、广西、福建、云南、贵州等地均产，以四川产品质优。本品临床用药量不大，多当作染料及食品调色剂使用，多为家种品。

【性状】本品呈不规则卵圆形、圆柱形或纺锤形，常弯曲，一部分有短叉状分枝，长 2~5cm，直径 1~3cm。表面深黄色，粗糙，有皱缩纹理和明显环节，并有圆形分枝痕及须根痕。质坚实，不易折断，断面棕黄色至金黄色，角质样，有蜡样光泽，内皮层环纹明显，维管束呈点状散在。气香特异，味苦、辛。

【鉴别要点】姜黄形状似姜，表面及断面都是黄色。

【品质优劣】以卵圆形或圆柱形、枝条粗壮、外皮鲜黄、断面橙黄色、质坚实、味辛辣者为佳。

## 第二节　果实种子类

### 白扁豆　附：扁豆衣

【别名】扁豆、净扁豆、扁豆仁。

【来源】本品为豆科植物扁豆的干燥成熟种子。

【产地】白扁豆的栽培品全国大部分地区有产，主产于安徽合肥、阜阳、亳州、云安，陕西大荔、潼关、华县，湖南临湘、湘乡，河南商丘、开封，浙江湖州、平湖、吴兴、建德，山西榆次、长治、运城、临汾等地。以浙江湖州产者洁白光亮，质量最好，以安徽的产量大。

【性状】本品呈扁椭圆形或扁卵圆形，长 8~13mm，厚约 7mm，宽 6~9mm。表面淡黄白色或淡黄色，平滑，略有光泽，一侧边缘有隆起的白色眉状种阜。质坚硬。种皮薄而脆，子叶 2 片，肥厚，黄白色。气微，味淡，嚼之有豆腥味。

【鉴别要点】白扁豆淡黄白色或淡黄色，呈扁椭圆或卵圆形，一侧边缘有隆起的白色眉状种阜，种阜下部与豆结合处有黑斑纹（黑眼眉）。没有黑斑者为东南亚产的白扁豆，也叫"白眼眉"，个头偏小。缅甸产白扁豆体型偏大，与种阜相对的一面明显隆凸，正品呈弧线。

【品质优劣】以身干、粒大、饱满、色白者为佳。

【附】扁豆衣　为白扁豆的干燥种皮。完整呈囊状，破碎者呈扁片状，厚约 1mm，表面光滑，黄白色。

### 柏子仁

【别名】柏实、柏仁、侧柏子。

【来源】本品为柏科植物侧柏的干燥成熟种仁。

【产地】主要分布于长江以北各省、市、自治区。主产于山东、河南、江苏、山西、河北、陕西等地。

【性状】本品呈长卵形或长椭圆形，长 4~7mm，直径 1.5~3mm。表面黄白色或淡黄棕色，外包膜质内种皮，顶端略尖，有深褐色小点，基部钝圆。质软，富油性。气微香，味淡。

【鉴别要点】柏子仁表面黄白色，质软，富油性，尖端有深褐色小点（黑尖）。伪品如亚麻种子、桑葚种子、白芝麻、粉碎荞麦仁等无"黑尖"。

【品质优劣】以粒饱满、油性大、不侵油、无杂质者为佳。

## 槟榔　附：大腹皮

【别名】大腹子。

【来源】本品为棕榈科植物槟榔的干燥成熟种子。

【产地】野生品与栽培品均有，大部分来源于进口。国内主产于海南、广东、广西、福建、台湾。进口商品主要来自菲律宾、印度、缅甸、印度尼西亚、斯里兰卡、泰国、柬埔寨等国。印度尼西亚及马来半岛所产质量较佳，菲律宾、柬埔寨等地所产则近似国产。

【性状】本品为扁球形或圆锥形，高 1.5~3.5cm，底部直径 1.5~3cm。表面淡黄棕色或淡红棕色，有稍凹下的网状沟纹，底部中心有圆形凹陷的珠孔，其旁有一明显的疤痕状种脐。质坚硬，不易破碎，断面可见棕色种皮与白色胚乳相间的大理石样花纹。气微，味涩、微苦。

【鉴别要点】槟榔断面具有棕色种皮与白色胚乳相间的大理石样花纹，又称"花槟榔"。进口槟榔被称为"大槟榔"，以个大、圆形、质坚、断面大理石样花纹清晰者为上品。国产槟榔被称为"尖槟"，其形较长，似鸡心，质地较进口优质品松散；兼有枯心者，横切面大理石样花纹不及进口者。

【品质优劣】以个大、圆整、体重、质坚实、不枯心、断面大理石样花纹明显清晰者为佳。

【附】大腹皮　为槟榔的干燥成熟果皮。果皮对半剖开呈椭圆形瓢状，长 5~7cm，宽约 3cm。外果皮表面深棕色至近黑色，有棕色斑点及裂纹；内果皮凹陷呈心形，黄棕色，平滑坚实；中果皮纤维性，已捣松的全体大多松散，纤维呈淡黄色棕毛状。体轻，质硬，易纵向撕裂。气微，味微涩。

## 补骨脂

【别名】破故纸、故纸。

【来源】本品为豆科植物补骨脂的干燥成熟果实。

【产地】多为栽培品。主产于重庆江津、合川，四川广元、灌县，河南商丘、新乡、沁阳、博爱、信阳，陕西兴平，安徽阜阳。以四川、河南产品质量最佳。

【性状】本品呈肾形，略扁，长3~5mm，宽2~4mm，厚约1.5mm。表面黑色、黑褐色或灰褐色，有细密网状皱纹。顶端钝圆，有一小突起，凹侧有果梗痕。质硬，果皮薄，与种子不易分离；种子1粒，子叶2，黄白色，有油性。气香，味辛、微苦。

【鉴别要点】补骨脂表面黑色，有细密网状皱纹，有特殊香气。盐补骨脂表面微鼓起。气微香，味微咸。

【品质优劣】以身干、粒大、饱满、色黑者为佳。

## 苍耳子

【别名】苍耳。

【来源】本品为菊科植物苍耳的干燥成熟带总苞的果实。

【产地】多来源于野生，全国各地均产，以长江以北各地为多。

【性状】本品呈纺锤形或卵圆形，两端尖，长1~1.5cm，直径4~7mm。表面黄棕色或黄绿色，密生硬钩刺，刺长1~1.5mm。顶端有两枚较粗的刺，多合并，基部有果梗痕。质坚，体轻，横切面中央有纵隔膜，2室各有1枚瘦果。瘦果扁纺锤形，顶端有一突起的柱头。果皮薄，灰黑色，有纵纹。种皮膜质，浅灰色，子叶2，有油性。气微，味微苦。

【鉴别要点】苍耳子全体有钩刺，形似小刺猬，顶端有2枚较粗的刺，里面有瘦果2枚。一部分只有1枚尖刺，里面瘦果也是1枚，本应2枚，但其中1枚没有发育。

【品质优劣】以粒大、饱满、黄绿色者为佳。

【伪品】东北苍耳　工作中发现有用同科植物东北苍耳的果实充当苍耳子，现今已少见。东北苍耳子果实较大，长1.5~3cm，直径0.7~1.2cm。总苞棕褐色或黑褐色，密生钩刺，长2~3.5mm，顶端有两枚较粗的刺，分离。基部增粗，有果柄痕。东北苍耳与苍耳子明显不同，注意鉴别。

## 草豆蔻

【别名】草蔻。

【来源】本品为姜科植物草豆蔻的干燥近成熟种子。

【产地】主产于广东，海南万宁、陵水、崖县、文昌、屯昌、儋州、澄迈，云南临沧、墨江及广西玉林、钦州等地。以海南万宁产品为佳。

【性状】本品呈类球形的种子团，直径 1.5~2.7cm。表面灰褐色，中间有灰白色隔膜，将种子团分为 3 瓣，每瓣有种子多数，粘连紧密，种子团略光滑。种子为卵圆状多面体，长 3~5mm，直径约 3mm。外被淡棕色膜质假种皮，种脊为一条纵沟，一端有种脐。质硬，将种子沿种脊纵剖两瓣，纵断面呈斜心形，种皮沿种脊向内伸入部分约占整个表面积的 1/2；胚乳白色。气香，味辛、微苦。

【鉴别要点】草豆蔻呈类球形的种子团，每粒种子背面有一条纵沟，像刀切一样。味辛、微苦。

【品质优劣】以个圆、均匀、整齐、质坚实、无散碎、饱满、香气浓者为佳。提取过的劣质产品辛辣味很淡或无味。

## 草果

【别名】草果仁、草果子。

【来源】本品为姜科植物草果的干燥成熟果实。

【产地】主产于云南西畴、马关、屏边、麻栗坡，广西的靖西、睦边及贵州的罗甸等地。近年来越南、老挝边贸输入部分商品。

【性状】本品呈长椭圆形，有三钝棱，长 2~4cm，直径 1~2.5cm。表面灰棕色至红棕色，有纵沟及棱线，顶端有圆形突起的柱基，基部有果梗或果梗痕。果皮质坚韧，易纵向撕裂。剥去外皮，中间有黄棕色隔膜，将种子团分成 3 瓣，每瓣有种子 8~11 粒。种子呈圆锥状多面体，直径约 5mm；表面红棕色，外被灰白色膜质的假种皮，种脊为一条纵沟，尖端有凹状的种脐；质硬，胚乳灰白色。有特异香气，味辛、微苦。

【鉴别要点】草果种子为圆锥状多面体，种子背面（大的一面）有凹窝，凹窝连着一条细沟直达种子尖端的种脐。气香特异，味辛、微苦。

【品质优劣】以个大、颗粒饱满、色红棕、香气浓者为佳。

## 车前子

【别名】车前实。

【来源】本品为车前科植物车前或平车前的干燥成熟种子。前者商品称为"大粒车前子"，后者称为"小粒车前子"。

【产地】全国大部分地区均产。大粒车前子既有野生品又有栽培品。主产于江西新干、吉水、泰和、樟树等地，以新干的产量最大。此外，黑龙江、吉林、辽宁、内蒙古、山东、山西、青海等地亦产。

【性状】本品呈椭圆形、不规则长圆形或三角状长圆形，略扁，长约2mm，宽约1mm。表面黄棕色至黑褐色，有细皱纹，一面有灰白色凹点状种脐。质硬。气微，味淡。

【鉴别要点】车前子分大小两种，共同特点有3个：①每粒种子边缘有2~5个棱角；②表面有一灰白色凹点状种脐；③口嚼之有黏滑感，置热水中很快溶出黏液。伪品荆芥子、南葶苈子、党参子、柴胡子等不具有上述特性。

【品质优劣】以色黑褐、质硬、粒饱满者为佳。

## 陈皮　附：青皮、橘络、橘核

【别名】橘皮。

【来源】本品为芸香科植物橘及其栽培变种的干燥成熟果皮。药材分为陈皮和广陈皮。广陈皮为变种的茶枝柑果皮，以广陈皮品质为优。

【产地】

1.广陈皮　主产于广东江门及四会等地。以江门新会的产量大，质优；江门其他地方的产品又称"冈州皮"，品质稍逊；四会的产量较少。中华人民共和国成立前均在新会集散，当时以"刘财兴、林恒利、任合兴"三家品牌最为著名。

2.陈皮　主产于重庆江津、綦江、合川、永州、涪陵、江北、南川、长寿等地，称"川陈皮"；主产于福建闽侯、闽清、福清、永泰等地，称"建陈皮"。

【性状】

1.广陈皮　常3瓣相连，形状整齐，厚度均匀，约1mm，点状油室较大，对光照视透明清晰。质较柔软。

2.陈皮　常剥成数瓣，基部相连，一部分呈不规则的片状，厚1~4mm。外表面橙红色或红棕色，有细皱纹及凹下的点状油室。内表面浅黄白色，粗糙，附有黄白色或黄棕色筋络状维管束。质稍硬而脆。气香，味辛、苦。

【鉴别要点】广陈皮为茶枝柑果皮，茶枝柑产量甚少，产地范围很小，主产于新会县，中华人民共和国成立前是广陈皮的集散地，故称"新会皮"。广陈皮资源稀少，价格较高，仅用作汤、茶料，中药处方很少用到。陈皮为橘子皮，外红内白，有橘子香气，饮片多切丝。

**【品质优劣】**广陈皮以外表紫红色或深红色、"大棕眼"明显、对光透视半透明、香气浓郁者为佳。陈皮以外表面深红色、鲜艳、气香者为佳。

**【附】**

1. 青皮　为橘的幼果或未成熟果实的果皮。因其表面呈青绿色，故称"青皮"。气清香，味苦、辛。

2. 个青皮　系在每年5~6月间采收橘被风吹落的幼果。呈圆球形，表面褐色或黑绿色，粗糙皱缩，并有疣状突起。顶端有稍突起的花柱残基，基部有果柄痕。质坚硬，新品用重物砸之，外表皮有油样物质渗出。断面外层果皮黄白色或淡棕色，中央有8~10个瓤囊（俗称"花心"）。气清香，味苦、辛。

3. 四花青皮　系在每年7~8月间采收橘未成熟果实，在果皮上纵剖成4瓣至基部相连，除尽瓤晒干。果皮外表面黑绿色或灰黄色，内表面黄白色或附着浅黄色小丝络。质坚脆。气清香，味苦、辛。

4. 橘络　为橘的中果皮与内果皮之间的维管束群。呈丝络状，粗如线，黄白色。气微香，味微苦。

5. 橘核　为橘的干燥成熟种子，为常用药。呈卵圆形，一端钝圆，一端长尖呈柄状。表面浅黄白色，光滑，一侧有种脊棱线。外种皮薄而韧，易剥离；内种皮淡棕色，子叶2，绿色或黄绿色，含油质。气微，味苦。橘核常有很多同类果实混充，如种子较大、顶端楔形、种仁白色者为柑核，种子特大而扁者为柚核，均不当作橘核使用，注意区别。

## 川楝子

**【别名】**金铃子。

**【来源】**本品为楝科植物川楝的干燥成熟果实。

**【产地】**主产于四川绵阳、乐山、南充、成都，重庆万州、涪陵、长寿、城口、璧山、巫山、巫溪、奉节，贵州务川、凤冈等地。此外，湖南、湖北、云南等地亦产。

**【性状】**本品呈类球形，直径2~3.2cm。表面金黄色至棕黄色，微有光泽，少数凹陷或皱缩，有深棕色小点。顶端有花柱残痕，基部凹陷，有果梗痕。外果皮革质，与果肉间常成空隙，果肉松软，淡黄色，遇水湿润显黏性。果核球形或卵圆形，质坚硬，两端平截，有6~8条纵棱，内分6~8室，每室含黑棕色长圆形的种子1枚。气特异，味酸、苦。

【鉴别要点】川楝子表面金黄色至棕黄色，外果皮有棕色小点。饮片可见6~8室，每室有黑棕色长圆形种子1枚。质硬韧，不易砸碎。同属植物苦楝子与川楝子性状相似，苦楝子个小，约为川楝子1/2，长椭圆形，长径1.2~2cm，短径1~1.5cm。外果皮黄棕色至黑棕色，果核表面有5~6条纵棱（川楝子6~8条棱）。

【品质优劣】以个大、饱满、外果皮色黄、果肉色黄白者为佳。

## 豆蔻

【别名】白豆蔻、圆豆蔻、紫蔻。

【来源】本品为姜科植物白豆蔻或爪哇白豆蔻的干燥成熟果实。按产地不同分为"原豆蔻"和"印尼白蔻"。

【产地】豆蔻原产于柬埔寨、泰国、越南、缅甸，称为"原豆蔻"；爪哇白豆蔻原产于印度尼西亚，称为"印尼白蔻"。我国海南、云南和广西亦有栽培。

【性状】

1.原豆蔻　呈类球形，直径1.2~1.8cm。表面黄白色至淡黄棕色，有3条较深的纵向槽纹，顶端有突起的柱基，基部有凹下的果柄痕，两端有浅棕色的绒毛。果皮体轻，质脆，易纵向裂开，内分3室，每室含种子约10粒；种子呈不规则多面体，背面略隆起，直径3~4mm，表面暗棕色，有皱纹，并被有残留的假种皮。气芳香，味辛凉，略似樟脑。

2.印尼白蔻　个略小。表面黄白色，一部分微显紫棕色，果皮较薄，种子瘦瘪。气味微弱。

【鉴别要点】豆蔻表面黄白色，种子味辛凉，略似樟脑。

【品质优劣】以个大、饱满、果皮薄而完整、皮色洁白、气味浓者为佳。

## 佛手

【别名】佛手柑。

【来源】本品为芸香科植物佛手的干燥果实。

【产地】主产于重庆、四川等地，称为"川佛手"；主产于广东、广西等地，称为"广佛手"。此外，云南、浙江、福建等地亦产。以重庆江津和广东高要种植面积最大、产量最多。以川佛手品质最佳，重庆地区的产品被称为道地药材。

**【性状】**

1. 川佛手 片小质厚，不平整，长 4~6cm，宽约 3cm，厚约 3mm。绿皮白瓤（俗称"绿皮白肉"），稍有黄色花纹。质硬而脆，易折断。气清香，味甜、微苦。

2. 广佛手 片大质薄，多皱缩，长 6~10cm，宽 3~6cm，厚约 1~2mm。黄边白瓤（俗称"金边白肉"），花纹明显。质较柔。气清香，味甜、微苦。

**【鉴别要点】**佛手顶端常有 3~5 个手指状裂瓣，形似佛像指，有橘子样清香，味先甜后苦。

**【品质优劣】**以身干、个整、绿边白瓤、质坚、香气浓者为佳。

## 枸杞子

**【别名】**枸杞、杞子。

**【来源】**本品为茄科植物宁夏枸杞的干燥成熟果实。

**【产地】**主产于宁夏中宁、中卫。中宁、中卫栽培枸杞的历史悠久，品质优良，畅销国内外，为道地药材。现扩种到宁夏银川、固原、平罗、惠农，内蒙古乌拉特前旗、土默特左旗、托克托旗及磴口，新疆精河，甘肃庄浪，陕西靖边，青海柴达木盆地东南的诺木洪、都兰、乌兰、德令哈等地。

**【性状】**本品呈类纺锤形或椭圆形，长 6~20mm，直径 3~10mm。表面红色或暗红色，顶端有小突起状的花柱痕，基部有白色的果梗痕。果皮柔韧，皱缩；果肉肉质，柔润。种子 20~50 粒，类肾形，扁而翘，长 1.5~1.9mm，宽 1~1.7mm；表面浅黄色或棕黄色。气微，味甜。

**【鉴别要点】**枸杞子表面红色或暗红色，基部有白色微凹的果梗痕。宁夏枸杞采摘时都带果梗，干燥后再去除，所以每个果实上都有小白点。种子类肾形，扁而翘，果肉味甜。枸杞子经白矾水浸泡过表面对光照会有闪亮晶点；熏过硫则味酸、涩、苦；打过硫则果脐变黄色。

各地产枸杞子的性状特点：

1. 宁夏产枸杞子 呈长圆形而扁，肉厚，味甘甜，后味略苦涩，泡水水液色清淡，体轻泡水易上浮。2017 年 5 月，中宁枸杞入选首批国家道地中药材标准认证品种。

2. 内蒙古产枸杞子 个较大，呈长圆形，味甜，色暗红，泡水水液色微红，体重入水易下沉。

3. 新疆产枸杞子 呈圆形，味特甜发腻，后味带酸，新鲜时红，后变暗，易变软，黏结成团，泡水后水液色红，体重入水易下沉。

4.青海产枸杞子　又称"柴杞"，比宁夏枸杞子粒大，呈长圆形，色泽油亮发红，味特甜，后味带酸，易黏结成团，入水下沉。

5.甘肃产枸杞子　与宁夏产枸杞子性状基本一样。宁夏枸杞子、甘肃枸杞子占市售很大份额，甘肃枸杞子按宁夏枸杞子出售。

【品质优劣】以粒大、肉厚、子少、色红、质柔润、味甜者为佳。

## 瓜蒌　附：瓜蒌子

【别名】瓜楼、栝楼。

【来源】本品为葫芦科植物栝楼或双边栝楼的干燥成熟果实。前者称"皱皮瓜蒌"，后者称"光皮瓜蒌"。

【产地】主产于山东、河南、河北、山西。以山东肥城、长清、淄博产品质量最佳。

【性状】本品呈类球形或宽椭圆形，长7~15cm，直径6~10cm。表面橙红色或橙黄色，皱缩或较光滑，顶端有圆形的花柱残基，基部略尖，有残存的果梗。轻重不一，质脆，易破开，内表面黄白色，有红黄色丝络，果瓤橙黄色，黏稠，与多数种子黏结成团。有焦糖气，味微酸、甜。

【鉴别要点】瓜蒌是完整瓜蒌皮包裹着果瓤，呈类球形或宽椭圆形。果瓤橙黄，黏稠，与多数种子黏结成团。有焦糖气，味微酸而甜。

【品质优劣】以个整齐、皮厚坚韧、皱缩、色青黄或红黄、糖性足、不破碎者为佳。

【附】

1.瓜蒌子　习称"瓜蒌仁"，来源见瓜蒌。栝楼（皱皮瓜蒌）呈椭圆形，长1.2~1.5cm，宽0.6~1cm，厚约0.2cm。表面黄棕色或灰棕色，平滑，沿边缘有1圈沟纹，顶端较尖，有种脐，基部钝圆或较狭。种皮坚硬，内种皮膜质，灰绿色，子叶2，黄白色，富油性。气微，味淡。

2.双边栝楼（光皮瓜蒌）　较大而扁，长15~19mm，宽8~10mm，厚约2.5mm。表面棕褐色，沟纹明显而环边较宽，顶端平截。

## 诃子

【别名】诃子肉。

【莱阳】本品为使君子科植物诃子或绒毛诃子的干燥成熟果实。

【产地】20 世纪 40 年代前多为进口，原产于印度、斯里兰卡、缅甸等国。国产主要分布在云南、广东、广西。绒毛诃子主产于云南永德、镇康等地。

【性状】本品呈长椭圆形或卵圆形，长 2~4cm，直径 2~2.5cm。表面黄棕色或暗棕色，略具光泽，有 5~6 条纵棱线及不规则皱纹，基部有圆形果梗痕。质坚实。果肉厚 0.2~0.4cm，黄棕色或黄褐色；果核长 1.5~2.5cm，直径 1~1.5cm，浅黄色，粗糙，坚硬。种子狭长，呈纺锤形，长约 1cm，直径 0.2~0.4cm；种皮黄棕色，子叶 2，白色，相互重叠卷旋。气微，味酸涩后甜。

【鉴别要点】诃子表面有 5~6 条纵棱及不规则皱纹，内有果核一枚，内含种子一粒。气微，味酸涩后甜。

【品质优劣】以身干、表面黄棕色、微皱、有光泽、肉厚者为佳。

## 金樱子

【别名】刺榆子、金罂子。

【来源】本品为蔷薇科植物金樱子的干燥成熟果实。

【产地】主产于浙江、江苏、湖南、广东、广西、湖北等地，河南、贵州、四川等地亦产。

【性状】本品为花托发育而成的假果，呈倒卵形，长 2~3.5cm，直径 1~2cm。表面红黄色至红棕色，有突起的棕色小点，系毛刺脱落后的残基。顶端有盘状花萼残基，中央有黄色柱基，下部渐尖。质硬。切开后，花托壁厚 1~2mm，内有多数坚硬的小瘦果，内壁及瘦果均有淡黄色绒毛。气微，味甘、微涩。

【鉴别要点】金樱子呈倒卵形，形似小花瓶，入药须去毛、去核。

【品质优劣】以个大、肉肥厚、色红黄者为佳。

## 决明子

【别名】草决明、马蹄决明。

【来源】本品为豆科植物决明或小决明的干燥成熟种子。

【产地】决明和小决明全国大部分地区均有分布。主产于安徽亳州、蚌埠、芜湖、安庆、合肥，四川温江、金堂、什邡，广东清远、高要、德庆，浙江笕桥，河北安国，湖北襄阳等地。

【性状】

1. 决明子　略呈方菱形，两端平行倾斜，形似马蹄，长3~7mm，宽2~4mm。表面绿棕色或暗棕色，平滑而有光泽，背腹面各有一条突起棱线，棱线两侧有线性凹纹。质坚硬。种皮薄，子叶2，黄色。气微，味微苦，稍有豆腥味。

2. 小决明　呈短圆柱形，长3~5mm，宽2~3mm。表面棱线两侧有浅棕黄色带。

【鉴别要点】决明子两端平斜，形似马蹄，背腹面各有一条突起棱线，棱线两侧各有一条斜向对称而色浅的线性凹纹。三角形、梭形等异形决明子来源不明，与本品性状不符合，应属于伪品。

【品质优劣】以身干、颗粒匀称、饱满、绿棕色者为佳。

## 化橘红

【别名】毛橘红、光七爪、光五爪。

【来源】本品为芸香科植物化州柚或柚的未成熟或近成熟的干燥外果皮。

【产地】

1. 化州柚　主产于广东化州、电白、廉江，以化州赖家园的产品（茸毛细密）最为著名。广西陆川、博白等地也有少量出产，但茸毛稀疏或极少，质次。

2. 柚　主产于广西陆川、博白、北流，广东电白、遂溪等地，湖南亦产。

【性状】

1. 化州柚　称为"绿毛七爪"和"黄毛七爪"，呈曲牙状扇面形。外表青绿色或黄色，被细密茸毛，内表面黄色。"毛六爪"果实切成六裂，基部相连，内果皮较厚，尖头折进。化州柚的干燥幼果称为"橘红胎"，呈圆球形，表面黄绿色，密被茸毛，香气浓郁。

2. 柚　称为"光青七爪"和"光黄七爪"，性状与化州柚相似，但表面光滑无毛。"大五爪"呈五角星形，外表面呈黄色或橘黄色，有密集凹下的小油点，无毛。新品对纸折断时有油滴溅出，并在纸上留有油迹。新品质量优，香气浓郁。

【鉴别要点】化橘红为化州柚和柚的外果皮，呈对折七角六爪或五爪状，单片呈柳叶状。化州柚外表皮黄绿色，密布细短绒毛，目前市场上很难见到，现多数为柚的外果皮。气香，味苦。

【**品质优劣**】以新产、香气浓郁者为佳。

【**附**】

1.化州柚　采收果实至沸水中略烫后，晾干，用刀将果皮均匀地划为七裂，基部相连。再将果皮剥开，削去部分中果皮，干燥，再用水湿润后对折，用木板压平，烘干。采收未成熟果实，外表皮呈青绿色，称"绿毛七爪"；采收近成熟果实，外皮呈黄色，称"黄毛七爪"。将较小果实划成六裂，基部相连，不去内果皮，将尖头折进，压平，烘干，每十片扎成一把，称"毛六爪"，此为化橘红中的次品。

2.柚　取材于多种柚的果皮，加工方法见化橘红。切割仿制"七爪红"的形状，分青、黄两种，因其表面光滑无毛，故称"光青七爪"或"光黄七爪"，目前所用商品大多为"大五爪"。

## 苦杏仁

【**别名**】杏仁。

【**来源**】本品为蔷薇科植物山杏、西伯利亚杏、东北杏或杏的干燥成熟种子。

【**产地**】主产于山西、河北、陕西、河南、辽宁、吉林等地，以河北、山西的产量大，行销全国并出口。

【**性状**】本品呈扁心形，长 1~1.9cm，宽 0.8~1.5cm，厚 0.5~0.8cm。表面黄棕色至深棕色，一端尖，另一端钝圆、肥厚，左右不对称，尖端一侧有短线形种脐，圆端合点处向上有多数深棕色的脉纹。种皮薄，子叶 2，乳白色，富油性。气微，味苦。

【**鉴别要点**】苦杏仁呈扁心形，左右不对称，两面结合处边缘钝圆，与桃仁区别。表面有许多扭曲的纵向脉纹，脉纹之间有大小横脉纹相连。气微，味苦。

【**品质优劣**】以颗粒饱满、味苦者为佳。

## 桃仁

【**别名**】核桃仁。

【**来源**】本品为蔷薇科植物桃或山桃的干燥成熟种子。

【**产地**】全国大部分地区都有分布。山桃主产于辽宁、山西、河北、陕西、河南、山东、四川等地。

【**性状**】

1.桃仁　呈扁长卵圆形，长 1.2~1.8cm，宽 0.8~1.2cm，厚 0.2~0.4cm。表面黄棕色

至红棕色，密布颗粒状突起。一端尖，中部膨大，另一端钝圆稍偏斜，边缘较薄，尖端一侧有短线形种脐，圆端有颜色较深不甚明显的合点，自合点散出多数纵向维管束。种皮薄，子叶2，类白色，富油性。气微，味微苦。

2. 山桃仁　呈类卵圆形，较小而肥厚，长约0.9cm，宽约0.7cm，厚约0.5cm。

【鉴别要点】家桃仁外表面的纵脉纹顺直不弯曲，纵脉之间无小横脉，合点不在正中而在一侧（杏仁合点在正中），边缘薄，有一条棱线，手摸似刀刃。味微苦。燀山桃仁与苦杏仁难分辨，苦杏仁边缘较厚，味苦甚，常掺入苦杏仁中，注意鉴别。

【品质优劣】以子叶肥厚、不破碎者为佳。

## 连翘

【别名】青连翘、青翘、老连翘、老翘。

【来源】本品为木樨科植物连翘的干燥成熟果实。果实初熟带绿色时采收、蒸熟、晒干，习称"青翘"；果实熟透时采收、晒干，习称"老翘"。

【产地】主产于山西、河南、陕西。以山西的产量大、质量优，为道地药材。

【性状】本品呈长卵形至卵形，稍扁，长1.5~2.5cm，直径0.5~1.3cm。表面有不规则的纵皱纹及多数突起的小斑点，两面各有一条明显的纵沟。顶端锐尖，基部有小果梗或已脱落。青翘多不开裂，表面绿褐色，突起的灰白色小斑点较少；质硬，种子多数，黄绿色，细长，一侧有翅。老翘自顶端开裂或裂成两瓣，表面黄棕色或红棕色，内表面多为浅黄棕色，平滑，有一纵隔；质脆，种子棕色，多易脱落。气微香，味微苦。

【鉴别要点】连翘分青翘、老翘，表面有许多突起的斑点，两面各有一条纵沟。同科属植物秦连翘的外表面没有突起的白色小斑点，个较小，长0.5~1.8cm，直径0.3~1cm，常掺入青翘或老翘中。同科属植物丁香的果实曾被发现冒充连翘，较连翘细小，外表面无白色斑点及纵沟，气微，味淡。

【品质优劣】青翘以干燥、色黑绿、不开裂者为佳。老翘以色棕黄、壳厚、显光泽者为佳。

【附】连翘心　为连翘的干燥种子。具有清心泻火之功，用于热邪陷入心包，出现高热、烦躁、神昏谵语者。

## 莲子

【别名】莲子肉、莲肉、蓬莲子。

【来源】本品为睡莲科植物莲的干燥成熟种子。秋季果实成熟时采割莲房，取出果实，去除果皮，干燥。

【产地】均系人工栽培，主要分布于我国华东、华中、华南水城。主产于湖南、湖北、安徽、福建、浙江、江苏、山东。产于湖南者称为"湘莲子"，产于福建者称为"建莲子"，产于湖北者称为"湖莲子"，以"建莲子"质量较佳。

【性状】本品略呈椭圆形或类球形，长1.2~1.8cm，直径0.8~1.4cm。表面浅黄棕色至红棕色，有细纵纹和较宽的脉纹。一端中心呈乳头状突起，深棕色，多有裂口，其周边略下陷。质硬，种皮薄，不易剥离。子叶2，黄白色，肥厚，中有空隙，有绿色莲子心。气微，味甘、微涩。莲子心味苦。

【鉴别要点】莲子呈椭圆形，中部宽，两端略狭，形似小腰鼓。味甘。中心见绿色莲子心，味苦。

【品质优劣】以个大、饱满、无碎粒者为佳。

【附】莲子心　为莲子的幼叶及胚根。以往在制糖莲子时须抽出莲子心。莲子心有熟抽与生抽两种，熟抽的色深绿，生抽的色嫩绿，以生抽者为佳。莲子心呈细圆柱形，长1~1.4cm，直径约0.2cm。幼叶绿色，一长一短，卷成箭形，前端向下反折，两幼叶间可见幼小胚芽。胚根圆柱形，长3mm，黄白色，味苦。

## 砂仁

【别名】春砂仁、壳砂、西砂仁、海南砂、缩砂仁。

【来源】本品为姜科植物阳春砂、绿壳砂或海南砂的干燥成熟果实。

【产地】原植物系多年生草本，多为栽培品。阳春砂主产于广东阳春、信宜、高州，广西百色；绿壳砂主产于云南临沧、文山、景洪等地；进口砂仁习称"缩砂"，主产于泰国、越南、缅甸、印度尼西亚等地；海南砂主产于广东和海南。

广东省阳春市为阳春砂（道地药材）的产区。2015年12月8日，国家市场监督管理总局批准对阳春砂实施地理标志产品保护，阳春砂成为中国国家地理标志产品。2004年阳春市被国家授予"中国阳春砂仁之乡"，阳春砂仁品质特征：饱满结实，气味芬烈，甜、酸、苦、辣、咸五味俱全。

【性状】

1. 阳春砂　呈卵圆形，有不明显的三棱，长1.5~2cm，直径1~1.5cm。外表面棕褐色，有网状突起的纹理及密生短刺状突起，顶部留有花被残基，基部常有果梗。果皮薄而软，易纵向撕裂。内表面淡棕色，纵棱明显。种子团分3瓣，有三钝棱，圆形或长圆形，每瓣有种子5~26粒，紧密排列成2~4行，相互黏结成团。种子呈不规则多面体，长2.5~4mm，宽2~3mm，棕红色或暗褐色，外被淡棕色膜质假种皮；质硬，胚乳灰白色。气芳香浓烈，味辛凉、微苦。

2. 绿壳砂　呈椭圆形或长卵形，长1~1.5cm，宽0.8~1cm。外表面黄棕色至棕色，密生刺片状突起。种子团较圆，无三棱状，表面灰棕色至棕色，气味较阳春砂略淡。

3. 海南砂　呈长椭圆或卵圆形，有明显的三棱，长1.5~2cm，直径0.8~1.2cm。表面被片状、分支的软刺，基部有果梗痕。果皮厚而硬，种子团较小，每瓣有种子3~24粒，种子直径1.5~2mm。气味稍淡。

4. 进口砂仁　为姜科植物缩砂的干燥成熟种子和果实。进口砂仁通常为原砂仁、砂米、壳砂及砂壳。

①原砂仁　为去除果皮的种子团。呈椭圆形或圆球形，长1~1.5cm，直径0.7~1cm。表面暗棕色或灰棕色或被有白色粉霜，分三瓣，相接处向下凹，形成三条纵沟。每瓣约有种子几粒至十几粒，呈不规则马蹄形或多角形，直径约0.3cm；表面暗棕色或棕红色，有许多细小皱纹。质较坚，断面白色且油润。气清香，味辛凉、微苦。

②壳砂　为椭圆形或圆球形果实，略呈三棱状，长1.5~2cm，直径1~1.5cm。表面棕色或棕黑色，密生刺片状突起，粗糙但不扎手，内含多粒种子黏结而成的种子团。

【品质优劣】以身干、个大、坚实、饱满、气味浓烈者为佳。

【伪品】

1. 红壳砂　为姜科植物红壳砂的干燥成熟果实。呈椭圆形或卵圆形，长1~1.7cm，直径0.8~1.5cm。表面红棕色或黄棕色，三棱明显，疏生刺状突起，纵棱纹明显，顶部有明显花被残基，基部有果梗。种子团红棕色，呈倒卵形，每瓣有种子6~17粒，种子直径1.5~4mm，质硬。气微香，味辛凉。

2. 海南假砂仁　为姜科植物海南假砂仁的干燥成熟果实。呈椭圆形或长倒椭圆形，长1~3cm，直径0.8~1.4cm。表面棕褐色或黄棕色，密被片状、分支的肉刺，有明显纵棱线和花被残基，有果梗，果皮厚。种子团呈长卵圆形，红棕色或暗棕色，种子表面有细皱纹。气微，味微辛、无凉感。

3. 长序砂仁　为姜科植物长序砂仁的干燥成熟果实。呈椭圆形或长椭圆形，长1.3~2.7cm，直径0.8~1.4cm。表面棕褐色或黄棕色，疏生短刺，刺稍硬、尖细而弯曲，纵棱纹明显，果皮厚硬。种子团呈长椭圆形，种子表面有细皱纹。气微，味淡、无辛凉感。

4. 疣果豆蔻（牛牯砂仁） 为姜科植物疣果豆蔻的干燥成熟果实。呈椭圆形或球形，长 1.5~3cm，直径 1.5~2.5cm。表面黄棕色或棕褐色，密被茸毛及片状、分支的柔刺，顶部有明显花被残基，基部有长果梗，果皮厚。种子团较大，呈类圆形，种子红棕色或棕褐色，表面有细皱纹。气微，味微苦、无辛凉感。

5. 山姜 为姜科植物山姜的干燥成熟种子团。呈卵圆形、椭圆形或类球形，长 0.6~1.6cm，直径 0.5~0.8cm。表面棕色或黄棕色，被隔膜分为三瓣，每瓣有种子 3~8 粒，质硬。气微，味辛辣。

【鉴别要点】阳春砂外形呈不明显三棱形，密生短刺状突起，气芳香浓烈，味辛凉、微苦。绿壳砂外形无三棱形，密生刺片状突起，气味较阳春砂略淡。海南砂外形为明显三棱形，有片状、分支软刺，气味较淡。进口砂仁气味不及阳春砂。广东产阳春砂外果皮颜色较深，表面油润光亮；云南产阳春砂外果皮颜色较浅，表面无油润，干瘪、未成熟的果实较多，气味较淡。正品最重要一点：气香浓，味辛凉。伪品香气微，无辛凉感或辛凉感不明显。实际工作中仅凭这一点就能准确、方便、快捷地判别砂仁的真伪。

【品质优劣】以气香浓、味辛凉者为佳。

## 蔓荆子

【别名】蔓荆实、荆子。

【来源】本品为马鞭草科植物单叶蔓荆或蔓荆的干燥成熟果实。

【产地】主产于山东、江西、浙江、福建、广东、广西等地，海南等沿海地区也有分布。

【性状】本品呈球形，直径 4~6mm。表面灰黑色或黑褐色，被灰白色粉霜状茸毛，有纵向浅沟 4 条，顶端微凹，基部有灰白色宿萼及短果梗。萼长为果实的 1/3~2/3，5 齿裂，其中 2 裂较深，密被茸毛。体轻，质坚韧，不易破碎，横切面可见 4 室，每室有种子 1 粒。气特异而芳香，味淡、微辛。

【鉴别要点】蔓荆子呈球形，直径 4~6mm。表面被灰白色宿萼，萼长为果实 1/3~2/3，有 4 条纵向浅沟。气特异而香，味淡、微辛。未成熟果实顶端平，基部狭，呈圆锥形，常掺入正品中出售，不符合《中国药典》的要求。有多条纵向浅沟且直径一般不超过 4mm 者，不符合正品性状，不可药用。

【品质优劣】以粒大、饱满、气味浓者为佳。

# 木瓜

【别名】宣木瓜。

【来源】本品为蔷薇科植物贴梗海棠的干燥近成熟果实。

【产地】主产于安徽宣城、宁国、广德，浙江淳安、开化，湖北长阳、巴东、五峰、资丘、鹤峰，重庆綦江、铜梁、江津，湖南桑植、慈利等地。云南、贵州也有少量产出。以安徽"宣木瓜"、浙江"淳木瓜"、湖北"资丘木瓜"品质最佳。

【性状】本品呈长圆形，多纵剖成两半，长4~9cm，宽2~5cm，厚1~2.5cm。外表面紫红色或红棕色，有不规则纵皱纹。剖面边缘向内卷曲，果肉红棕色，中心部分棕黄色且凹陷。种子扁长三角形，多脱落。质坚硬。气微清香，味酸、涩。

【鉴别要点】木瓜外皮紫红色或红棕色，有不规则弯曲的深皱纹，每条皱纹上密布细小条状皱纹，故名"皱皮木瓜"。成熟木瓜味甜不酸，不可药用。提取过的木瓜酸味淡或无味，外皮、果肉色不红，质轻、松泡，注意鉴别。

【品质优劣】以外皮抽皱、色紫红、质坚实、味酸者为佳。重庆江津、綦江产者称"川木瓜"，个较大，质地松泡，略逊。

【伪品】

1. 光皮木瓜 为同科属植物木瓜的干燥果实［收藏于《四川省中药饮片炮制规范》（2015版）、《湖南省中药材标准》（2009年版）］。外表面光滑，无深皱纹。气微，味微酸、涩，嚼之有沙粒感。

2. 小木瓜 为同科属植物移依和印度移依的果实。呈椭圆形，个小，多加工成不规则的片块状，直径2~3.5cm，厚0.3~0.7cm。外皮紫红棕色，无深皱纹。

# 木蝴蝶

【别名】千张纸、玉蝴蝶。

【来源】本品为紫葳科植物木蝴蝶的干燥成熟种子。

【产地】主产于云南、广西、广东、海南、台湾。

【性状】本品为蝶形薄片，除基部外，三面延长呈宽大菲薄的翅，长5~8cm，宽3.5~4.5cm。表面浅黄白色，翅半透明，有绢丝样光泽，上有放射状纹理，边缘多破裂。体轻，剥去种皮，可见一层薄膜状的胚乳紧裹于子叶之外。子叶2，蝶形，黄绿色或黄色，长 1~1.5cm。气微，味微苦。

【鉴别要点】木蝴蝶为蝶形薄片，种子三面围绕半透明的翅，有绢丝样光泽。气微，味微苦。

【品质优劣】以身干、个大、色白、翅柔软如绢丝者为佳。

## 牛蒡子

【别名】大力子、牛子、鼠粘子。

【来源】本品为菊科植物牛蒡的干燥成熟果实。

【产地】野生品、栽培品均有。野生品主产于黑龙江、吉林、辽宁、河北、山西、内蒙古、宁夏、陕西、甘肃、安徽、浙江等地。以黑龙江、吉林、辽宁的产量最大，称为"关大力"。栽培品主产于四川绵阳、南充、广元、达州，河北安国，浙江嘉兴等地。嘉兴所产者称为"杜大力"。

【性状】本品呈倒卵形，略扁，微弯曲，长 5~7mm，宽 2~3mm。表面灰褐色，有紫黑色斑点，有数条纵棱，中间 1~2 条明显。顶端钝圆，稍宽，顶面有圆环，中间有点状花柱残迹；基部略窄，着生面色较淡。果皮较硬，子叶 2，淡黄白色，富油性。气微，味苦后微辛而稍麻舌。

【鉴别要点】牛蒡子呈倒卵形，略扁，微弯曲，似葵花籽。顶端宽且有圆环，中间有点状花柱残迹，表面灰褐色，有紫黑色斑点，有数条纵棱。

【品质优劣】以粒大、饱满、灰褐色、无杂质者为佳。

【伪品】大鳍蓟　为菊科植物大鳍蓟的种子，常充当牛蒡子使用。大鳍蓟种子形状、颜色、气味与牛蒡子相似，但表面纵脉纹有明显细密的横皱纹，为主要区别点，注意鉴别。

## 女贞子

【别名】女贞实。

【来源】本品为木樨科植物女贞的干燥成熟果实。

【产地】全国大部分地区均产。主要产于湖南、湖北、浙江、江苏、安徽、江西、四川、贵州、云南、陕西等地。

【性状】本品呈卵形、椭圆形或肾形，长 6~8.5mm，直径 3.5~5.5mm。表面黑紫色或灰黑色，皱缩不平，基部有果柄痕或有宿萼及短梗。体轻。外果皮薄；中果皮较松软，易剥离；内果皮木质，黄棕色，有纵棱，破开后种子通常为 1 粒，肾形，紫黑色，油性。气微，味甘、微苦涩。

【鉴别要点】女贞子多呈肾形或卵圆形，表面紫黑色或灰黑色，肾形种子 1 粒，卵圆形种子 2 粒。同一树的种子有单双之异，卵圆形的种子多长在向阳的枝条上。女贞子、冬青子、鸦胆子三种药材性状有些类似，区别如下：女贞子呈卵形、肾形、椭圆形，表面皱缩不平，种子多为 1 粒（少有 2 粒），味甘、微苦涩；冬青子呈椭圆形，上部有凹窝，种子 4~5 粒，味苦涩；鸦胆子呈长圆形，一端尖锐刺手，有网状皱纹，种子 1 粒，富油性，味极苦。

【品质优劣】以粒大、饱满、色紫黑者为佳。

## 胖大海

【别名】大海、大海子、安男子、蓬大海。

【来源】本品为梧桐科植物胖大海的干燥成熟种子。

【产地】多为进口，主产于越南、泰国、印度尼西亚等国。马来半岛所产者称为"新洲子"，质量最佳。现今广东湛江、广西东兴、海南及云南西双版纳已有种植，名"红胖大海"［见《西双版纳植物名录》（1984 年版）］。

【性状】本品呈纺锤形或椭圆形，长 2~3cm，直径 1~1.5cm。顶部钝圆，基部略尖而歪，有浅棕色、圆形种脐。表面棕色或暗棕色，微有光泽，有不规则的干缩皱纹。外层种皮极薄，质脆，易脱落；中层种皮较厚，黑褐色，质松易碎，遇水膨胀成海绵状，断面可见散在的树脂状小点；内层种皮可与中层种皮剥离，稍革质，内有 2 片广卵形且肥厚的胚乳。子叶 2，菲薄，紧贴于胚乳内侧，与胚乳等大。气微，味淡，嚼之有黏性。

【鉴别要点】胖大海外种皮极薄，易脱落；中层种皮遇水膨大 4~6 倍。本品剪开里面经常发霉，验货时注意。

【品质优劣】以个大、外皮细、淡黄棕色、有细皱纹及光泽、无破皮者为佳。

【伪品】圆粒苹婆　为梧桐科植物圆粒苹婆的干燥成熟种子。呈圆球形，表面皱纹紧密，长 1.8~2.5cm，直径 1.6~2.3cm。水浸泡后只膨大 1~2 倍，手摇之有响声，种子无胚乳，子叶 2，肥厚，常掺入胖大海中，注意识别。

## 肉豆蔻

【别名】肉果、玉果。

【来源】本品为肉豆蔻科植物肉豆蔻的干燥种仁。

【产地】为进口药材，主产于印度尼西亚、马来西亚、斯里兰卡等国。

【性状】本品呈卵圆形或椭圆形，长 2~3cm，直径 1.5~2.5cm。表面灰棕色或灰黄色，有时外被白粉（石灰粉末），全体有浅棕色纵行沟纹及不规则网状沟纹。种脐位于宽端，呈浅色圆状突起，宽端可见干燥皱缩的胚，富油性，合点呈暗色凹陷。种脊呈纵沟状，连接两端。质坚，难碎，碎时断面显棕黄色相杂的大理石花纹。气香浓烈，味辛。

【鉴别要点】肉豆蔻表面有网状沟纹，断面呈棕黄相间的大理石样花纹。气香浓烈，味辛。槟榔也有大理石样花纹，但无香气。

【品质优劣】以个大、体重、质坚实、油性大，破开后香气浓郁者为佳。

## 沙苑子

【别名】潼蒺藜、沙苑蒺藜。

【来源】本品为豆科植物扁茎黄芪的干燥成熟种子。

【产地】在 20 世纪 50 年代前沙苑子主要为野生品，60 年代后主要为栽培品。主产于河北、陕西、山西、吉林、辽宁、宁夏、内蒙古、四川、甘肃等地。

【性状】种子略呈肾形而稍扁，长 2~2.5mm，宽 1.5~2mm，厚约 1mm。表面褐绿色或灰褐色，光滑，脐部微向内凹陷，种脐圆形。质坚硬，破开内为浅黄色。子叶 2，胚根弯曲，长约 1mm。味淡，嚼之有豆腥味。

【鉴别要点】沙苑子略呈扁圆肾形，长 2~2.5mm，宽 1.5~2mm，厚约 1mm，表面褐绿色或灰褐色，光滑。与沙苑子相似的种子很多，最主要的区别是形状、大小。

【品质优劣】以种子饱满、褐绿色者为佳。

【伪品】

1. 紫云英　同科植物紫云英的干燥种子。呈斜方状肾形，长 3~5mm，宽 1.5~2mm。表面暗绿色或棕黄色，种脐长条形。

2. 华黄芪　同科植物华黄芪的干燥种子。呈肾形，饱满，长 2~2.8mm，宽 1.8~2mm。表面暗绿色或棕绿色，种脐长条形。

3. 猪屎豆　同科植物猪屎豆的干燥种子。呈三角状肾形，一端较宽，长 2.5~3.5mm，宽 2~2.5mm。表面黄绿色或淡黄绿色，种脐三角形。

4. 凹叶野百合　同科植物凹叶野百合的干燥种子。呈三角状肾形，两端钝圆或饱满，长 3~6mm，宽 3~5mm。表面黄色或黄棕色，种脐长圆形。

5. 崖州野百合 同科植物崖洲野百合的干燥种子。呈三角状肾形，两端饱满，长 2.5~3.5mm，宽 2~2.5mm。表面紫黑色，种脐类圆形。

6. 合萌 同科植物合萌的干燥成熟种子。呈肾形或长椭圆形，长 3~3.5mm，宽 2~2.5mm。表面棕黑色或黑色，种脐长圆形。

## 山楂

**【别名】**北山楂、东山楂、山楂片。

**【来源】**本品为蔷薇科植物山里红或山楂的干燥成熟果实。

**【产地】**主产于河南、河北、山东、山西、辽宁等地。山东青州产品片薄、粉白色、皮红肉厚，质量为佳。山东沂水、临朐及河南林县的产量最大，品质亦佳。除部分药用外，大多作为副食、果品使用。

**【性状】**本品为圆形片，皱缩不平，直径 1~2.5cm，厚约 0.2~0.4cm。外皮红色，有皱纹，有灰白色小斑点，果肉深黄色至浅棕色。中部横切片有 5 粒浅黄色果核，但核多已脱落而中空，有的片上可见短而细的果柄或花萼残迹。气微清香，味酸、微甜。

**【鉴别要点】**山楂外表色红，有灰白色斑点，伪品（山楂伪品为其他果实切片）无白色斑点。果柄对侧呈直筒状凹洞，伪品呈微凹。正品果核浅黄，质地坚硬；伪品果核呈褐色，皮软，嚼之即破。

**【品质优劣】**以片大、肉厚、皮红、核少者为佳，一般种子不超过 20%。

## 山茱萸

**【别名】**山茱肉。

**【来源】**本品为山茱萸科植物山茱萸的干燥成熟果肉。

**【产地】**主产于浙江、河南、陕西、山西，山东也有少量出产。浙江产品个大、肉厚、色红，品质为优，为道地药材之一。河南的产量最大，特别是二郎坪镇、太平镇的产量甚丰，质量亦好，近年来培育的"大红袍""石滚枣""珍珠红"品质最佳。

**【性状】**本品呈不规则片状或囊状，长 1~1.5cm，宽 0.5~1cm。表面紫红色或紫黑色，皱缩，有光泽。顶端有的有圆形萼痕，基部有果梗痕。质柔软。气微，味酸、涩、微苦。

**【鉴别要点】**山茱萸展开外皮，内层有数条突起的纵向脉纹，相应的果核上也有几条纵沟，这是山茱萸与伪品的主要鉴别点。山茱萸味酸、涩、微苦，伪品不具备。伪品有滇刺枣、雕核樱、山荆子、山楂、黄栌木、细叶小檗、陕西荚蒾、酸枣、山葡萄、葡萄等的果皮、果实。山茱萸掺白矾增重，表面有明显白霜状物，味涩。

【品质优劣】以身干、无核、肉肥厚、色红润者为佳。普遍认为果核有滑精作用，本品含果梗、果核不能超过 3%。

## 丝瓜络

【别名】丝瓜筋、丝瓜网、瓜络。

【来源】本品为葫芦科植物丝瓜的干燥成熟果实的维管束。

【产地】全国大部分地区均有栽培。主产于江苏南通、苏州、启东，浙江慈溪、海宁、余姚等地。以江苏、浙江的产量大，质量最佳。

【性状】本品为丝状维管束交织而成，多呈长棱形或长圆筒形，略弯曲，长 30~70cm，直径 7~10cm。表面淡黄白色。体轻，质韧，有弹性，不易折断。横切面可见子房 3 室，呈空洞状。气微，味淡。

【鉴别要点】丝瓜络体轻，质韧，有弹性，不易折断，呈丝状维管束交织而成的网状。横切面有子房 3 室，呈空洞状。气微，味淡。另同科植物棱角丝瓜，全体有 10 条明显的纵向突出棱线，味苦，不是《中国药典》收录的正品。《湖南省中药材标准》（2009 年版）收载，正名为"广东丝瓜"；《广西省中药材标准》（1990 年版）收载，正名为"丝瓜络"。丝瓜络做鞋垫、洗碗巾等物品的边角料，经过漂白处理后，为不规则碎片，质硬扎手，有的有异味，不可药用。

【品质优劣】以身干、洁白、内无残留、质柔韧者为佳。

## 酸枣仁

【别名】枣仁。

【来源】本品为鼠李科植物酸枣的干燥成熟种子。

【产地】主产于河北、山西、山东、河南、内蒙古、陕西、甘肃等地。以河北邢台（旧称"顺德府"）的产量大、质量优，尤以内丘加工精细。"顺德枣仁"属驰名的道地药材。

【性状】本品呈扁圆形或扁椭圆形，长 5~9mm，宽 5~7mm，厚约 3mm。表面紫红色或紫褐色，平滑有光泽，有的有裂纹。一面较平坦，中间有 1 条隆起的纵线纹；另一面有凸起。一端凹陷，可见线性种脐；另一端有细小突起的合点。种皮较脆，胚乳白色，子叶 2，浅黄色，富油性。气微，味淡。

【鉴别要点】酸枣仁表面紫红色或紫褐色，平滑有光泽，其中一面的中间有 1 条隆起的细纵线纹。伪品理枣仁为滇刺枣的干燥成熟种子，外表颜色多棕色或黄棕色，表面有暗色斑点，两面都没有突起的棱线。

【品质优劣】以个大、饱满、外皮紫红色、无杂质者为佳。

## 葶苈子

【别名】甜葶苈、苦葶苈。

【来源】本品为十字花科植物独行菜或播娘蒿的干燥成熟种子。前者习称"北葶苈子"，后者习称"南葶苈子"。

【产地】多为野生品。播娘蒿主产于江苏、山东、安徽等地。独行菜主产于河北、辽宁、内蒙古等地。

【性状】

1. 北葶苈子　呈扁卵形，长 1~1.5mm，宽 0.5~1mm。表面棕色或红棕色，微有光泽，有纵沟 2 条，其中 1 条较明显。一端钝圆，另端尖而微凹，种脐位于凹入端。气微，味微辛辣，黏性较强。

2. 南葶苈子　呈长圆形略扁，长约 0.8~1.2mm，宽约 0.5mm。一端钝圆，另端微凹或较平。味微辛、苦，略带黏性。

【鉴别要点】葶苈子表面棕色，有纵沟两条。北葶苈子较尖的一端有小白点，南葶苈子较尖的一端钝圆。以南葶苈子多见，北葶苈子较少。

【品质优劣】以色棕红、粒完整、饱满者为佳。

## 菟丝子

【别名】禅真、豆寄生。

【来源】本品为旋花科植物南方菟丝子或菟丝子的干燥成熟种子。

【产地】主产于山东、河北、山西、陕西、江苏、辽宁、黑龙江、内蒙古。

【性状】本品呈类球形，直径 1~2mm。表面灰棕色或黄棕色，有细密突起的小点，一端有微凹的线性种脐。质坚实，不易以指甲压碎。气微，味淡。

【鉴别要点】菟丝子表面灰棕色或黄棕色，有细密突起的小点，一端有微凹的线性种脐。加水煮或热水浸泡，种皮破裂时可露出黄白色卷旋状的胚，形如吐丝。

【品质优劣】以颗粒饱满、无杂质者为佳。

## 乌梅

【别名】酸梅。

【来源】本品为蔷薇科植物梅的干燥近成熟果实。夏季果实近成熟时采收，低温烘干后闷至色变黑。

【产地】主产于浙江、四川、福建、广东，安徽、江苏、江西、贵州、湖南等地亦产。以浙江长兴产品质量最佳，习称"合溪梅"或"安吉梅"。以四川的产量最大，因其色红，又称"红梅"，但因个小，品质不及浙江产品。

【性状】本品呈类球形或扁球形，直径 1.5~3cm。表面乌黑色或棕黑色，皱缩不平，基部有圆形果梗痕。果核坚硬，椭圆形，棕黄色，表面有凹点。种子扁卵形，淡黄色。气微，味极酸。

【鉴别要点】乌梅的特征是特别黑。烟熏者有时候能将手染黑；闷黑者黑色深浅不一，不染手，多呈棕黑色。乌梅肉极酸，果核表面有多数凹点。过去伪品较多，多为山桃、桃、杏的幼果加工而成，果核表面无凹点，酸味不及乌梅，现已不多见。

【品质优劣】以个大、肉厚、外皮极黑、味极酸者为佳。

## 吴茱萸

【别名】吴萸。

【来源】本品为芸香科植物吴茱萸、石虎或疏毛吴茱萸的干燥近成熟果实。

【产地】吴茱萸主要分布在贵州、四川、云南、湖北、湖南、浙江、福建；石虎主要分布在贵州、四川、湖北、湖南、浙江、江西、广西；疏毛吴茱萸主要分布在贵州、江西、湖南、广东、广西。吴茱萸商品主产于贵州、重庆、湖北、云南、广东、广西、福建、浙江、安徽等地。以贵州、湖南产品量大、质优。过去多集散湖南常德，故有"常茱萸"之称，为"道地药材"。

【性状】本品呈球形或五角状扁形，直径 2~5mm。表面暗黄绿色至褐色，粗糙，有多数点状突起或凹下油点。顶端有五角星状的裂隙，基部残留被有黄色茸毛的果梗。质硬而脆，横切面可见子房 5 室，每室有淡黄色种子 1 粒。气芳香浓郁，味辛辣而苦。

【鉴别要点】吴茱萸顶端有五角状裂隙，气芳香浓郁，味辛辣而苦。提取过的残渣，无香气和苦辣味或味很淡。

【品质优劣】以饱满、色绿、香气浓郁、味辛辣而苦者为佳。

## 五味子

【别名】北五味子、辽五味子。

【来源】本品为木兰科植物五味子的干燥成熟果实。习称"北五味子"。

【产地】主产于黑龙江、辽宁、吉林，野生品与栽培品均有。

【性状】本品呈不规则的球形或扁球形，直径 5~8mm。表面红色、紫红色或暗红色，皱缩，显油润；有的表面呈黑红色或出现"白霜"。果肉柔软，种子 1~2 粒，肾形，棕黄色，有光泽，种皮薄而脆。果肉气微，味微酸；种子破碎后有香气，味辛、微苦。

【鉴别要点】五味子果肉微酸，直径 5~8mm，种子呈肾形，表面光滑。醋五味色黑，形如五味子，表面乌黑色，油滑，稍有光泽，有醋香气。南五味子也是《中国药典》收载品种，价格不及北五味子一半，常掺入北五味子中售卖。南五味子直径 4~6mm，果肉薄，果皮紧贴在种子上。南五味子的种子肾形不贴切，呈近圆形，表面有突起小点，不及北五味子的种子光滑。山西地区很少用南五味子。

【品质优劣】以色红粒大、肉厚、有油性者为佳。

## 夏枯草

【别名】麦夏枯、铁线夏枯。

【来源】本品为唇形科植物夏枯草的干燥果穗。

【产地】主产于江苏、安徽、浙江。此外，湖北、湖南、四川等地亦产。南京地区产品穗长、柄短、棕红色，质量较优。

【性状】本品呈圆柱形，略扁，长 1.5~8cm，直径 0.8~1.5cm。淡棕色至棕红色。全穗由数轮至 10 数轮宿萼与苞片组成，每轮有对生苞片 2 片，呈扇形，先端尖尾状，脉纹明显，外表面有白毛。每一苞片内有花 3 朵，花冠多已脱落，宿萼呈唇形，内有小坚果 4 枚，卵圆形，棕色，尖端有白色突起。体轻。气微，味淡。

【鉴别要点】夏枯草果穗由数轮至 10 数轮宿萼与苞片组成，下端有果柄，似鸡毛掸。

【品质优劣】以身干、穗粗长、红棕色、无梗者为佳。

香橼

【别名】枸橼。

【来源】本品为芸香科植物枸橼或香圆的干燥成熟果实。

【产地】

1. 枸橼　主产于云南、四川、重庆、广西等地。

2. 香圆　主产于浙江、江苏、福建、安徽、江西、湖北。

【性状】

1. 枸橼　呈圆形或长圆形片，直径 4~10cm，厚 0.2~0.5cm。横切片外果皮黄色或黄绿色，边缘呈波状，散有凹入的油点。中果皮厚 1~3cm，黄白色或淡棕黄色，有不规则网状突起的维管束，瓤瓣 10~17 室。纵切片中心柱较粗壮。质柔韧。气清香，味微甜而苦、辛。

2. 香圆　呈球形，半球形或圆片，直径 4~7cm。表面黑绿色或黄棕色，密被凹陷的小油点及网状隆起的粗皱纹。顶端有花柱残痕及隆起的环圈，基部有果梗残基。质坚硬，剖面或横切面边缘油点明显。中果皮厚约 0.5cm，瓤囊 9~11 室，棕色或淡红棕色，间有黄白色种子。气香，味酸而苦。

【鉴别要点】枸橼近年不多见，呈圆形片，边缘呈波状；气清香，味微甜而苦辛。香圆多呈半球形，顶端最高处有隆起的环圈，习称"金钱环"。曾有用小个柚子切片冒充香圆，直径 6~9cm，厚 0.5~1cm；横向切片外果皮黄棕色或红棕色，有圆形油室；中果皮厚约 2cm，黄白色；瓤囊 15 室，红棕色，中心可见圆形中轴，直径约 1cm，黄白色；有类似陈皮之香气，味苦。

【品质优劣】枸橼片以色黄白、香气浓者为佳；香圆以个大、色黑绿者为佳。

益智

【别名】益智仁。

【来源】本品为姜科植物益智的干燥成熟果实。

【产地】主产于海南，广东湛江、肇庆、汕头，云南、福建等地亦产。

【性状】本品呈椭圆形，两端略尖，长 1.2~2cm，直径 1~1.3cm。表面棕色或灰棕色，有凹凸不平的突起棱线 13~20 条。顶端有花被残基，基部带残存的果梗。果皮薄而稍韧，与种子紧贴，种子集结成团，中有隔膜将种子团分为 3 瓣，每瓣有种子 6~11 粒。种子呈不规则扁圆形，略有钝棱，直径约 3mm，表面灰褐色或灰黄色，外被淡棕色膜质的假种皮。质硬，胚乳白色。有特异香气，味辛、微苦。

【鉴别要点】益智表面有纵向断续突起的棱线，种子扁圆形，一面中央凹陷，略有钝棱，直径约 3mm，有特异香气。

【品质优劣】以身干、粒大、饱满、香气浓者为佳。

## 薏苡仁

【别名】薏米、薏仁米、苡米、苡仁。

【来源】本品为禾本科植物薏苡的干燥成熟种仁。

【产地】全国大部分地区均产。主产于浙江、福建、河北、辽宁、江苏等地。福建浦城产者名"浦薏米"；河北安国祁州产者称"祁薏米"；辽宁产者称"关薏米"，最为著名。

【性状】本品呈宽卵形或长椭圆形，长 4~8mm，宽 3~6mm。表面乳白色，光滑，偶有残存的黄褐色种皮；一端钝圆，另一端较宽且微凹，有 1 淡棕色种脐；背面圆凸，腹面有 1 条较宽而深的纵沟。质坚实，断面白色，粉性。气微，味微甜。

【鉴别要点】薏苡仁腹面有一条较宽而深的纵沟，约占直径的 1/3。薏苡仁常见伪品为同科属植物草珠子，形状与薏苡仁相似，但个大，宽高比例为宽略大于高，纵沟较宽、深，常掺入薏苡仁中，注意鉴别。

【品质优劣】以身干、粒大、饱满、色白、无破碎者为佳。

## 栀子

【别名】山栀子。

【来源】本品为茜草科植物栀子的干燥成熟果实。

【产地】主要分布于长江以南，各省均有野生品。现主要为栽培品，主产于湖南、四川、湖北、浙江、广西、贵州等地。

【性状】本品呈长卵圆形或椭圆形，长 1.5~3.5cm，直径 1~1.5cm。表面红黄色或红棕色，有 6 条翅状纵棱，棱间常有 1 条明显的纵脉纹，并有分枝。顶端残存萼片，基部稍尖，有残留果梗。果皮薄而脆，略有光泽；内表面色较浅，有光泽，有 2~3 条隆起的假隔膜。种子多数，扁卵圆形，集结成团，深红色或红黄色，表面密具细小疣状突起。气微，味微酸而苦。

焦栀子性状同栀子或为不规则的碎块。外表面焦褐色或焦黑色，内表面棕色，种子团棕色或棕褐色。

【鉴别要点】栀子表面有6条翅状纵棱，棱间有明显纵脉纹，有细小疣状突起；种子多数，扁卵圆形，深红色，味微酸而苦。栀子与伪品水栀子的鉴别：栀子长1.5~3.5cm，直径1~1.5cm，水栀子长3~5.5cm，直径1.5~2cm；栀子表面纵棱较低、直，水栀子纵棱较高、弯曲；栀子最宽处在中部，水栀子最宽处在上部靠近宿萼处。福建栽培的栀子性状与《中国药典》收录的有差异，个稍大、较长，纵棱稍高，与水栀子有别。

【品质优劣】以个小、皮薄、饱满、色红者为佳。

## 枳壳

【别名】江枳壳、川枳壳。

【来源】本品为芸香科植物酸橙及其栽培变种的干燥未成熟果实。

【产地】商品常以产地或品种差异划分，如四川产品皮细，青绿色，个大，肉厚，质坚，细腻，习称"川枳壳"；江西产品皮略粗，黑绿色，肉质亦厚，习称"江枳壳"；湖南产品皮棕褐色而粗，习称"湘枳壳"；产于江苏、浙江者品质与湘枳壳相似，习称"苏枳壳"。

【性状】本品呈半球形，直径3~5cm。外果皮棕褐色至褐色，有颗粒状突起，突起的顶端有凹点状油室；有明显的花柱残迹或果梗痕。切面中果皮黄白色，光滑而稍隆起，厚0.4~1.3cm，边缘散有1~2列油室，瓤囊7~12瓣，少数至15瓣，汁囊干缩呈棕色至棕褐色，内藏种子。质坚硬，不易折断。气清香，味苦、微酸。

【鉴别要点】枳壳直径3~5cm，外果皮褐色，有颗粒状突起，有凹点状油室；中果皮厚0.4~1.3cm；有类似橘子样香气。柑类未成熟果实中果皮小于0.4cm。柚类幼果中果皮厚，瓤囊很小，常冒充枳壳，注意鉴别。

【品质优劣】以色绿褐、肉厚、质坚、香气浓者为佳。

## 枳实

【别名】鹅枳实、鹅眼枳实、小枳实。

【来源】本品为芸香科植物酸橙及其栽培变种或甜橙的干燥幼果。

【产地】同枳壳。

【性状】本品呈半球形，少数为球形，直径0.5~2.5cm。外果皮黑绿色或暗棕绿色，有颗粒状突起和皱纹，有明显的花柱残迹或果梗痕。切面中果皮略隆起，厚

0.3~1.2cm，黄白色或黄褐色，边缘有 1~2 列油室，瓤囊棕褐色。质坚硬。气清香，味苦、微酸。

【鉴别要点】枳实呈半球形或球形，直径 0.5~2.5cm。外果皮黑绿色，有颗粒状突起和皱纹；中果皮厚 0.3~1.2cm，占直径 1/2 以上。有香气，味先苦后酸或苦中带酸。甜橙枳实外皮黑褐色，较平滑，有微小颗粒状突起，厚 3~5mm；味微甘、苦。伪品绿衣枳实、枸橘、青皮等柑橘属果实皮薄，瓤囊占直径 3/5，呈现"皮薄大馅"，需细心分辨。香圆幼果充枳实，顶端略呈"金钱环"；枸橘幼果充枳实，特征是表面密被茸毛。

【品质优劣】以果皮褐绿色、果肉厚且色白、瓤小、质坚实、香气浓者为佳。

## 紫苏子

【别名】苏子、红苏子。

【来源】本品为唇形科植物紫苏的干燥成熟果实。

【产地】全国大部分地区均产。主产于湖北、江苏、河南、浙江、河北等地。

【性状】本品呈卵圆形或类球形，直径约 1.5mm。表面灰棕色或灰褐色，有隆起的暗紫色网纹，基部稍尖，有灰白色点状果梗痕。果皮薄而脆，易压碎。种子黄白色，种皮膜质，子叶 2，类白色，有油性。压碎有香气，味微辛。

【鉴别要点】紫苏子呈类球形，表面有微隆起的暗紫色网纹。果皮薄而脆，易压碎，有油性。压碎有香气，味微辛。

【品质优劣】以粒饱满、色灰棕、油性足者为佳。

【伪品】同科植物小鱼仙草的果实常伪充紫苏子，比紫苏子个小，直径约 1mm，压碎无油性及香气。黄荆子与紫苏子外形、大小相似，前者无网状纹，无香气。

## 青果

【别名】橄榄。

【来源】本品为橄榄科植物橄榄的干燥成熟果实。

【产地】我国南方及西南各地多产，如广东、广西、福建、云南、四川等地。

【性状】本品呈纺锤形，两端钝尖，长 2.5~4cm，直径 1~1.5cm。表面棕黄色或黑褐色，有不规则皱纹。果肉灰棕色或棕褐色；果核梭形，暗红棕色，有纵棱，内分 3 室，各有种子 1 粒。质硬。气微，果肉味涩，久嚼微甜。

【鉴别要点】青果呈纺锤形，两端钝尖，表面有不规则的皱缩。果核梭形，断面 3 室，内有 3 粒种子。味涩，久嚼微甜。

【品质优劣】以色黑褐、果肉厚、味先涩后甜者为佳。

## 青葙子

【别名】野鸡冠花子，牛尾巴花子。

【来源】本品为苋科植物青葙的干燥成熟种子。

【产地】全国大部分地区均产。

【性状】本品呈扁圆形，少数呈圆肾形，直径 1~1.5mm。表面黑色或红黑色，光亮，中间微隆起，侧边微凹处有种脐。种皮薄而脆。气微，味淡。

【鉴别要点】青葙子直径 1~1.5mm，呈扁圆形，表面黑色、光亮。

【品质优劣】以粒饱满、色黑光亮者为佳。

# 第三节　茎木树脂类

## 桑枝

【别名】桑条。

【来源】本品为桑科植物桑的干燥嫩枝。

【产地】全国大部分地区均产，以南方养蚕区产量大。

【性状】本品呈长圆柱形，少有分枝，直径 0.5~1.5cm。表面灰黄色或黄褐色，有多数黄褐色点状皮孔及细纵纹，并有灰白色略呈半圆形的叶痕和黄棕色的腋芽。质坚韧，不易折断，断面纤维性。切片厚 0.2~0.5cm，皮部较薄，木部黄白色，射线呈放射状排列，髓部白色或黄白色。气微，味淡。

【鉴别要点】桑枝外皮纤维性，切片外皮易脱落，髓小，色白，味淡，直径 0.5~1.5cm。

【品质优劣】以质嫩、断面黄白色者为佳。

## 桑寄生

【别名】广寄生、桑上寄生。

【来源】本品为桑寄生科植物桑寄生的干燥带叶茎枝。

【产地】主产于广东三水、南海、顺德、中山，广西容县、苍梧。云南、贵州也产。

【性状】本品茎枝呈圆柱形，长 3~4cm，直径 0.2~1cm；表面红褐色或灰褐色，有细纵纹，并有多数细小突起的棕色皮孔，嫩枝有的可见棕褐色茸毛；质坚硬，断面不整齐，皮部红棕色，木部色较浅。叶多卷曲，具短柄；叶片展平后呈卵形或椭圆形，长 3~8cm，宽 2~5cm；表面黄褐色，幼叶被细茸毛，先端钝圆，基部圆形或宽楔形，全缘；革质。气微，味涩。

【鉴别要点】桑寄生茎枝表面红褐或灰褐色，有细纵纹，有多数突起的棕色皮孔，嫩枝上可见棕褐色茸毛。叶多碎片，黄褐色，幼叶被细茸毛。伪品茎表面较光滑，无明显突起皮孔，木部黄白色。

【品质优劣】以枝细嫩、色红褐、叶未脱落者为佳。

【伪品】

1. 扁枝槲寄生　为同科植物扁枝槲寄生的干燥带叶茎枝。茎枝扁平，具有 2~3 个叉状分枝，长 15~30cm。表面黄绿色或黄棕色，有明显纵条纹或皱纹。节膨大而扁，每节上部宽，下部渐尖，叶呈鳞片状突起。质软，不易折断。气微，味微苦。

2. 毛叶桑寄生　为同科植物毛叶桑寄生的干燥带叶茎枝。呈圆柱形，表面棕褐色，粗糙，密被麻点状的淡棕色皮孔，并有不规则的纵皱纹。叶常脱落，叶片呈椭圆形，叶背面密被绿色茸毛。质脆，易折断，断面木部黄白色。气微，味淡。

3. 北桑寄生　为同科植物北桑寄生的干燥带叶茎枝。茎常两歧分枝，紫棕色或黑色，被白色蜡被，多脱落，皮孔稀疏。叶对生，纸质，椭圆形或倒卵形，长 2.5~5cm，宽 1~2.5cm，先端钝圆，基部楔形，下延至叶柄。叶柄长 5~8mm，光滑无毛。穗状花序顶生，长约 4cm，直径约 8mm，果球形，橙黄色。

## 槲寄生

【别名】柳寄生。

【来源】本品为桑寄生科植物槲寄生的干燥带叶茎枝。

【产地】主产于河北、辽宁、吉林、安徽、河南、山西、内蒙古等地。

【性状】本品茎枝呈圆柱形，长约 30cm，直径 0.1~1cm，有 2~5 个叉状分枝。表面黄绿色、金黄色或黄棕色，有纵皱纹；节膨大，节上有分枝或枝痕；体轻，易折断，断面不平坦；皮部黄色，木部色较浅，射线呈放射状排列，髓部常偏向一边。叶对生于枝梢，易脱落，无柄；叶片呈长椭圆状披针形，长 2~7cm，宽 0.5~1.5cm。先端钝圆，基部楔形，全缘；表面黄绿色，有细皱纹，主脉 5 条，中间 3 条明显；革质。浆果球形，表面皱缩。气微，味微苦，嚼之有黏性。

【鉴别要点】槲寄生茎枝表面黄绿色、金黄色或黄棕色，茎髓大多不在中央，常偏向一侧；叶革质，有细皱纹，叶脉 5 条，其中 3 条明显，味微苦，嚼之有黏性。伪品扁枝槲寄生为同科同属植物，茎不圆，纵条纹明显，注意鉴别。

【品质优劣】以枝细嫩、色黄绿、叶未脱落、嚼之发黏者为佳。

## 皂角刺

【别名】皂刺、皂荚刺、皂针、天丁。

【来源】本品为豆科植物皂荚的干燥棘刺。

【产地】全国大部分地区有产。主产于山西、河北、河南、山东、江苏、湖北、广西等地。

【性状】本品为主刺及 1~2 次分枝的棘刺。主刺呈圆锥形，长 3~15cm 或更长，直径 0.3~1cm；分刺长 1~6cm，刺端锐尖。表面紫棕色或深褐色。体轻，质坚硬，不易折断。切片厚 0.1~0.3cm，常带有尖细的刺端；木部黄白色，髓部疏松，淡红棕色；质脆，易折断。气微，味淡。

【鉴别要点】皂角刺紫棕色或棕褐色，表面光滑有浅纵纹，切面髓部淡棕红色，较大，约占直径 2/3。伪品日本皂角刺，呈细长扁圆柱形，末端尖锐。劣质皂角刺混有较多皂角树枝。

【品质优劣】以身干、个整齐或净片、中心砂粉状、无杂质掺入者为佳。

## 鸡血藤

【别名】猪血藤，三叶鸡血藤。

【来源】本品为豆科植物密花豆的干燥藤茎。

【产地】主产于广东、广西、云南等地，进口商品主要来自越南等国。

【性状】本品为椭圆形、长矩圆形或不规则的斜切片，厚 0.3~1cm。栓皮灰棕色，有的可见灰白色斑，脱落处显红棕色。质坚硬，切面木部红棕色或棕色，导管孔多数；韧皮部有树脂状分泌物，呈红棕色至黑棕色，与木部相向排列呈 3~8 个偏心性半圆环；髓部偏向一侧。气微，味涩。

【鉴别要点】鸡血藤切面有 3~8 个偏心性半圆环，髓部偏向一侧。

【品质优劣】以树脂状分泌物多者为佳。

【伪品】

1. 山鸡血藤 为豆科植物山鸡血藤（丰城鸡血藤）的干燥藤茎。与鸡血藤的主要区别：呈圆柱形，直径 3~6cm，表面灰褐色或灰黑色，有纵纹及皮孔；切面皮部占直径的 1/7，皮部与木部向有一圆环，有红棕色或黑棕色的树脂状渗出物；木部宽广，黄白色或黄色，导管孔细，髓极小且位于中间；质坚硬；味微苦，涩。

2. 常春油麻藤 为豆科植物常春油麻藤的干燥藤茎。与鸡血藤的主要区别：呈圆柱形，直径 3~15cm；表面灰褐色，粗糙，有纵沟及横环纹或疣状突起的皮孔；斜切面有棕褐色的树脂状分泌物；木部浅黄或黄棕色，导管孔明显，两者相间排列形成数层同心环；质坚，体重；气微，味涩、甜。

3. 豆科 豆科植物被称作鸡血藤的有 10 多种，商品鸡血藤异物同名品种甚多，《中华人民共和国药典（2020 年版一部）》只收载密花豆一种为正品。伪品没有多层环，有的有多层环，但髓部在中央，不是髓部偏向一侧，不符合《中华人民共和国药典（2020 年版一部）》的要求。

## 苏木

【别名】苏枋。

【来源】本品为豆科植物苏木的干燥心材。多在秋季采伐，除去白色边材，干燥。

【产地】主产于云南、广西、广东、海南等地。20 世纪 40 年代前多为进口，主产于巴西、印度尼西亚、泰国、马来西亚等地。

【性状】本品呈长圆柱形或对剖半圆柱形，长 10~100cm，直径 3~12cm。表面黄红色至棕红色，有刀削痕，常见纵向裂痕。质坚硬，断面略显光泽，年轮明显，有的可见暗棕色、质松、带亮星的髓部。气微，味微涩。

【鉴别要点】苏木饮片为黄红色木条或片。投入热水中，立刻溶出粉红色色素，将水染成粉红色，再加两滴酸液（硫酸或醋酸），水液变成黄色；再加少许碱液，水液又变回红色。

【品质优劣】以木材粗大、质坚、红黄色、无白边者为佳。其上部树枝心材色淡者为次品。

## 檀香

【别名】白檀香、老檀香。

【来源】本品为檀香科植物檀香树干的干燥心材。

【产地】因产地不同，有"老山檀""雪梨檀""新山檀"之分。老山檀主产于印度孟买；雪梨檀主产于澳大利亚悉尼；新山檀主产于印度尼西亚、马来西亚。中国台湾亦有栽培。

【性状】本品为长短不一的圆柱形木段，有的略弯曲，一般长约 1m，直径 10~30cm。外表灰黄色或黄褐色，光滑细腻，有的具疤节或纵裂痕。横截面呈棕黄色，显油性，棕色年轮明显或不明显，纵向劈开，其纹理顺直。质坚实，不易折断。气清香，燃烧时香气更浓；味微苦，嚼之微有辛辣感。

【鉴别要点】檀香横截面呈棕黄色，对光看油亮有光，伪品无光；有特异清香气，燃烧时香气更浓，伪品无香气。用其他木材喷香精作假，去掉外表则里面无香气。

【品质优劣】以色黄、质坚而密、油性大、香气浓郁者为佳。

【附注】进口檀香

1. 老山檀　多呈圆柱形或稍扁。表面淡黄色或黄棕色，香气浓烈。质优。

2. 雪梨檀　多呈棒状。表面黄白色，光滑，质细密坚实。香气较淡。

3. 新山檀　又称"西香"，多弯曲，直径 10~15cm。表面不光滑，黄色较重，并有疤节和裂痕。香气较淡，略带酸味。质次。

## 降香

【别名】紫降香、降真香。

【来源】本品为豆科植物降香檀树干和根的干燥心材。

【产地】主产于海南崖县、东方、白沙等地。东南亚各国以及伊朗均产，20 世纪 40 年代前多为进口。

【性状】本品呈类圆柱形或不规则块状。表面紫红色或红褐色，切面有致密的纹理。质硬，有油性。气微香，味微苦。

【鉴别要点】降香表面紫红色中带黑色条状，为深浅不同的纹理，火烧时有香气溢出并有油珠冒出。药用降香均为做家具及工艺品的下脚料，边材占比较大，质量差，应引起关注。

【品质优劣】以色紫红、质坚硬、不带外皮和白木、油润、香气浓者为佳。

# 沉香

【别名】落水沉香、海南沉香。

【来源】本品为瑞香科植物白木香含有树脂的木材。

【产地】国产沉香（白木香）主产于海南、广东、广西等地。进口沉香为瑞香科沉香含有树脂的木材，现仍有进口，但数量很小。《中国药典》收载的为国产沉香。

【性状】本品呈不规则块、片状或盔帽状，有的为小碎块。表面凹凸不平，有刀痕，偶有孔洞，可见黑褐色树脂与黄白色木部相间的斑纹，孔洞及凹窝表面多呈朽木状。质较坚实，断面刺状。气芳香，味苦。《中国药典》规定沉香的醇浸出物不得少于15%。

【鉴别要点】沉香表面凹凸不平，有刀痕和孔洞，可见黑褐色树脂与黄白色木部相间的斑纹。气芳香，味苦。假沉香都是不含树脂的木材加工而成。

【品质优劣】以色黑褐、质重、含油多、入水下沉、香气浓者为佳。

# 桂枝

【别名】柳桂。

【来源】本品为樟科植物肉桂的干燥嫩枝。

【产地】主产于广西、广东、云南等地。

【性状】本品呈长圆柱形，多分枝，长30~75cm，粗端直径0.3~1cm。表面红棕色至棕色，有纵棱线、细皱纹及小疙瘩状的叶痕、枝痕和芽痕，皮孔呈点状。质硬而脆，易折断。切片厚2~4mm，断面皮部红棕色，木部黄白色或浅黄棕色，髓部略呈方形。有特异香气，味甜、微辛，皮部味较浓。

【鉴别要点】桂枝断面皮层红棕色，中央髓部略呈红棕色的方形，木部黄白色，外皮易剥落，有肉桂香气，味甜而后辣。

【品质优劣】以枝嫩、皮红棕色、香气浓者为佳。

# 木通

【别名】山通草。

【来源】本品为木通科植物木通、三叶木通或白木通的干燥藤茎。

【产地】主产于山西、山东、江苏、江西、安徽、河南、湖北、广东、四川、贵州等地。

【性状】本品为圆柱形，常稍扭曲，长30~70cm，直径0.5~2cm。表面灰棕色至灰褐色，外皮粗糙而有许多不规则的裂纹或纵沟纹，有突起的皮孔。节部膨大或不明显，有侧枝断痕。体轻，质坚实，不易折断，断面不整齐，皮部较厚，黄棕色，可见淡黄色颗粒状小点；木部黄白色，射线呈放射状排列；髓小或有时中空，黄白色或黄棕色。气微，味微苦而涩。

【鉴别要点】木通表面灰棕色或灰褐色，外皮粗糙，断面皮部较厚且黄棕色，可见淡黄色颗粒状小点；木部黄白色，射线呈放射状排列；髓部小或有时中空，黄白色或黄棕色。味微苦而涩。

【品质优劣】以条匀、无黑心者为佳。

## 青风藤

【别名】清枫藤。

【来源】本品为防己科植物青藤或毛青藤的干燥藤茎。

【产地】主产于长江流域及以南各地。以湖北、江苏产品量大，质优。

【性状】本品呈长圆柱形，常微弯曲，长 20~70cm 或更长，直径 0.5~2cm。表面绿褐色至棕褐色，有的灰褐色，有细纵纹及皮孔。节部膨大，有分枝。体轻，质硬而脆，易折断，断面不平坦，灰黄色或淡灰棕色。皮部窄，木部射线呈放射状排列，髓部淡黄色或黄棕色。气微，味微苦。

【鉴别要点】青风藤横切面木部射线呈放射状排列，形似车轮。伪品比正品断面多了 1~3 个环圈。华防己断面有多层环纹（2~7 个圈），偏心性。

【品质优劣】以身干、条匀、外皮绿褐色者为佳。

## 海风藤

【别名】岩胡椒。

【来源】本品为胡椒科植物风藤的干燥藤茎。

【产地】主产于福建、浙江、广东等地。

【性状】本品呈扁圆柱形，微弯曲，长 15~60cm，直径 0.3~2cm。表面灰褐色或褐色，粗糙，有纵向棱纹及明显的节，节间长 3~12cm，节间膨大，上生不定根。体轻质脆，易折断，断面不整齐；皮部窄，木部宽，灰黄色，导管孔多数，射线灰白色，放射状排列，皮部与木部交界处常有裂隙，中心有灰褐色的髓。气香，味微苦、辛。

【鉴别要点】海风藤皮部突起小点（皮孔）明显，皮部与木部交界处常有裂隙，髓灰褐色，中心有异形维管束 6~13 个，切面异形维管束 18~33 个，有胡椒味。

**【品质优劣】**以无叶、香气浓者为佳。

**【伪品】**山蒟 为同科植物山蒟的干燥藤茎。藤茎扁圆柱形，细茎圆柱形，直径较小，为 0.1~0.4cm。表面皮孔稀疏，点状突起不明显，节间长 4~10cm，节部稍膨大，节上有明显环形脱棱状脊。体轻质脆，易折断，断面不整齐；皮部窄，木部黄色，导管孔多数，射线灰白色，放射状排列，皮部与木部交界处常有裂隙，中心有灰褐色的髓。气香，味辛。

## 通草

**【别名】**通脱木、白通草。

**【来源】**本品为五加科植物通脱木的干燥茎髓。

**【产地】**主产于云南、贵州、四川、湖北、湖南、广西等地。

**【性状】**本品呈圆柱形，长 20~40cm，直径 1~2.5cm。表面灰白色或淡黄色，有浅纵沟纹。体轻质软，稍有弹性，易折断，显银白色光泽，中部有直径 0.3~1.5cm 的空心或半透明薄膜，纵剖面呈梯状排列，实心者少见。气微，味淡。

**【鉴别要点】**通草直径 1~2.5cm，有的中心有半透明薄膜，纵剖面呈梯状排列。伪品实心大通草为同科植物盘叶掌叶树的茎髓，主产于云南，贵州等地；表面黄白色，粗糙，质坚硬，断面实心，不能作通草用。

**【品质优劣】**以条粗、色洁白、有弹性者为佳。

**【附】**小通草 为旌节花科植物喜马山旌节花、中国旌节花或山茱萸科植物青荚叶的干燥茎髓。秋季割取茎，截成段，趁鲜取出茎髓，理直，晒干。旌节花的干燥茎髓呈圆柱形，长 30~50cm，直径 0.5~1cm；表面白色或淡黄色，无纹理；体轻质松软，捏之能变形，易折断，断面平坦，无空心，显银色光泽；水浸后有黏滑感；气微，味淡。青荚叶的干燥茎髓表面常有浅纵条纹，质较硬，捏之不易变形，水浸后无黏滑感。

## 钩藤

**【别名】**双钩藤、钩藤钩、钩钩藤、全钩藤、节钩藤。

**【来源】**本品为茜草科植物钩藤、大叶钩藤、毛钩藤、华钩藤或无柄果钩藤的干燥带钩的茎枝。

【性状】本品呈圆柱形或类方柱形，长 2~3cm，直径 0.2~0.5cm。表面红棕色至紫红色，有细纵纹，光滑无毛；有的黄绿色至灰褐色者可见白色点状皮孔，被黄褐色柔毛。多数枝节上对生两个向下弯曲的钩（不育花序梗）或仅一侧有钩，另一侧为突起的疤痕；钩略扁或椭圆，先端细尖，基部较阔；钩基部的枝上可见叶柄脱落后的窝点状痕迹和环状的托叶痕。质坚韧，断面黄棕色，皮部纤维性，髓部黄白色或中空。气微，味淡。

【鉴别要点】多数钩藤枝茎上有两个向下弯曲的钩，少数为一个钩，断面黄棕色。气微，味淡。

【品质优劣】均以茎细、带钩、质嫩、色紫红者为佳。

## 首乌藤

【别名】夜交藤。

【来源】本品为蓼科植物何首乌的干燥藤茎。

【产地】同何首乌。

【性状】本品呈长圆柱形，稍扭曲，有分枝，长短不一，直径 4~7mm。表面紫红色至紫褐色，粗糙，有扭曲的纵皱纹，节部膨大，有侧枝痕，外皮菲薄，可剥离。质脆，易折断，断面皮部紫红色，木部黄白色或淡棕色，导管孔明显，髓部疏松，类白色。气微，味微苦涩。

【鉴别要点】首乌藤外表有扭曲的纵皱纹，切面形成"花边"，皮部紫红色，木部黄白色或淡棕色，导管孔多数，髓部疏松，类白色。味微苦涩。入药以细为好，直径不超过 7mm。

【品质优劣】以身干、条匀、外皮紫褐色者为佳。

## 乳香

【别名】滴乳香。

【来源】索马里乳香为橄榄科植物卡氏乳香树及其同属近缘植物的油胶树脂；埃塞俄比亚乳香为橄榄科植物鲍达乳香树及其同属近缘植物的油胶树脂。每种又分为乳香珠和原乳香。

【产地】主产于索马里、埃塞俄比亚。此外，利比亚、苏丹、埃及、土耳其等国亦产。以索马里产者为优。

【性状】本品呈长卵圆形滴乳状、类圆形颗粒或黏合成大小不一的块状物，大者长达 2~5cm。表面黄白色，半透明，被有黄白色粉末，久存则变棕黄色或棕红色。常温时质脆，微热时可相互粘连，破碎面有玻璃样光泽。有特异香气，味微苦。嚼之初散成沙粒状，但无砂石感，继之软化成乳白色胶块。加水研磨，水呈乳白色乳状液；火烧之香气明显，冒黑烟。

【鉴别要点】乳香半透明，呈滴乳状、角质样，结块，表面高低不平，凸起的地方均呈半圆形，摸之没有扎手感。乳香中常带有泥沙、树片等杂质。

【品质优劣】以色淡黄、半透明、无沙石或树皮等杂质、粉末黏手、气芳香者为佳。

## 没药

【别名】明没药。

【来源】没药分天然没药和胶质没药。天然没药为橄榄科植物没药树的油胶树脂，胶质没药为橄榄科植物爱伦堡没药树的油胶树脂。

【产地】主产于索马里、埃塞俄比亚、也门、印度等地，以索马里产品质量最佳。

【性状】

1. 天然没药　呈不规则颗粒状团块，大者直径约 6cm。表面黄棕色或红棕色，近半透明，部分呈棕黑色，附有黄色粉尘状物质。质坚而脆，破碎面不整齐。香气特异，味苦、微辛。

2. 胶质没药　呈不规则块状，大小不一。表面深棕色，不透明。质坚实或疏松，破碎面不整齐，有油样光泽。香气特异，味苦而有黏性。

【鉴别要点】天然没药呈不规则颗粒状团块；胶质没药呈不规则块状或颗粒，表面凸起处不圆甚至呈尖刺状。天然没药与水共研呈棕黄色乳状液，胶质没药呈类白色乳状液。

【品质优劣】以块大、棕红色、半透明、微黏手、无杂质、气味浓者为佳。一般认为天然没药优于胶质没药。

## 血竭

【别名】麒麟竭、血竭花。

【来源】本品为棕榈科植物麒麟竭的果实渗出的树脂经加工制成。

【产地】主产于印度尼西亚的加里曼丹、苏门答腊及马来西亚等地。

【性状】本品呈类圆四方形或方砖形。表面暗红，有光泽，附有因摩擦而成的红粉。质硬而脆，破碎面红色，研粉为砖红色。气微，味淡、涩，嚼之黏牙。在水中不溶，在热水中软化。

【鉴别要点】进口血竭分原装血竭和加工血竭。目前所用都是加工血竭，为原装血竭中加入辅料（过去加松香，后多为达玛树脂，现多加原白马树脂）加工而成。

1.原装血竭　本品呈扁圆形、圆形或不规则块状，大小不一，轻重不一。表面铁黑色，断面有光泽或无光泽而粗糙，破碎面黑红色，研磨成粉末呈血红色。

2.加工血竭　取本品粉末置于白纸上，用火隔纸烧之，即熔化，无扩散油迹。对光视之，呈鲜红色，无残渣，无松香气。遇热变软，但不溶于水，可溶于乙醇。

【品质优劣】以表面黑似铁、研粉红如血、火烧呛鼻者为佳。

【附】龙血竭　为百合科植物剑叶龙血树的含脂木材经提取得到的树脂。为不规则块状，表面红棕色至黑棕色，有光泽，有的附有少量红棕色粉末。质脆，有空隙。气特异，微有清香，味淡、微涩，嚼之有炭粒感并黏齿。在甲醇、乙醇或稀碱溶液中溶解，在水、乙醚和稀酸溶液中不溶。

# 第四节　皮类

## 杜仲

【别名】丝棉皮（四川）、丝连皮（甘肃）、棉树皮（河南）。

【来源】本品为杜仲科植物杜仲的干燥树皮。

【产地】主产于四川、陕西、湖北、河南、甘肃、贵州、云南等地。

【性状】本品呈板片状或两边稍向内卷，大小不一，厚3~7mm。外表面淡棕色或灰褐色，有明显的皱纹或纵裂槽纹，有的树皮较薄，未去粗皮，可见明显的皮孔；内表面暗紫色，光滑。质脆，易折断，断面有细密、银白色、富弹性的橡胶丝相连。气微，味微苦。

【鉴别要点】杜仲折断时可拉出细密的白胶丝。

【品质优劣】以身干、皮厚、无粗皮、断面白丝多、内表面暗紫色者为佳。

【附】伪品常见夹竹桃科植物红杜仲藤、杜仲藤及卫矛科植物疏花卫矛的树皮，折断时也有白色橡胶丝，但橡胶丝较少，弹性差，拉之即断。

## 黄柏　附：关黄柏

【别名】川黄柏、黄檗。

【来源】本品为芸香科植物黄皮树的干燥树皮。习称"川黄柏"。

【产地】主产于重庆、四川、贵州、湖北、陕西等地。

【性状】本品呈板片状或浅槽状，长宽不一，厚1~6mm。外表面黄褐色或黄棕色，平坦或有纵沟纹，有的可见皮孔痕及残存的灰褐色粗皮；内表面暗黄色或淡棕色，有细密的纵棱纹。体轻，质硬，断面纤维性，呈裂片状分层，深黄色。气微，味极苦，嚼之有黏性。

【鉴别要点】川黄柏深黄色，关黄柏断面鲜黄色或黄绿色。外表面：川黄柏黄褐色或黄棕色；关黄柏黄绿色或淡黄棕色。内表面：川黄柏暗黄色或淡棕色，有细密的纵棱纹；关黄柏黄色或黄棕色，不显纵棱纹。二者在性状上的主要区别在于颜色深浅，即川黄柏色深，关黄柏色浅。

【品质优劣】以皮厚、断面深黄、无栓皮者为佳。

【附注】关黄柏　为芸香科植物黄檗的干燥树皮。呈板片状或浅槽状，长宽不一，厚2~4mm。外表面黄绿色或淡黄棕色，较平坦，有不规则的纵裂纹，皮孔痕小而少见，偶有灰白色的粗皮残留；内表面黄色或黄棕色。体轻，质较硬，断面纤维性，有的呈裂片状分层，鲜黄色或黄绿色。气微，味极苦，嚼之有黏性。

## 肉桂

【别名】紫油桂、桂心。

【来源】本品为樟科植物肉桂的干燥树皮。

【产地】原产于越南，现主产于我国广西、广东等地。广西栽培历史悠久，产量占全国的90%。商品分为国产肉桂与进口肉桂两种。进口肉桂过去规格较多，现在只分为高山肉桂和低山肉桂。高山肉桂多为野生品，低山肉桂多为栽培品。

【性状】本品呈槽状或卷筒状，长30~40cm，宽的直径3~10cm，厚0.2~0.8cm。外表面灰棕色，稍粗糙，有不规则的细皱纹及横向突起的皮孔，有的可见灰白色的斑纹；内表面红棕色，略平坦，有细皱纹，划之显油痕。外层棕色而较粗糙，内层红棕色而油润，两层间有一条黄棕色的线纹。质硬而脆，易折断，断面不平坦。香气浓烈，味甜、辣。

【鉴别要点】肉桂有浓烈而特异的香气。口尝先甜如糖，而后微辣似辣椒，再嚼之为甜辣混合味，断面两层中间有一条黄棕色的线纹。

一般加工企边桂、板桂、油桂树龄需 10~20 年，官桂需 6~7 年，桂通只需 5~6 年，再根据干皮和枝皮加工成不同规格的商品。低山肉桂外表粗糙，皮薄体较轻，断面石细胞环带明显，内表面略粗，含挥发油较少；香气差，甜味淡，辛味较浓。高山肉桂外表面较细致，皮厚，体较重，断面石细胞环带不显著，内表面细致光滑，含挥发油多；香气浓，甜味浓，辛味淡。

【品质优劣】以皮厚、体重、表面细纹、含油量高、香气浓、味甜腻而微辛者为佳。

## 厚朴

【别名】川厚朴、川朴、紫朴、紫油厚朴。

【来源】本品为木兰科植物厚朴或凹叶厚朴（也称芦山厚朴）的干皮、根皮或枝皮。

【产地】根据来源和产地不同，商品分为"川厚朴"和"温厚朴"两大类。川厚朴（原植物为厚朴）主产于重庆、四川、湖北、贵州、湖南以及陕西、广西等地，以湖北恩施产品的量较大，质量佳，称为道地药材。温厚朴主产于浙江、福建、安徽等地，以浙江温州的八都镇、大门店产品的质量最佳，且产量也大。

【性状】

1. 干皮　呈卷筒状或双卷筒状，长 30~35cm，厚 0.2~0.7cm，习称"筒朴"；近根部的干皮一端开口如喇叭状，长 13~25cm，厚 0.3~0.8cm，习称"靴筒朴"。外表面灰棕色或灰褐色，粗糙，有时呈鳞片状，较易剥落，有明显椭圆形皮孔或纵皱纹，刮去粗皮显黄棕色。内表面紫棕色或深紫褐色，较平滑，有细密纵纹，划之显油痕。质坚硬，不易折断，断面颗粒性，外层灰棕色，内层紫褐色或灰色，有油性，有的可见多数小亮星。气香，味辛辣、微苦。

2. 根皮（根朴）　呈筒状或不规则块状；有的弯曲似鸡肠，习称"鸡肠朴"。质硬，较易折断，断面纤维性。

3. 枝皮（枝朴）　呈单筒状，长 10~20cm，厚 0.1~0.2cm。质脆，易折断，断面纤维性。

【鉴别要点】厚朴外表面密布椭圆形且中间有裂隙的皮孔，饮片也能看到。断面外层显颗粒状，内层纤维状，有特异香气，味辛辣。川厚朴主要供出口，平时很难见到，我从事中药工作50多年，只在1989年从四川省外贸库给山西省中医院购进过一批川厚朴，此后再也没见到过川厚朴。川厚朴与温厚朴的区别如下。

1. 川厚朴　外表面黄棕色，有细密纵纹；内表面紫棕色至棕色，平滑，划之显油痕。断面外侧黄棕色，内侧紫棕色，显油润，纤维少。气香。

2. 温厚朴　外表面灰棕色或灰褐色，有纵皱纹；内面深紫色或紫棕色，平滑。质坚硬，断面外侧灰棕色颗粒状，内侧紫棕色，纤维状。气香，味苦、辛。

【伪品】断面没有颗粒状，全为纤维性，味较苦或持续辣。除了木兰科同属不同种的植物皮外，还有胡桃科、大戟科、樟科、杜鹃科、五加科、蔷薇科植物的树皮多达30种以上。其中较常见的木兰科植物掺伪品有凹叶木兰、圆叶木兰、山玉兰、望春木兰、玉兰、四川木莲、红花木莲的树皮，其形状与厚朴有原则上的区别，注意鉴别。

## 苦楝皮

【别名】楝枣子。

【来源】本品为楝科植物川楝或楝的干燥树皮及根皮。

【产地】主产于四川、湖北、安徽、江苏、河南、贵州、甘肃等地。

【性状】本品呈不规则板片状、槽状或半卷筒状，长宽不一，厚2~6mm。外表面灰棕色或灰褐色，粗糙，有交织的纵皱纹及点状灰棕色皮孔，除去粗皮者为淡黄色；内表面类白色或淡黄色。质韧，不易折断，断面纤维性，呈层片状，易剥离。气微，味苦。

【鉴别要点】苦楝皮饮片用手折叠揉搓，可分为多层薄片，层层黄白相间，每层黄片上有极细的网眼。

【品质优劣】以身干、皮厚、条大、无粗皮者为佳。

## 合欢皮

【别名】夜合欢皮。

【来源】本品为豆科植物合欢的干燥树皮。

【产地】全国大部分地区均产，主产于湖北、江苏、浙江、安徽等地。

【性状】本品呈卷曲筒状，长 40~80cm，厚 0.1~0.3cm。外表面灰棕色或灰褐色，稍有纵皱纹，有的呈浅裂纹，密生明显的棕色或棕红色椭圆形横向皮孔；偶有突起的横纹或较大的圆形枝痕，常附有地衣斑。内表面淡黄棕色或黄白色，平滑，有细密纵纹。质硬而脆，易折断，断面淡黄棕色或黄白色，呈纤维性片状。气微香，味微涩，稍刺舌，而后喉头有不适感。

【鉴别要点】合欢皮外表面灰棕色或灰褐色，密生棕红色的椭圆形皮孔，内表面淡黄棕色或黄白色，平滑，有细密纵纹。将合欢皮切面沾水，可分成深浅两部分，内层色深，占大部分；靠外皮一层色浅，深浅交界处呈不规则锯齿状。

【品质优劣】以身干、皮细、无栓皮、皮孔明显者为佳。

【附】山合欢皮　有的地区尚用同科植物山合欢的干燥树皮充当合欢皮使用。外表面灰褐色、棕褐色或灰黑色相间，较薄的树皮上可见棕色或棕黑色纵棱线。老树皮粗糙，常见纵向开裂；嫩树枝上有纵向或横长的棕色皮孔。内表面黄白色，有细纵纹。质硬，易折断，断面纤维状。气微，味淡，稍有辣舌感。

## 秦皮

【别名】秦白皮、苦枥皮、腊树皮。

【来源】本品为木樨科植物苦枥白蜡树、白蜡树、尖叶白蜡树或宿柱白蜡树的干燥枝皮或干皮。

【产地】苦枥白蜡树、宿柱白蜡树主产于辽宁、吉林，尖叶白蜡树主产于陕西，白蜡树主产于四川。

【性状】

1.枝皮　呈卷筒状或槽状，长 10~60cm，厚 1.5~3mm。外表皮灰白色、灰棕色至黑棕色或相间呈斑状，平坦或稍粗糙，并有灰白色圆点状皮孔及细斜皱纹，有的具有分枝痕。内表面黄白色或棕色，平滑。质硬而脆，断面黄白色，呈纤维性。气微，味苦。

2.干皮　为长条状块片，厚 3~6mm。外表面灰棕色，有龟裂状沟纹及红棕色圆形或横长的皮孔。质坚硬，断面纤维性较强。

【鉴别要点】秦皮干皮切面呈分层状，可见多数突起小点。取秦皮饮片加热水浸泡，浸出液在日光下可见碧蓝色荧光。

【品质优劣】以条长呈筒状、外皮薄而光滑、味苦浓者为佳。

# 牡丹皮

**【别名】**丹皮、粉丹皮。

**【来源】**本品为毛茛科植物牡丹的干燥根皮。

**【产地】**家种牡丹皮主产于安徽，其中铜陵产品的质量较优，南陵产品的质量亦优，均为道地药材。四川、重庆、湖南都是历史上牡丹皮的主要产地，产于安徽铜陵者称"凤凰丹"，产于重庆、四川者称"川丹皮"，产于湖南者称"湖丹皮"。20世纪40年代以后牡丹皮发展很快，如安徽亳州、山东菏泽、河南洛阳、陕西商洛及山西、浙江等地均有栽培。

**【性状】**本品呈筒状或半筒状，有纵剖开的裂缝，略向内卷曲或张开，长5~10cm，直径0.5~1.2cm，厚0.1~0.4cm。外表面灰褐色或黄褐色，有多数横长皮孔样突起及细根痕，栓皮脱落处为粉红色。内表面淡灰黄色或浅棕色，有明显细纵纹，常见发亮的结晶。质硬而脆，易折断，断面较平坦，淡粉红色，呈粉性。气芳香，味微苦而涩。

**【鉴别要点】**牡丹皮刮去外皮者称"刮丹皮"，不去外皮者称"连丹皮"，断面淡粉红色，呈粉性，内表面有发亮的结晶。气芳香，香气越浓越好。

**【品质优劣】**以条粗、皮厚、断面淡粉红色、粉性足、气香浓者为佳。

# 白鲜皮

**【别名】**八股中、山牡丹。

**【来源】**本品为芸香科植物白鲜的干燥根皮。

**【产地】**全国大部分地区均产。

**【性状】**本品呈卷筒状，长5~15cm，直径1~2cm，厚0.2~0.5cm。外表面灰白色或淡灰黄色，有细纵皱纹及细根痕，常有突起的颗粒状小点。内表面类白色，有细纵纹。质脆，折断时有粉尘飞扬，断面不平坦，略呈层片状，剥去外皮，迎光可见闪烁的小亮点。有羊膻气，味微苦。

**【鉴别要点】**白鲜皮外表面灰白色，有多数突起的颗粒性小点，断面略呈层片状，剥去外皮，迎光可见闪烁的小亮点。有羊膻气，味微苦。

**【品质优劣】**以身干、条大、肉厚、色灰白、断面分层、无木心者为佳。

# 五加皮

**【别名】**南五加皮。

【来源】本品为五加科植物细柱五加的干燥根皮。

【产地】主产于河南、湖北、湖南、浙江、四川等地。

【性状】本品呈不规则卷筒状，长5~15cm，直径0.4~1.4cm，厚0.2cm。外表面灰褐色或灰棕色，有扭曲的纵皱纹及横长皮孔样斑痕。内表面淡黄色或灰黄色，有细纵纹。体轻，质脆，易折断，断面不整齐，灰白色。气微香，味微辣而苦。

【鉴别要点】五加皮外表灰褐色或灰棕色，可见明显的横长皮孔样斑痕；内表面淡黄色或灰黄色；切面灰白色，可见多数小点（横切面）或短线（斜切面），断续排列成数圈环纹。将饮片互相摩擦几下可嗅到化妆品香味。

【品质优劣】以根皮厚、整齐、淡黄棕色、气香、无木心者为佳。

## 香加皮

【别名】北五加皮。

【来源】本品为罗摩科植物杠柳的干燥根皮。

【产地】主产于山西、河北、河南等地。

【性状】本品呈卷筒状或槽状，少数呈不规则块片状，长3~10cm，直径1~2cm，厚0.2~0.4cm。外表面灰棕色或黄棕色，栓皮松软，常成鳞片状，易剥落。内表面淡黄色或黄棕色，较平滑，有细纵纹。体轻，质脆，易折断，断面不整齐，黄白色。有特异香气，味苦。

【鉴别要点】香加皮有明显的特异香气，类似苦杏仁气，味极苦，后有刺激感。外表栓皮松软呈鳞片状，易剥落。

【品质优劣】以皮厚、灰棕色、香味浓厚、无杂质者为佳。

## 地骨皮

【别名】枸杞根皮。

【来源】本品为茄科植物枸杞或宁夏枸杞的干燥根皮。

【产地】全国大部分地区均产。

【性状】本品呈卷筒状或槽状，长3~10cm，宽0.5~1.5cm，厚0.1~0.3cm。外表面灰黄色或棕黄色，粗糙，有不规则纵裂纹，易成鳞片状剥落。内表面黄白色或灰黄色，较平坦，有细纵纹。体轻，质脆，易折断，断面不平坦，外层黄棕色，内层灰白色。气微，味微甘而后苦。

【鉴别要点】地骨皮的特点："糟皮白里甜不香"，即外皮疏松，易成鳞片状剥落，内表面黄白色，味微甘而后苦，无香气。地骨皮伪品较多，如鹅绒藤皮、黄素馨皮（茎皮）、杠柳皮（香加皮）、大青皮、黑果枸杞皮、川桐皮、宁夏枸杞茎皮等，都与地骨皮性状有所不同。宁夏枸杞茎皮多弯曲，有粗纵纹，可见皮孔，质较韧。

【品质优劣】以块大、肉厚、无木心者为佳。

# 第五节　叶类

## 枇杷叶

【别名】杷叶。

【来源】本品为蔷薇科植物枇杷的干燥叶。

【产地】多来源于栽培品，广泛栽培于华东、华中、华南地区，主产于广东、福建、浙江、江苏等地。产于广东、福建者叶片大且厚，绒毛少，称为"广杷叶"，质优；产于江苏、浙江者叶片小且薄，绒毛多，称为"苏杷叶"，质稍次。

【性状】本品呈长圆形或倒卵形，长 12~30cm，宽 4~9cm。先端尖，基部楔形，边缘有疏锯齿，近基部全缘。上表面灰绿色或黄棕色或红棕色，较光滑；下表面密被黄色绒毛，主脉于下表面显著突起，侧脉羽状。叶柄极短，被深褐色绒毛，革质而脆，易折断。气微，味微苦。

【鉴别要点】枇杷叶革质，上表面光滑无毛，下表面密被黄色绒毛，主脉显著突起，侧脉羽状，边缘有疏锯齿。

【品质优劣】以身干、叶大、色灰绿或红棕色、不破碎者为佳。

## 桑叶

【别名】霜桑叶，冬桑叶。

【来源】本品为桑科植物桑的干燥叶。初霜后采收，除去杂质，晒干。

【产地】全国大部分地区均产，以南方养蚕区的产量较大。

【性状】本品多皱缩、破碎，完整者有柄，叶片展平后呈卵形或宽卵形，长 8~15cm，宽 7~13cm。先端渐尖，基部楔形、圆形或心形，边缘有锯齿或钝锯齿，有的不规则分裂。上表面浅黄绿色或浅黄棕色，有的有小疣状突起；下表面颜色稍浅，叶脉突出，小脉网状，脉上被疏毛，脉基有簇毛。质脆。气微，味淡、微苦涩。

【鉴别要点】桑叶要求在初霜后采收，叶多变黄，叶背面由小叶脉围成的小块大小近等。桑叶味淡，黄绿或浅黄棕色，未经霜者为青绿色，不符合《中国药典》要求，不可药用。

【品质优劣】以叶大、色黄绿者为佳。

## 银杏叶

【别名】白果树叶。

【来源】本品为银杏科银杏的干燥叶。秋季叶尚绿时采收，及时干燥。

【产地】全国各地均产。

【性状】本品多为皱缩或破碎，完整者呈扇形，长3~12cm，宽5~15cm。表面黄绿色或浅黄棕色，上缘呈不规则波状弯曲，有的中间凹入，深者可达叶长的4/5。有二叉状平行叶脉，细而密，光滑无毛，易纵向撕裂。叶基楔形，叶柄长2~8cm。体轻。气微，味微苦。

【鉴别要点】银杏叶呈扇形，绿色或黄色，上缘呈不规则波状弯曲，中间有凹入。

【品质优劣】以身干、色黄绿、完整者为佳。

## 紫苏叶

【别名】苏叶。

【来源】本品为唇形科植物紫苏的干燥叶或带叶嫩枝。夏季枝叶茂盛时采收，除去杂质，晒干。

【产地】主产于江苏、浙江、河北等地，以河北安国栽培品的质量最优。

【性状】本品叶片多皱缩卷曲、破碎，完整者展平后呈卵圆形，长4~11cm，宽2.5~9cm。先端长尖或急尖，基部圆形或宽楔形，边缘具圆锯齿。两面紫色或上表面绿色，下表面紫色，疏生灰白色毛，下表面有多数凹点状腺鳞。叶柄长2~7cm，紫色或紫绿色。带嫩枝者，枝的直径2~5mm，紫绿色，断面中部有髓。质脆。气清香，味微辛。

【鉴别要点】紫苏叶呈紫色，有特异香气。伪品白苏叶为同科属植物，具有紫苏叶特殊香气，但茎及叶片两面皆是绿色。

【品质优劣】以叶片上面绿、下面紫，香气浓者为佳。

## 大青叶

【别名】靛叶、大青。

【来源】本品为十字花科植物菘蓝的干燥叶。

【产地】同板蓝根。

【性状】本品多皱缩卷曲，有的破碎。完整叶片展平后呈长椭圆形或长圆状倒披针形，长 5~20cm，宽 2~6cm。上表面暗灰绿色，有的可见色较深稍突起的小点；先端钝，全缘或微波状，基部狭窄下延至叶柄呈翼状；叶柄长 4~10cm，淡棕黄色。质脆。气微，味微酸、苦、涩。

【鉴别要点】大青叶多为碎片，叶片多呈暗灰绿色，主脉明显色白，有一种干萝卜或干白菜叶气味。

【品质优劣】以身干、叶完整、色青黑者为佳。

## 淡竹叶

【别名】竹叶。

【来源】本品为禾本科植物淡竹叶的干燥茎叶。夏季未抽花穗前采割，晒干。

【产地】均来源于野生。主要分布在华东、华南、西南地区。主产于浙江、江苏、安徽、湖南、四川、湖北、广东、江西等地。浙江杭州产品的茎叶长、色绿，以无根"杭竹叶"为优；江苏产品的茎叶短，而且带根，名"苏竹叶"，质次。

【性状】本品长 25~75cm。茎呈圆柱形，有节，表面淡黄绿色，断面中空。叶鞘开裂；叶片披针形，有的皱缩弯曲，长 5~20cm，宽 1~3.5cm，表面浅绿色或黄绿色；叶脉平行，有横行小脉，形成长方形的网格，下面尤为明显。体轻，质柔韧。气微，味淡。

【鉴别要点】淡竹叶全草入药，名称竹叶，包括茎、叶。典型特征：叶脉平行，有横行小脉，形成长方形的网格，似砖墙面。苦竹叶叶脉平行，以资区别。此外，还有一种苦竹叶也是一种药材，其来源、形状及功效均与淡竹叶有差异，在处方中分别入药，不可相混。

【品质优劣】以身干、色绿、不带根者为佳。

## 苦竹叶

【别名】卷心竹叶，竹卷心。

【来源】本品为禾本科植物苦竹的干燥嫩叶。未长成叶片时呈卷状。

【产地】来源于南方各省。

【性状】本品多呈细长卷筒形，展开后叶片呈披针形，长 8~20cm，宽 1~2.8cm。先端尖锐，茎部圆形，叶柄长 6~10mm。上表面灰绿色，光滑；下表面粗糙有毛，边缘一侧有细锯齿，中间有一条较粗筋脉和平行细脉 8~16 条。质脆，有弹性。气微，味微苦。

【鉴别要点】苦竹叶与淡竹叶不同点主要为叶面只有平行筋脉而无横行筋脉，无长方形网格。味微苦，淡竹叶味淡。

【品质优劣】以身干、叶嫩、呈卷状者为佳。

## 艾叶

【别名】艾蒿、祁艾、青艾。

【来源】本品为菊科植物艾的干燥叶。夏季花未开时采摘，除去杂质，晒干。

【产地】全国大部分地区均产。主产于山东、安徽、湖北、河北、山西等地。

【性状】本品多皱缩、破碎，有短柄。完整叶片展平后呈卵状椭圆形，有羽状深裂，裂片呈椭圆状披针形，边缘有不规则的粗锯齿。上表面灰绿色或黄绿色，有稀疏的柔毛及腺点；下表面密生灰白色绒毛。质柔软。气清香，味苦。

【鉴别要点】家种艾叶片呈长卵圆形，边缘呈粗大不规则的锯齿状；野生艾叶的羽状深裂呈长条披针形。艾叶两面密被茸毛，叶柔软，可任意揉搓成团或条，可分可合，不易碎。

【品质优劣】以干燥、叶下表面灰白色且绒毛多、香气浓郁、无杂质者为佳。

## 番泻叶

【别名】泻叶、泡竹叶。

【来源】本品为豆科植物狭叶番泻或尖叶番泻的干燥小叶。狭叶番泻叶在开花前采收，阴干。尖叶番泻叶在果实成熟后采收，晒干。

【产地】

1. 狭叶番泻叶 主产于红海及东印度一带，现盛产于印度南端丁内未利地区，故又名"印度番泻叶"或"丁内未利番泻叶"。

2. 尖叶番泻叶 主产于埃及的尼罗河中上游地区，由亚历山大港输出，故又称"埃及番泻叶"或"亚历山大番泻叶"。现我国广东、海南、云南西双版纳等地均有栽培。

**【性状】**

1.狭叶番泻叶 呈长卵状或卵形披针形，长 1.5~5cm，宽 0.4~2cm。全缘，叶短急尖，叶基稍不对称，叶脉稍隆起。上表面黄绿色，下表面浅黄绿色，无毛或近无毛。革质。气微弱而特异，味微苦，稍有黏性。

2.尖叶番泻叶，呈长卵状披针形，略卷曲，长 1.5~4cm，宽 0.5~1cm。全缘，叶端短尖或微突，叶基不对称，两面均有细短茸毛。

**【鉴别要点】**番泻叶呈长卵形或卵状披针形，全缘，叶尖，叶基稍不对称。味微苦，稍有黏性。提取过的残渣质脆、没韧性，易碎，味淡。番泻叶对折，展开不断裂。

**【品质优劣】**以干燥、叶形狭尖、片大完整、色绿、果实少、无杂质者为佳。

**【伪品】**进口番泻叶中掺有耳叶番泻叶，耳叶番泻叶含蒽甙极微，不能供药用。耳叶番泻叶的特征：叶片呈椭圆形或倒卵形，长 1~2.5cm，全缘；叶短钝圆或微凹或有刺突，基部对称或不对称；上表面黄棕色，下表面灰绿色，主脉突出，两面均有较多的茸毛，主脉基部及小叶柄处茸毛多而密。气微，味微苦，稍有黏性。

## 石韦

**【来源】**本品为水龙骨科植物庐山石韦、石韦或有柄石韦的干燥叶。

**【产地】**全国大部分山区均产。主产于江苏、河南、浙江等地。

**【性状】**

1.庐山石韦 叶片皱缩，展平后呈披针形，长 10~25cm，宽 3~5cm。先端渐尖，基部耳状偏斜，全缘，边缘常向内卷曲。上表面黄绿色或灰绿色，散布有黑色圆形的小凹点；下表面密生红棕色的星状毛，有的侧脉间布满棕色圆点状的孢子囊群。叶柄有四棱，长 10~20cm，直径 1.5~3mm，略扭曲，有纵槽。叶片革质。气微，味微苦涩。

2.石韦 叶片披针形或长圆披针形，长 8~12cm，宽 1~3cm。基部楔形，对称。孢子囊群在侧脉间，排列紧密而整齐。叶柄长 5~10cm，直径约 1.5mm。

3.有柄石韦 叶片多卷曲成筒状，展平后呈长圆卵形，长 3~5cm，宽 1~2.5cm。基部楔形，对称。下表面侧脉不明显，布满孢子囊群。叶柄长 3~12cm，直径约 1mm。

**【鉴别要点】**《中华人民共和国药典（2005 年版）》规定石韦用带根茎及根的全草，

2010 年版开始规定用叶，目前饮片里都带有根茎及根杂质，不符合要求。石韦商品分为大叶石韦（庐山石韦）、小叶石韦（石韦、有柄石韦），叶下面都有星状毛，侧脉间布满孢子囊群。

【品质优劣】以身干、叶大、质厚、洁净者为佳。

# 第六节　花类

## 辛夷

【来源】本品为木兰科植物望春花、玉兰或武当玉兰的干燥花蕾。

【产地】望春花主产于河南南召县、嵩县、卢氏县，湖北南漳、巴东、五峰、鹤峰；陕西、甘肃也产。玉兰主产于安徽安庆、桐城，称"安春花"；此外，浙江淳安、江西也产。武当玉兰主要产于四川北川、江油，陕西留坝、安康等地。

【性状】

1.望春花　呈长卵形，似毛笔头，长 1.2~2.5cm，直径 0.8~1.5cm。基部常有短柄，长约 0.5cm，梗上有类白色点状皮孔。苞片 2~3 层，每层 2 片，两层苞片间有小鳞芽，苞片外面被黄白色或灰绿色茸毛，内表面类棕色，无毛。花被片 9，类棕色，其中外轮花被片 3，条形，约为内轮长的 1/4，呈萼片状；内两轮花被片 6，每轮 3，轮状排列。雄蕊和雌蕊多数，螺旋状排列。体轻，质脆。气芳香，味辛凉而稍苦。

2.玉兰　长 1.5~3cm，直径 1~1.5cm。基部枝梗较粗壮，皮孔浅棕色。苞片外表面密被灰白色或灰绿色茸毛，花被片 9，内外轮同型。

3.武当玉兰　长 2~4cm，直径 1~2cm。基部枝梗较粗壮，皮孔红棕色。苞片外表面密被淡黄色或淡黄绿色茸毛，有的最外层苞片茸毛已脱落而成黑褐色。花被片较多，内外轮无显著差异。

【鉴别要点】辛夷形似毛笔头。气芳香，味清凉。

【品质优劣】以花蕾未开放、色黄绿、无枝梗杂质者为佳。

## 金银花

【别名】忍冬、忍冬花、双花、二花、银花。

【来源】本品为忍冬科植物忍冬的干燥花蕾或带初开的花。

【**产地**】产于山东、河南的金银花均为栽培品。河南新密、荥阳、巩义、登封等地产品的质量最优，称为"密银花"或"南银花"，为著名的道地药材，但产量较少；山东费县、苍山、蒙阴、沂水、日照、邹县、滕州等地产品，质略逊，但产量大，为金银花的主要来源，称为"济银花"或"东银花"。近年，河北鹿县在平原上大面积栽种金银花，且产量大，现形成河南、山东、河北三大产区。

【**性状**】本品呈棒状，上粗下细，略弯曲，长 2~3cm，上部直径约 3mm，下部直径约 1.5mm。表面黄绿色或绿白色（储存久色深），密被短柔毛，偶见叶状苞片。花萼绿色，先端 5 裂，裂片有毛，长约 2mm。开放者花冠筒状，先端二唇形；雄蕊 5个，附于筒壁，黄色；雌蕊 1 个，子房无毛。气清香，味淡、微苦。

【**鉴别要点**】金银花表面密被短柔毛，呈棒状，上粗下细，形似鼓槌，黄白色或黄绿色。

【**品质优劣**】以花蕾长、饱满、不开放、色黄白、鲜艳、气清香、无枝叶者为佳。

## 山银花

【**来源**】本品为忍冬科植物灰毡毛忍冬、红腺忍冬、华南忍冬或黄褐毛忍冬的干燥花蕾或带初开的花。

【**产地**】华南广大地区有野生品，如广西、广东、湖南、四川等地。现已有引种栽培。

【**性状**】

1. 灰毡毛忍冬　呈棒状而稍弯曲，长 3~4.5cm，上部直径约 2mm，下部直径约 1mm。表面黄棕色至黄白色，总花梗集结成簇，开放者花冠裂片不及全长的 1/2。质稍硬，手捏之稍有弹性。气清香，味微苦。

2. 红腺忍冬　长 2.5~4.5cm，直径 0.8~2mm。表面黄白色至黄棕色，无毛或疏被毛，萼筒无毛，先端 5 裂，裂片呈长三角形，被毛。开放者花冠下唇反转，花柱无毛。

3. 华南忍冬　长 1.6~3.5cm，直径 0.5~2mm。萼筒和花冠密被灰白色毛，子房有毛。

4. 黄褐毛忍冬　长 1~3.4cm，直径 1.5~2mm。花冠表面淡黄棕色或黄棕色。

【**鉴别要点**】山银花灰毡毛忍冬和红腺忍冬都可长达 4.5cm（金银花 3cm），上部直径不超过 2mm，（金银花上部直径约 3mm），比金银花细长。华南忍冬、黄褐毛忍冬直径均不超过 2mm，长有 1cm，比金银花短；也有 3.5cm 者比金银花长，但都比金银花细。

【品质优劣】以花蕾长、花蕾饱满、不开放、色莹白鲜艳、气清香、无枝叶者为佳。

## 菊花

【别名】白菊花、甘菊花。

【来源】本品为菊科植物菊的干燥头状花序。每年9~11月花盛时分批采收，阴干、烘干、熏干或蒸后晒干。药材按产地和加工方法不同，分为"亳菊""滁菊""贡菊""杭菊"。有的品质专供药用，如亳菊、怀菊、川菊、祁菊，这些品种统称为"药菊"；有的品种多作饮品，少作药品，如杭菊、黄菊、贡菊、滁菊、德菊，这些品种主要是供茶叶行。

【产地】亳菊主产于安徽亳州、太和等地。怀菊主产于河南博爱、温县、沁阳、修武（为四大怀药之一）等地。川菊主产于四川中江、苍溪、南充等地。祁菊主产于河北安国、定州、深泽、博野、蠡县等地。杭菊主产于浙江桐乡、海宁、吴兴等地。黄菊主产于浙江海宁。贡菊（又称徽菊）主产于安徽歙县、休宁等地。滁菊主产于安徽滁州。德菊主产于浙江德清。以上后五种是以饮品为主、入药次之的菊花，其中以杭菊的产量最大，贡菊的质量最优。

【性状】

1. 亳菊　呈圆盘状或扇形，直径1.5~3cm，离散。总苞碟状，苞片3~4层，花托半球形。外围舌状花数层，直伸，不卷曲，类白色；边缘舌状花稍呈淡紫红色。管黄花多位于中央，黄色，顶端5齿裂。体轻，质柔润。气清香，味甘、微苦。

2. 怀菊　花大瓣长，肥厚。花为白色或黄白色，间有浅红色或浅红棕色。花心细小，浅红棕色。质松而柔软。气清香，味淡、微苦。

3. 川菊　同怀菊，但花朵瘦小，色较暗。

4. 杭菊　花呈压缩状，朵大瓣宽而疏，呈蝶形或扁球形，直径2.5~4cm。舌状花彼此粘连，黄白色；花心较大，黄色。气清香，味甘、微苦。

5. 祁菊　同亳菊，但为深黄色。

6. 贡菊　呈扁圆形，中厚边薄，花蒂绿色，直径1.5~2.5cm。舌状花白色，外斜，上部反折，边缘稍内卷缩。花心小，淡黄色。质柔软。气清香，味甘、微苦。特点为白花、绿蒂、黄心、气清香。

7. 滁菊　为不规则扁球形、球形，直径1.5~2.5cm。白色或灰白色，中心略呈黄色，舌状花瓣常向花心卷曲。香气浓，味甘、微苦。

8.德菊　同滁菊，但花朵小。

【鉴别要点】菊花有特异清香，花瓣松软，略有弹性，味甘，微苦。常用有亳菊，花形松散，有散瓣，直接晒干。杭菊分黄菊花和白菊花，蒸后干燥，呈饼状，常数朵黏结在一起。贡菊小火烘干，有"玉瓣金心翠蒂"的特点，即花瓣白、花心黄、蒂绿。怀菊花形较大，花瓣白色杂以淡红色、淡紫色。（花外层的长条形花叫舌状花，中央花心叫管状花。）

【品质优劣】各种菊花均以身干、花朵整齐、不散瓣、不变色、香气浓者为佳。

## 玫瑰花

【别名】红玫瑰、刺玫瑰。

【来源】本品为蔷薇科植物玫瑰的干燥花蕾。月季花花形与本品相似，但功能主治不同，应注意区别。

【产地】全国大部分地区有产，主产于山东平阴，甘肃永登，江苏无锡、江阴，浙江吴兴等地。其中，山东平阴生产玫瑰花的历史悠久，品质优异；甘肃永登生产的玫瑰花产量大，占全国总产量的 50% 以上。

【性状】本品略呈半球形或不规则团状，直径 0.4~1.5cm。残留在花梗上，被细柔毛，花托半球形，与花萼基部合生。萼片 5，披针形，黄绿色或棕黄色，被有细柔毛。花瓣多皱缩，展平后为宽卵形，呈覆瓦状排列，紫红色或黄棕色。雄蕊多数，黄褐色；花柱多数，柱头在花托口集成头状，略突出，短于雄蕊。体轻，质脆。气芳香浓郁，味微苦、涩。

【鉴别要点】玫瑰花花托半球形。平阴玫瑰的主流品种是丰花玫瑰，中国传统的玫瑰品种是苦水玫瑰（永登县苦水镇所产）。苦水玫瑰外形比平阴玫瑰小，苦水玫瑰花托表面有毛，而平阴玫瑰较为光滑。

【品质优劣】以身干、色紫红鲜艳、朵大、香气浓郁者为佳。

## 月季花

【别名】月月红、四季花。

【来源】本品为蔷薇科植物月季的干燥花蕾。

【产地】全国大部分地区均产。

【性状】本品呈类球形，直径 1.5~2.5cm。花托长圆形，萼片 5，暗绿色，先端尾尖。花瓣呈覆瓦状排列，有的散落，呈长圆形，紫红色或淡紫红色。雄蕊多数，黄色。体轻，质脆。气清香，味淡、微苦。

【鉴别要点】月季花花托长圆形，略似高脚酒杯。

【品质优劣】以身干、完整、色紫红、花苞未开放、气清香者为佳。

## 鸡冠花

【别名】鸡髻花、笔鸡冠。

【来源】本品来源于苋科植物鸡冠花的干燥花序。

【产地】全国大部分地区均产。

【性状】本品为穗状花序，多扁平而肥厚，呈鸡冠状，长 8~25cm，宽 5~20cm。上缘窄，有皱褶，密生线状鳞片。下端较窄，常残留扁平的茎。表面红色、紫红色或黄白色，中部以下密生多数小花，每花宿存的苞片及花被片均呈膜质。果实盖裂，种子呈扁圆状肾形，黑色，有光泽。体轻，质柔韧。气微，味淡。

【鉴别要点】鸡冠花多扁平肥厚，呈鸡冠状，有红、白两种，手搓就有黑亮的种子掉出，种子类似青葙子，不是正圆形，略呈肾形，常冒充青葙子。

【品质优劣】以朵大、色泽鲜艳者为佳。

## 款冬花

【别名】款冬、冬花、款花。

【来源】本品为菊科植物款冬的干燥花蕾。

【产地】主产于河南、山西、陕西、宁夏、内蒙古、甘肃等地。河南产品的量大，甘肃灵台、陕西榆林产品的质量最佳。栽培品主产于重庆、陕西、山西、甘肃等地。

【性状】本品呈长圆棒状，单生或 2~3 个基部相连，俗称"连三朵"，长 1~2.5cm，直径 0.5~1cm。上端较粗，下端渐细或带有短柄，外面被有多数鳞片状苞片。苞片外表面紫红色或淡红色，内表面密被絮状茸毛。体轻，撕开后可见白色茸毛。气香，味微苦而辛。

【鉴别要点】款冬花呈长圆棒状，常单生或 2~3 个基部相连，外面被有数个鳞片状苞片，内面被絮状茸毛。

【品质优劣】以身干、无土、朵大饱满、色泽鲜艳紫红、无花梗者为佳。

## 红花

【别名】草红花、南红花、红蓝花。

【来源】本品为菊科植物红花的干燥花。

【产地】产区甚广，一般以产区命名。"怀红花"主产于河南延津、封丘、原阳、卫辉、长垣等地。"川红花"主产于四川简阳、遂宁、南充、安岳等地。"杜红花"主产于浙江慈溪、余姚，江苏如皋等地。"云红花"主产于云南巍山、凤庆等地。"新疆红花"主产于新疆昌吉、吉木萨尔、莎车、奇台、呼图壁、霍城、库车、裕民、塔城等地。

【性状】本品为不带子房的管状花，长 1~2cm。表面红黄色或红色，花冠筒细长，先端 5 裂，裂片呈狭条形，长 5~8mm。雄蕊 5，花药聚合呈筒状，黄白色。柱头呈长圆柱形，顶端微分叉。质柔软。气清香，味微苦。

【鉴别要点】红花花冠筒呈红色，细长 5 裂，置水中将水染成金黄色。雄蕊 5，黄白色。气清香，类似黄酒气味。若掺增重粉，红花质硬顶手，放大镜下可见白色结晶，提取后的残渣染色，看不到黄色雄蕊，水浸液为红色。

【品质优劣】以色红黄、鲜艳、质柔软者为佳。

## 丁香　附：母丁香

【别名】公丁香、紫丁香。

【来源】本品为桃金娘科植物丁香的干燥花蕾。

【产地】为进口药品，主产于桑给巴尔、马达加斯加、斯里兰卡、印度尼西亚等地，以桑给巴尔、马达加斯加产量大，质量佳。

【性状】本品略呈棒状，长 1~2cm。花冠圆球形，直径 0.3~0.5cm，花瓣 4，覆瓦状抱合，棕褐色至褐黄色。花瓣内为雄蕊和花柱，揉碎后可见众多黄色细粒状花药。萼筒呈圆柱状，略扁，有的稍弯曲，长 0.7~1.4cm，直径 0.3~0.6cm，红棕色或棕褐色，上部有 4 枚三角状萼片，十字状分开。质坚实，富油性。气芳香浓烈，味辛辣，有麻舌感。

【鉴别要点】丁香上粗下细，形似小钉子，香气浓烈，味辛辣，有麻舌感。取样品入水中，花冠朝上，直立下沉水面者，质优；斜面下沉者，质次。有的提取过的丁香则横向浮于水面，不下沉。

【品质优劣】以个大、饱满、鲜紫红色、香气浓烈、油多者为佳（印尼槟榔屿所产的大花丁香有此特点）。

【附】母丁香　为丁香的干燥果实，又名"鸡舌香"，与丁香分别入药。呈卵圆形或长椭圆形，长1.5~2.5cm，直径0.5~1cm。黑棕色，有细皱纹，顶端有4个分裂的花萼向内弯曲，状如沟。果皮与种皮薄壳状，内含种仁一枚，呈倒卵形，有两片子叶合抱而成。子叶如鸡舌，质较硬，中央有一明显纵沟，内有胚根呈细杆状。质坚硬，难破碎。气微香，味辛辣。具有温中散寒之功，主治暴心气痛、胃冷呃逆、小儿疳、风冷齿痛、牙龈口臭、妇人阴冷等疾病。

## 密蒙花

【别名】蒙花、老蒙花。

【来源】本品为马钱科植物密蒙花的干燥花蕾及其花序。

【产地】主产于湖北、四川、陕西、河南、云南、贵州、甘肃等地。

【性状】本品多为花蕾密聚的花序小分枝，呈不规则圆锥状，长1.5~3cm。表面灰黄色或棕黄色，密被茸毛。花蕾呈短棒状，上端略大，长0.3~1cm，直径0.1~0.2cm；花萼钟状，先端4齿裂；花冠筒状，与萼等长或稍长。先端4裂，裂片呈卵形。雄蕊4，着生在花冠中部。质柔软。气微香，味微苦、辛。

【鉴别要点】密蒙花为花蕾密聚的花序小分枝，呈不规则圆锥状，表面密被绒毛。

【品质优劣】以色灰绿、花蕾密集、茸毛多者为佳。

【伪品】结香花　为瑞香科植物结香的干燥花蕾。俗称"新蒙花""蒙花珠"，与密蒙花的植物来源、性状均不同。花蕾由多数散生或由多数小花结成半圆球形的头状花序；直径1.5~2cm。表面密被淡绿黄色、有光泽的绢丝状茸毛，总苞片6~8枚，花梗粗糙，多呈钩状弯曲。单个花蕾呈短棒状，长0.6~1cm，为单被花，筒状。先端4裂，内有雄蕊8枚，排成2轮。质脆，易碎。气微，味淡。

## 西红花

【别名】藏红花、番红花。

【来源】本品为鸢尾科植物番红花的干燥柱头。自唐代由印度传入我国，主要作药用。

【产地】进口商品主产于西班牙、意大利、德国、伊朗、日本及印度，以往多由印度经西藏进口，故称"藏红花"。1979年，我国从日本引进种茎，在上海、浙江、江苏等地引种成功。现国产商品主产于上海宝山、崇明，浙江建德，江苏江阴、无锡、海门等地。以上海产品的量最大，约占全国总产量的90%。

【性状】本品呈线形，三分枝，长约3cm。暗红色，上部较宽而略扁平，顶端边缘显不整齐的齿状，内侧有一短裂隙，下端有时残留一小段黄色花柱。体轻，质松软，无油润光泽，干燥后质脆易断。气特异，微有刺激性，味微苦。

【鉴别要点】西红花柱头泡开呈喇叭口状，顶端边缘锯齿状，内侧有一裂隙。取本品浸水中，可见橙黄色呈直线下降，并逐渐扩散，水被染成黄色，无沉淀。柱头呈喇叭状，有短缝，在短时间内，用针拨不破碎。

【品质优劣】以柱头暗红色、花柱少、无杂质者为佳。

【规格等级】西红花在20世纪80年代前均系进口，多由印度移入香港，由香港药商转入国内，规格分为两种：

1. 干红花　又称"生晒品"。柱头弯曲呈细丝状，暗红色，质疏松，无光泽及油润感。如"人头牌"铁盒装，每盒重一磅。

2. 湿红花　又称"加工品"。柱头为弯曲的细丝状，红褐色，油润光泽。系将西红花添加辅料加工而成。过去进口有"象牌"和"美女牌"等（均系铁盒装，每盒一磅）。因其掺杂物复杂，故质次，自20世纪70年代不再进口。

【伪品】常见伪品有如下几种：

1. 鸡牛牌西红花（又名新式货）　系用印度西萌草茵染上胶汁制成。呈条状，具紫红色粗梗，干燥，无杂质，无芳香气。

2. 将西红花之雄蕊染成红色掺入柱头中，或将提取过西红花苷的劣品复经染色而伪充。

3. 以莲须、黄花菜等切丝染色而成。通体均呈红色，无黄色细丝。置水中浸泡呈片状或丝状，不成喇叭状，水被染成黄色。

4. 用菊科植物红花的花经加工伪充西红花。


蒲黄

【别名】蒲厘花粉、蒲棒花粉。

【来源】本品为香蒲科植物水烛香蒲、东方香蒲及同属植物的干燥花粉。

【产地】主产于浙江、江苏、安徽、山东、湖南、湖北、广东、广西、四川、贵州、云南等地。

【性状】本品为黄色粉末，体轻，放入水中漂浮水面，手捻有滑腻感，易附着于手指。气微，味淡。

【鉴别要点】蒲黄为黄色粉末，体轻，放入水中漂浮水面，如掺入滑石粉、淀粉等多有沉淀，将水染黄。显微镜下观察，花粉粒呈类圆形或椭圆形，直径 17~29um，表面有网状雕纹，周边轮廓光滑。

【品质优劣】以纯净、粉细、体轻、色鲜黄、滑腻感强者为佳。

## 合欢花

【别名】夜合欢。

【来源】本品为豆科植物合欢的干燥花序。

【产地】全国大部分地区均产，主产于湖北、江苏、浙江、安徽等地。

【性状】本品为头状花序，皱缩成团。总花梗长 3~4cm，有时与花序脱离，黄绿色，有纵纹，被稀疏绒毛。花全体密被绒毛，细长而弯曲，长 0.7~1cm，淡黄色至黄褐色，无花梗或几无花梗。花萼筒状，先端有 5 小齿；花冠筒长约为萼筒的 2 倍，先端 5 裂，裂片呈披针形；雄蕊多数，花丝细长，黄棕色至棕褐色，下部合生，上部分离，伸出花冠筒外。气微香，味淡。

【鉴别要点】合欢花花丝淡黄色至黄褐色，新货时为粉红色，伸出花冠筒外，细如毛状。

【品质优劣】以花萼灰绿色，花丝淡黄棕色、新货时粉红色，花柄短，无杂质者为佳。

# 第七节　草类

## 泽兰

【别名】地笋、毛叶地笋、地瓜儿苗。

【来源】本品为唇形科植物毛叶地瓜儿苗的干燥地上部分。

【产地】全国大部分地区均产。

【性状】本品茎呈方柱形，少分枝，四面均有浅纵沟，长 50~100cm，直径 0.2~0.6cm；表面黄绿色或带紫色，节处紫色明显，有白色茸毛；质脆，断面黄白色，髓部中空。叶对生，有短柄；叶片多皱缩，展平后呈披针形或长圆形，长 5~10cm，上表面绿色，下表面灰绿色，密具腺点，两面均有短毛；先端尖，边缘有锯齿。轮状花簇生于叶腋，花冠多脱落，苞片及花萼宿存，黄褐色。气微，味淡。

【鉴别要点】泽兰茎方形，表面无毛，仅节处有白茸毛，断面空心较大。叶两面均有短毛，边缘有粗锯齿，无香气。伪品有地瓜儿苗，叶无毛。

【品质优劣】以身干、茎短、叶多、叶色灰绿、质嫩、完整不碎者为佳。

## 浮萍

【别名】浮萍草、田萍。

【来源】本品为浮萍科植物紫萍的干燥全草。

【产地】全国大部分地区均产。

【性状】本品为扁平叶状体，呈卵形或卵圆形，长 2~5mm。上表面淡绿色至灰绿色，偏侧有一小凹陷，边缘整齐或微卷曲；下面紫绿色至紫棕色，着生数条细根。体轻，手捻易碎。气微，味淡。

【鉴别要点】浮萍叶呈卵圆形扁平叶状体，叶直径 2~5mm，上面色灰绿，下面色发紫，着生数条细根。

【品质优劣】以身干、色绿、背紫、完整无杂质者为佳。

【伪品】青萍　为同科属植物青萍的干燥全草。药材性状与浮萍相似，但叶面上下表面均为绿色或灰绿色，下面只有一条细根。

## 薄荷

【别名】苏薄荷、薄荷叶。

【来源】本品为唇形科植物薄荷的干燥地上部分。夏秋两季茎叶茂盛或花开至三轮时，选晴天，分次采割，晒干或阴干。

【产地】主产江苏、浙江、江西、四川、河北等地。其中以河北安国的产量最大，江苏的质量最佳。

【性状】本品茎呈方柱形，有对生分枝，长 15~40cm，直径 0.2~0.4cm；表面紫棕色或淡绿色，棱角处有茸毛，节间长 2~5cm；质脆，断面白色，髓部中空。叶对生，有短柄；叶片皱缩卷曲，完整者展平后呈宽披针形、长椭圆形或卵形，长 2~7cm，宽 1~3cm；上表面深绿色，下表面灰绿色，稀被茸毛，有凹点状腺鳞。轮伞花序腋生，花萼钟状，先端 5 齿裂，花冠淡紫色。揉搓后有特殊清凉香气，味辛凉。

【鉴别要点】薄荷茎方形，中空。有特殊清凉香气，尤以叶为最。《中国药典》规定薄荷含叶不得少于 30%。

【品质优劣】头刀薄荷多用作提取挥发油；二刀薄荷枝细，叶较密，多作药用。均以干燥条匀、叶密、香气浓郁者为佳。

【伪品】留兰香　薄荷属植物，常冒充薄荷，主要不同点：穗状花序顶生（薄荷是轮伞花序腋生），茎叶表面近无毛，不含薄荷脑。气微芳香，味辛凉。是牙膏、口香糖、食品、饮料、糖果、化妆品等的原料。

## 半枝莲

【别名】通经草、挖耳草。

【来源】本品为唇形科植物半枝莲的干燥全草。

【产地】主产于华北、华南、西南等地。多为野生品，现河南驻马店等地有种植。

【性状】本品长 15~35cm，无毛或花轴上疏被毛。根纤细。茎丛生，较细，方柱形；表面暗紫色或棕绿色。叶对生，有短柄；叶片多皱缩，展平后呈三角状卵形或披针形，长 1.5~3cm，宽 0.5~1cm；先端钝，基部宽楔形，全缘或有少数不明显的钝齿；上表面暗绿色，下表面灰绿色，花单生于茎枝上部的叶腋，花萼裂片钝或较圆；花冠二唇形，棕黄色或浅蓝紫色，长约 1.2cm，被毛。果实扁球形，浅棕色。气微，味微苦。

【鉴别要点】半枝莲茎细方柱形，直径 1~2mm，中空，表面光滑。有多数宿萼，上萼似小檐帽，下萼似小铲。

【品质优劣】以茎色紫绿、带叶、味苦者为佳。

## 广藿香

【别名】藿香。

【来源】本品为唇形科植物广藿香的干燥地上部分。枝叶茂盛时采割，日晒夜闷，反复至干。

【产地】原产于菲律宾、马来西亚等东南亚国家，据说由南洋华侨传入我国广州、海南一带，后移至广州石牌村、棠下村，为广东省著名的十大"道地药材"之一。现主产于广州、海南等地，以广州石牌村、棠下村的产品质量最好，可惜种植基地大部分被市区扩建后占用，故产量甚少。肇庆、高要的藿香品质与石牌藿香接近。

【性状】本品茎略呈方柱形，多分枝，枝条稍曲折，长 30~60cm，直径 0.2~0.7cm；表面披柔毛；质脆，易折断，断面中部有髓；老茎类圆柱形，直径 1~1.2cm，被灰褐色栓皮。叶对生，皱缩成团，展平后叶片呈卵形或椭圆形，长 4~9cm，宽 3~7cm；两面均披灰白色茸毛；先端短尖或钝圆，基部楔形或钝圆，边缘有大小不规则的钝齿；叶柄细，长 2~5cm，被柔毛。气香特异，味微苦。

【鉴别要点】广藿香茎方形，四周钝圆，断面有髓，茎叶密生细短茸毛，香气浓。叶的香气最浓，《中国药典》规定藿香含叶不得少于 20%。

【品质优劣】以身干、整齐、叶发绿、叶厚柔软、香气浓郁者为佳。伪品茎无毛，无香气。

## 广金钱草

【别名】广东金钱草、铜钱草。

【来源】本品为豆科植物广金钱草的干燥地上部分。

【产地】主产于广东、广西、福建等地，原为野生品，现广东、广西大量栽种。

【性状】本品茎呈圆柱形，长可达 1m；密被黄色伸展的短柔毛；质稍脆，断面中部有髓。叶互生，小叶 1 或 3，圆形或矩圆形，直径 2~4cm；先端微凹，基部心形或钝圆，全缘；上表面黄绿色或灰绿色，无毛，下表面有灰白色紧贴的绒毛，侧脉羽状；叶柄长 1~2cm，托叶 1 对，呈披针形，长约 8cm。气微香，味微甘。

【鉴别要点】广金钱草茎的表面密被黄色伸展的短柔毛，叶圆形不易破碎，上表面无毛，下表面有灰白色紧贴的绒毛。

【品质优劣】以叶多、色绿者为佳。

## 金钱草

【别名】铜钱草。

【来源】本品为报春花科植物过路黄的干燥全草。

【产地】主产于四川及长江流域各省。

【性状】本品常缠结成团，无毛或被疏柔毛。茎扭曲，表面棕色或暗棕色，有纵纹，下部茎节上有时有须根，断面实心。叶对生，多皱缩，展平后呈宽卵形或心形，长 1~4cm，宽 1~5cm，茎部微凹，全缘；上表面灰绿色或棕褐色，下表面色较浅，主脉明显突起，用水浸后，对光透视可见黑色或褐色条纹；叶柄长 1~4cm。有的带花，花黄色，单生叶腋，有长梗，蒴果球形。气微，味淡。

【鉴别要点】金钱草茎、叶、叶柄无毛，叶柄与叶片一样长，叶片主脉明显，侧脉不明显，水浸后对光透视可见黑褐色长短不一的条纹。

【品质优劣】以茎有纵纹、断面实心、叶的主脉明显突出者为佳。

【伪品】茎叶都有毛，叶柄比叶片短，侧脉明显。

## 香薷

【别名】华荠苎、细叶香薷、南香薷。

【来源】本品为唇形科植物石香薷或江香薷的干燥地上部分。前者习称"青香薷"，后者习称"江香薷"。夏季叶、花茂盛时采割，阴干。

【产地】我国南方各地均产，主产于江西。

【性状】

1. 青香薷　长 30~50cm，茎部紫红色，上部黄绿色或淡黄色，全体密被白色茸毛。茎方柱形，基部类圆形，直径 1~2mm，节间明显，节间长 4~7cm；质脆，易折断。叶对生，多皱缩或脱落，叶片展平后呈长卵形或披针形，暗绿色或黄绿色，边缘有 3~5 个疏浅锯齿，穗状花序顶生及腋生。小坚果 4，直径 0.7~1.1mm，近圆球形。苞片呈圆卵形或倒圆卵形，脱落或残存；花萼宿存，呈钟状，淡紫红色或灰绿色，先端 5 裂，有网纹，密被茸毛。气清香而浓，味微辛而凉。

2. 江香薷　长 55~66cm。表面黄绿色，质较柔软。边缘有 5~9 个疏浅锯齿。果实直径 0.9~1.4mm，表面有疏网纹。

【鉴别要点】香薷茎细方形，直径 1~2mm，茎、叶、花萼表面密被短茸毛，气清香，味辛凉。石香薷（花荠苎）的种子常冒充紫苏子。伪品的茎不是方形，无毛、无香气。

【品质优劣】以身干、质软、茎基紫红、叶青绿、香气浓烈者为佳。

## 墨旱莲

【别名】旱莲草、鳢肠。

【来源】本品为菊科植物鳢肠的干燥地上部分。

【产地】全国大部分地区均有分布，主产江苏、浙江、安徽、江西、湖北、广东等地。

【性状】本品全体被白色茸毛。茎呈圆柱形，有纵棱，直径 2~5mm；表面绿褐色或墨绿色。叶对生，近无柄，叶片皱缩卷曲或破碎，完整者展平后呈长披针形，全缘或具浅齿，墨绿色。头状花序直径 2~6mm。瘦果呈椭圆形而扁，长 2~3mm，棕色或浅褐色。气微，味微咸。

【鉴别要点】墨旱莲的茎、叶和花的苞片上都有白色短状毛，有别于其他常用草药。

【品质优劣】以身干、色绿、叶多、无杂质者为佳。

## 石斛

【别名】川石斛、金钗石斛、霍石斛。

【来源】本品为兰科植物金钗石斛、霍山石斛、鼓槌石斛、流苏石斛和其栽培品及同属植物近似种的新鲜或干燥茎，全年均可采收。鲜用者除去根和泥沙；干用者采收后除去杂质，用开水略烫或烘软，再边搓边烘晒，至叶鞘搓尽，干燥。霍山石斛当年 11 月至翌年 3 月采收，除去叶、根、须及泥沙等杂质，洗净，鲜用；或加热除去叶鞘制成干条；或边加热边扭成螺旋状或弹簧状，干燥，称"霍山石斛"枫斗。

石斛自《神农本草经》首次记载供药用以来，经历了两千多年的历史。由于石斛属植物的生物学性状，以及物种在我国地理分布的不同等原因，石斛药材种类基源不尽相同。据记载石斛属植物有 76 种，是中药中最为复杂的一类药材。

《中华人民共和国药典》不同版次收载的石斛基源不同。1963 年版收载的石斛来源为兰科石斛属植物；1977 年版收载为铁皮石斛、金钗石斛、流苏石斛、美花石斛、束花石斛 5 种；2005 年版收载为铁皮石斛、金钗石斛、和流苏石斛 3 种；2010 年版和 2015 年版将铁皮石斛单列收载，增加鼓槌石斛；2020 年版继续将铁皮石斛单列，增加霍山石斛，包括金钗石斛、霍山石斛、鼓槌石斛、流苏石斛的栽培品种及其同属植物近似种作为石斛基源植物。

【60 年代石斛商品规格】原植物野生品与栽培品均有。商品因产地不同、规格品种繁多分为鲜石斛与干石斛两类。干石斛根据外形及加工类型不同分为：金钗石斛、环草石斛、黄草石斛、马鞭石斛、耳环石斛等商品规格。

1. 金钗石斛　植物来源为石斛的茎。

2. 环草石斛　植物来源主要为铁皮石斛、美花石斛（产量少，应用范围小，食用味偏苦，渣多，胶少，品质不如铁皮石斛，又称小环草、小黄草，花色美艳，占据园艺市场，1987 年版的《国家重点保护野生药材物种名录》将美花石斛列入国家珍稀濒危保护植物）的茎。

3. 黄草石斛　植物来源为束花石斛、流苏石斛的茎。

4. 马鞭石斛　植物来源也为束花石斛、流苏石斛的茎。

5. 耳环石斛　植物来源是由铁皮石斛、黄草石斛的幼枝加工而成。

黄草石斛与马鞭石斛植物来源相同，商品性状不同：黄草石斛茎呈圆柱形，长 15~30cm，直径 3~8mm，表面金黄色至淡褐色，有纵沟，节间长 2~5cm，折断面显纤维性，嚼之有黏性；马鞭石斛茎呈长圆柱形，长 40~120cm，直径 5~8mm，表面黄色至暗黄色，有纵深沟槽，节间长 3~4.5cm，质地疏松，断面呈纤维状，味微苦，少黏性。

**【产地】**

1. 金钗石斛　主产于广西百色、靖西、兴安、金秀等地。

2. 霍山石斛　我国已发现 76 个石斛属种中唯一一个以地名加药名命名的石斛品种，独产于安徽霍山县，为道地药材，2013 年被评为"国家地理标志保护产品"。

3. 鼓槌石斛　主产云南石屏、景谷、思茅、勐腊、景洪、耿马、镇康、沧源等地。

4. 流苏石斛　主产于广西天峨、凌云、田林、龙州、天等、隆林、东兰、武鸣、靖西、南丹；贵州罗甸、兴义、独山；云南西畴、蒙自、石屏、富民、思茅、勐海、沧源、镇康。

**【性状】**鲜石斛从略，北方地区很少用鲜货。

1. 金钗石斛　呈扁圆柱形，长 20~40cm，直径 0.4~0.6cm，节间长 2.5~3cm。表面金黄色，有深纵沟，质硬而脆，折面较平坦。味苦。（市场有斜纵切片，多泡水用，称茶片，《中国药典》要求切段。）

2. 霍山石斛　干条呈直条状或不规则弯曲形，长 2~8cm，直径 1~4mm；表面淡黄绿色至黄绿色，偶有黄褐色斑块，有细纵纹，节明显，节上有的可见残留的灰白色膜质叶鞘；一端可见茎基部残留的短须根痕，另一端为茎尖，较细；质硬而脆，易折断，断面平坦，灰黄色至灰绿色，略角质状；气微，味淡，嚼之有黏性。鲜品肥大，肉质，易折断，断面淡黄绿色至深绿色；气微，味淡，嚼之有黏性且少有渣；枫斗呈螺旋形或弹簧状，通常 2~5 个旋纹，茎拉直后性状同干条。

3. 鼓槌石斛　呈纺锤形，中部直径 1~3cm，有 3~7 节。表面光滑，金黄色，有明显突起的棱。体轻，质疏松，断面海绵状。气微，味淡，嚼之有黏性。

4. 流苏石斛　呈长圆柱形，长 20~150cm，直径 0.4~1.2cm，节明显，节间长 2~6cm。表面黄色至暗黄色，有深纵槽。质疏松，断面平坦或呈纤维性。味淡或微苦，嚼之有黏性。

5. 石斛饮片　呈扁圆柱形或圆柱形的段。表面金黄色、绿黄色或棕黄色，有光泽，有深纵沟或纵棱，有的可见棕褐色的节。切面黄白色至黄褐色，有散在筋脉点。气微，味淡或微苦，嚼之有黏性。

【鉴别要点】

1. 霍山石斛　外表面色黄绿，直径最粗不大于 4mm，下粗上细；断面胶质物明显，嚼后黏性大，少渣（靠近根部或年久者有少量渣）。野生品极少，嚼后几乎无渣者，为石斛中的极品。

2. 金钗石斛　颜色金黄，个别黄中泛绿；质硬脆，用力手捏能感觉到脆裂感，味苦。石斛中唯一一个苦味石斛。

3. 鼓槌石斛　外表面金黄色，直径粗大，有明显突起的棱；质地松泡，断面海绵状，嚼之黏性差。

4. 流苏石斛　外表面黄色较暗，有深纵槽；质疏松，断面纤维性；味淡或微苦，嚼之黏性差或无黏性。

另外注意石斛饮片霍山石斛、铁皮石斛的直径不大于 4mm，其他石斛的直径不小于 4mm。断面颜色发黑者不符合《中国药典》标准。

【品质优劣】石斛品种不同，以金黄有光亮、嚼之有黏性、渣少者为佳。

## 铁皮石斛

【别名】黑节草、云南铁皮。

【来源】本品为兰科植物铁皮石斛的干燥茎。当年 11 月至翌年 3 月采收，除去杂质，剪去部分须根，边加热边扭成螺旋形或弹簧状，烘干或切断，干燥或低温烘干；前者称"铁皮枫斗"（耳环石斛），后者称"铁皮石斛"。

【产地】主产于云南石屏、文山、麻栗坡、西畴，浙江天台、乐清、仙居，福建宁化，广西天峨等地。其中云南和浙江产的铁皮石斛质量较好，为道地药材。

**【性状】**

1.铁皮枫斗　呈螺旋形或弹簧状，通常为2~6个旋纹，茎拉直后长3.5~8cm，直径0.2~0.4cm。表面黄绿色或略带金黄色，有细纵皱纹，节明显，节上有时可见残留的灰白色叶鞘；一端可见茎基部留下的短须根。质坚实，易折断，断面平坦，灰白色至灰绿色，略呈角质状。气微，味淡，嚼之有黏性。

2.铁皮石斛　为圆柱形的段，长短不等。

**【鉴别要点】**

1.铁皮枫斗（耳环石斛）　多数黄绿色，少数铁青色。分量沉实，枫头有白色丝状物，表面纹路比较浅，稀疏。质硬，易折断。气微清香（草香味），胶质浓，口嚼后口感黏腻，无渣或少渣，味微甘甜。

2.霍山石斛枫斗　颜色黄中带绿，直径1~4mm。有细纵纹，茎下粗上细。质硬而脆，易折断。气微，味微甘，嚼后有黏性，渣少。

3.紫皮枫斗　黄色，较好的黄绿色稍带紫色。无白丝但有一层白膜，纹路深密，一般用火烧去白膜，会有烟火味。嚼后略粘牙，有渣，价格稍低。

4.黄草石斛枫斗　黄色。纹路深而密，有白膜，去掉白膜后残留有烟火味。茎较细，胶质较少，纤维多，分量轻。略带苦味，一般嚼不碎，渣多。

5.染色石斛枫斗　为了卖相好将石斛染色，手上沾水后多捏几下石斛就会掉色。

**【品质优劣】**铁皮石斛以色黄绿、质坚实、嚼之发黏者为佳。耳环石斛具"龙头凤尾"者为佳。

**【伪品】石仙桃**　为兰科植物石仙桃的假鳞茎或干燥根状茎。假鳞茎呈圆柱形（俗称"瓜"），长1~4cm，直径3~6mm；表面绿黄色或棕黄色，有纵棱，顶端有叶痕。根状茎呈长圆柱形，长短不等，略弯曲，直径2~3mm；表面黄棕色，有明显密集的节，其上残存鳞叶，顶端鳞叶密集包住茎尖。质硬。气微，味淡。

## 肉苁蓉

**【别名】**大芸、淡苁蓉。

**【来源】**本品为列当科植物肉苁蓉或管花肉苁蓉的干燥带鳞叶的肉质茎。为我国西北地区特有的草本寄生药材。肉苁蓉主要寄生在藜科植物梭梭或白梭梭的灌木根上，通称"梭梭大芸"，为药用肉苁蓉的主流。管花肉苁蓉主要寄生在柽柳科植物红柳和密花柽柳等灌木或乔木的根上，通称"红柳大芸"。管花肉苁蓉为新疆地区特有的品种。

【产地】主产于内蒙古、新疆、甘肃等地。

【性状】

1.肉苁蓉　呈扁圆柱形，稍弯曲，长3~15cm，直径2~8cm。表面棕褐色或灰棕色，密被覆瓦状排列的肉质鳞叶，通常鳞叶先端已断。体重，质硬，微有柔性，不易折断，断面棕褐色，有浅棕色点状维管束，排列成波状环纹。气微，味甜、微苦。

2.管花肉苁蓉　呈纺锤形、扁纺锤形或扁柱形，稍弯曲，长5~25cm，直径2.5~9cm。表面棕褐色至黑褐色。断面呈颗粒状，灰棕色至灰褐色，散生点状维管束。

【鉴别要点】肉苁蓉表面密被瓦片状排列的肉质鳞叶，很像鱼鳞。断面有点状维管束排列成波浪状的环纹（肉苁蓉）或散生点状维管束（管花肉苁蓉）。

【品质优劣】以条粗壮、密被鳞片、色棕褐、质柔润者为佳。尤以内蒙古产者品质最佳，为道地药材之一。

## 锁阳

【别名】不老药、金不换。

【来源】本品为锁阳科植物锁阳的干燥肉质茎。

【产地】分布于西北荒漠及荒漠化草原，如内蒙古、宁夏、甘肃、青海、新疆等地。为多年寄生草本植物，寄生在蒺藜科白刺属植物的根部。

【性状】本品呈扁圆柱形，微弯曲，长5~15cm，直径1.5~5cm。表面棕色或棕褐色，粗糙，有明显的纵沟及不规则凹陷，有的残存三角形黑棕色鳞片。体重，质硬，难折断，断面浅棕色或棕褐色，有黄色三角状维管束。气微，味甘而涩。

【鉴别要点】锁阳断面可见许多三角状维管束。

【品质优劣】以条粗壮、体重、质坚者为佳。

## 豨莶草

【别名】珠草。

【来源】本品为菊科植物豨莶、腺梗豨莶或毛梗豨莶的干燥地上部分。

【产地】全国大部分地区均有分布，主产于安徽、浙江、江西、湖南、湖北、四川、贵州、云南、河南、山西等地。

【性状】本品茎呈方柱形，多分枝，长30~110cm，直径0.3~1cm；表面灰绿色，黄棕色或紫棕色，有纵沟及细纵纹，被灰色柔毛；节明显，膨大；质脆，易折断，断面黄白色或带绿色，髓部宽广，类白色，中空。叶对生，叶多皱缩，卷曲，展平后呈卵圆形，灰绿色，边缘钝锯齿，两面皆有白色柔毛，主脉三出。有的可见黄色头状花序。气微，味微苦。

【鉴别要点】豨莶草的茎大多是六边形，茎的断面分三层，最外层有放射状花纹，向里是白色疏松髓，中心部位中空。叶两面皆有白色柔毛。

【品质优劣】以身干、叶多、枝嫩而粗、色绿、无杂质者为佳。

## 淫羊藿

【别名】仙灵脾。

【来源】本品为小檗科植物淫羊藿、箭叶淫羊藿、柔毛淫羊藿、巫山淫羊藿或朝鲜淫羊藿的干燥地上部分。饮片用叶。

【产地】主产于山西、陕西、湖北、四川、辽宁等地。

【性状】

1. 淫羊藿　茎呈细圆柱形，长约20cm；表面黄绿色或淡黄色，具光泽。茎生叶对生，二回三出复叶；子叶片卵圆形，长3~8cm，宽2~6cm，先端微尖。顶生小叶基部心形，两侧小叶较小，偏心形，外侧较大，呈耳状，边缘有黄色刺状细锯齿。上表面黄绿色，下表面灰绿色，主脉7~9条，基部有稀疏细长毛，细脉两面突起，网脉明显；小叶柄长1~5cm。叶片近革质。气微，味微苦。

2. 箭叶淫羊藿　一回三出复叶；小叶片长卵形至卵状披针形，长4~12cm，宽2.5~5cm，先端渐尖。两侧小叶基部明显偏斜，外侧呈箭形。下表面疏被短粗状毛或近无毛。叶片革质。

3. 柔毛淫羊藿　叶下表面及叶柄密被绒毛状柔毛。

4. 巫山淫羊藿　小叶片披针形，长9~23cm，宽1.8~4.5cm，先端渐尖或长尖，边缘有刺齿。侧生小叶基部的裂片偏斜，内边裂片小，圆形；外边裂片大，三角形，渐尖。下表面密被绵毛或秃净。

5. 朝鲜淫羊藿　小叶片较大，长4~16cm，宽3.5~7cm，先端长尖。叶片较薄。

【鉴别要点】淫羊藿叶边缘有刺毛状细锯齿，细脉两面突起，网脉明显，切碎也能看到；叶片较厚，近革质，不易破碎。假淫羊藿的树叶无刺毛状锯齿，伪品板栗叶有刺状锯齿但无网脉。

【品质优劣】以色青绿、无枝梗、叶整齐不碎者为佳。

## 益母草

【别名】坤草、益母蒿、茺蔚。

【来源】本品为唇形科植物益母草的干燥地上部分。

【产地】全国大部分地区均产。

【性状】本品茎呈方形，四棱突出，中间形成凹沟；表面灰绿色或黄绿色；体轻，质韧，断面中部有髓。叶片灰绿色，多皱缩，破碎，易脱落。轮伞花序腋生，小花淡紫色，花萼筒状，花冠二唇形，切段约2cm。

【鉴别要点】益母草茎呈方形，四棱突出，中间形成凹沟，断面中间白色。轮状花序随处可见，每花顶部5裂，裂片先端尖，花序基部有刺状苞片，摸之扎手。无香气。伪品的茎断面中心呈圆形空洞。

【品质优劣】以质嫩、叶多、色灰绿者为佳。

## 木贼

【别名】锉草、节骨草。

【来源】本品为木贼科植物木贼的干燥地上部分。

【产地】全国大部分地区均产。

【性状】本品呈长管状，不分枝，长40~60cm，直径0.2~0.7cm。表面灰绿色或黄绿色，有18~30条纵棱，棱上有多数细小光亮的疣状突起；节明显，节间长2.5~9cm，节上着生筒状鳞叶，叶鞘基部和鞘齿黑棕色，中部淡棕黄色。体轻，质脆，易折断，断面中空，周边有多数圆形的小空腔。气微，味甘、淡、微涩，嚼之有砂粒感。

【鉴别要点】木贼茎圆形中空，茎表面有18~30条纵棱，每条棱上有两行多数细小光亮的疣状突起。

【品质优劣】以茎粗长、色绿、质厚、不脱节者为佳。

## 鹅不食草

【别名】不食草、地胡椒。

【来源】本品为菊科植物鹅不食草的干燥全草。夏、秋二季花开时采收，洗去泥沙，晒干。

【产地】主产于浙江、湖北、江苏、湖南、广东等地。

【性状】本品缠结成团。须根纤细，淡黄色，茎细，多分枝；质脆，易折断，断面黄白色。叶小，近无柄；叶片多皱缩，破碎，完整者展平后呈匙状，表面灰绿色或棕褐色，边缘有 3~5 个锯齿。头状花序黄色或黄褐色。气微香，久嗅有刺激感，味苦、微辛。

【鉴别要点】鹅不食草缠结成团，茎细小，捏一点叶片搓碎，轻轻吸入鼻腔一点，即刻鼻内有刺激感，欲打喷嚏，若吸得多则打喷嚏。

【品质优劣】以身干、叶绿、有花蕾、无泥土或杂质、闻之欲打喷嚏者为佳。

## 半边莲

【别名】细米草、急解索。

【来源】本品为桔梗科植物半边莲的干燥全草。

【产地】我国南方地区多产。主产于安徽、江苏、浙江、江西、湖南、福建、广东等地。

【性状】本品常缠结成团。根茎极短，直径 1~2mm；表面淡棕黄色，平滑或有细纵纹。根细小，黄色，侧生纤细须根。茎细长，有分枝，灰绿色，节明显，有的可见附生的细根。叶互生，无柄，叶片多皱缩，绿褐色，展平后叶片呈狭披针形，长 1~2.5cm，宽 0.2~0.5cm，边缘有疏而浅的齿。花梗细长，花小，单生于叶腋；花冠基部筒状，上部 5 裂，偏向一边，浅紫红色；花冠筒内有白色茸毛。气微特异，味微甘而辛。

【鉴别要点】半边莲茎细圆柱形，直径不超过 2mm，实心。叶片多碎成粉末，口尝略有咸味。花冠 5 裂，偏向一边。

【品质优劣】以身干、叶绿、根黄、无泥沙杂质者为佳。

# 第八节　菌藻类

## 冬虫夏草

【别名】冬虫草、虫草。

【来源】本品为麦角菌科虫草属真菌冬虫夏草菌寄生在蝙蝠蛾科昆虫幼虫上的子

座及幼虫尸体的干燥复合体。

【产地】主产于青海、西藏、云南、四川等地。

【性状】本品由虫体与从虫头部长出的真菌子座相连而成。虫体似蚕，长 3~5cm，直径 0.3~0.8cm，表面深黄色至黄棕色，有环纹 20~30 个，近头部的环纹较细；头部红棕色，足 8 对，中部 4 对较明显；质脆，易折断，断面略平坦，淡黄白色。子座细长呈圆柱形，长 4~7cm，直径约 0.3cm；表面深棕色至棕褐色，有细纵皱纹，上部稍膨大；质柔韧，断面类白色。气微腥，味微苦。

【鉴别要点】冬虫夏草虫体头部红棕色，虫体 8 对足，中部 4 对突出，侧面观十分明显。虫体每隔 3 个小环节就是 1 个大环节。

【品质优劣】以虫体肥大、色黄亮、断面黄白、无空心、子座短小者为佳。青海玉树、西藏昌都产品条大肥壮，每千克有 2500~3000 条；云南中甸、四川阿坝产品略瘦小，每千克有 4000~5000 条，少数有肥壮者。

【伪品】

1. 亚香棒虫草　为麦角菌科真菌亚香棒虫草菌寄生在鳞翅目昆虫幼虫体内的复合体。发现于安徽、江苏、湖南、湖北、贵州等地，其特征与冬虫夏草相似。表面灰褐色，头部棕黑色，发亮。子实体头部短圆柱形，有分枝，棕褐色，弯曲。无草菇香气。

2. 凉山虫草　为麦角菌科真菌凉山虫草菌寄生在鳞翅目昆虫幼虫体内的复合体。发现于四川凉山彝族自治州，其特征与冬虫夏草相似。表面棕褐色，被有茸毛，虫体肥大，子座单一，长 10~30cm。较正品弯曲而细长，头部圆柱形或棒状。气微腥，味淡。

3. 蛹草　为麦角菌科真菌蛹草菌寄生在鳞翅目、鞘翅目、双翅目等多种昆虫幼虫体内的复合体。最早产于吉林，后在河北、陕西、安徽、广西等地相继发现。蛹草与冬虫夏草主要区别点是蛹草的子实体头部较短，柄很多，表面橙黄色或橙红色，寄主为夜蛾科昆虫的幼虫，常在发育成蛹后才死。因虫体呈椭圆形的蛹，故称"蛹草"。

4. 新疆虫草　为麦角菌科真菌新疆虫草菌寄生于鳞翅目昆虫幼虫的干燥虫体及子座。产于新疆阿勒泰地区的福海、巴哈河县。身体似蚕，长 2~4cm，直径 0.2~0.5cm，表面土黄色，棕黄色至深棕色。有环纹 20~40 个，近头部的环纹较细。头部红棕色，腹部有足 8 对，以中部四对较为明显。质脆易断，断面淡黄白色。子座细长圆柱形，稍弯曲，长约 1cm，直径约 0.1cm；表面深褐色，有细小皱纹，上部膨大呈深褐色圆柱形。气微，味微苦。

5. 分枝虫草　为麦角菌科真菌分枝虫草菌寄生于鳞翅目昆虫幼虫的干燥虫体和子座。产于浙江、福建。其虫体如蚕，长 3~6cm，直径 0.5~0.6cm；表面黄绿色，灰褐色或黑褐色，体表粗挺，尾似蚕而向内弯曲。质脆易折，断面淡黄白色。子座自头部 1~3 节颈向长出，逐渐延伸致头面部，呈 1~5 分枝，少数有节枝，分生。

6. 地蚕　为唇形科植物地蚕及同属植物的干燥地下块茎。发现于华南、中南等地区。其块茎呈纺锤形，两端略尖，无子座，长 1.5~4cm，直径 0.3~0.7cm。表面黄白色或棕褐色，具 4~15 个环节，节上有点状芽痕，略皱缩。质脆，易折断，断面平坦，白色或灰白色，可见一个棕色环。气微，味甜。

7. 人造虫草　采用面粉、玉米面、石膏等压制加工而成。外形大小酷似冬虫夏草，无子座。表面黄白或红黄色，环节明显。质坚实，断面粉白色，有散在黄色小点。气微，味淡。嚼之发黏，有颗粒感。浸水后表面颜色脱落且变软，加碘液呈蓝色。

## 茯苓

【别名】云茯苓、云苓、白茯苓。

【来源】本品为多孔菌科真菌茯苓的干燥菌核。

【产地】野生茯苓主产于云南丽江、维西、剑川、永胜、中甸，四川凉山、雅安，以及浙江，江西，湖南，贵州等地。以云南产品的质量最优，故称"云茯苓"，属于著名的道地药材之一。

茯苓历史上在安徽、湖北、河南三省接壤的大别山区广为栽培，主产于安徽、湖北、河南，基本以安徽岳西的产量大、质量优，习称"安苓"，属于道地药材之一。广西、广东、福建产品个较大，质地松软，质量次。

【性状】

1. 茯苓　呈类球形、椭圆形、扁圆形或不规则团块，大小不一。外皮厚而粗糙，棕褐色或黑褐色，有明显的皱缩纹理。体重，质坚实，断面颗粒状，有的有裂纹，外层淡褐色，内部白色，少数淡红色；有的中间有松根。气微，味淡，嚼之粘牙。

2. 茯苓皮　为削下的茯苓外皮，形状大小不一。外面深褐色，内面白色或深褐色。质较松软，略有弹性。

3. 茯苓块　为去皮后切制的茯苓，呈方块状，大小不一。表面白色，淡红色或淡棕色。

【鉴别要点】茯苓嚼之有黏牙感，放在水里不吸水。用淀粉做的假茯苓，加碘液变成蓝色，不黏牙，水泡一会便吸水分解。

【品质优劣】以体重、质坚实、皮褐色、断面白色、细腻、嚼之黏牙者为佳。

【附】茯神，有其名，而无其实。自古有"抱木者为茯神"之说，但生产中茯苓多是脱木而生，极少有抱木者。今天大量供应的茯神片、茯神块中夹有松根或松枝者，大多为伪品。如为真品，松木长时间不脱落，即使脱落，茯苓上也粘有松木残留；假品脱落后无此痕迹，注意鉴别。

## 猪苓

【别名】结猪苓、肥猪苓、木猪苓。

【来源】本品为多孔菌科真菌猪苓的干燥菌核。

【产地】在我国分布较广，云南、四川、河北、山西、内蒙古、青海、贵州、宁夏、辽宁、黑龙江等地均产。以云南的产量大，陕西质量优。

【性状】本品呈条形、类圆形、扁块形，有的有分枝，长 5~25cm，直径 2~6cm。表面黑色、灰黑色或棕黑色，皱缩或有瘤状突起。体轻，质硬，断面类白色或黄白色，略呈颗粒感。气微，味淡。

【鉴别要点】猪苓表面密布不规则的颗粒状突起，切面边缘凹凸起伏，饮片轻折有弹性，稍用力易折；饮片用水浸湿，表面会出现深色点状花纹，不变软。掺增重粉的猪苓片质地变硬，轻折不断，重折断有声。掺香菇柄作假者表面较平滑，无颗粒状突起，入水变软，切面无深色斑点状花纹；有香菇气。

【品质优劣】以个大、外皮乌黑光润、断面洁白、质较坚实者为佳。断面显黄色、内有糠质显糟朽、空虚体轻者，此为"死猪苓"，不能药用。

## 海藻

【别名】淡海藻。

【来源】本品为马尾藻科植物海蒿子或羊栖菜的干燥藻体。前者习称"大叶海藻"，后者习称"小叶海藻"。

【产地】海蒿子主产于辽宁、山东等沿海地区；羊栖菜主产于浙江、福建、广东等沿海地区。

【性状】

1.大叶海藻　皱缩卷曲，黑褐色，有的被白霜，长 30~60cm。主杆呈圆柱形，有圆锥形突起，主枝自主杆两侧生出，侧枝自主枝叶脉生出，有短小的刺状突起。初生叶呈披针形或倒卵形，长 5~7cm，宽约 1cm，全缘或具粗齿状；次生叶呈条形或披针形，叶脉间又着条状叶的小枝。气囊黑褐色，呈球形或卵圆形，有的有柄，顶端钝圆，有的有细尖。质脆，潮润时柔软；水浸后膨胀，肉质，黏滑。气腥，味微咸。

2. 小叶海藻　较小，长 15~40cm。分枝互生，无刺状突起。叶呈条形或细匙形，先端稍膨大，中空。气囊腋生，呈纺锤形或球形，囊柄较长。质较硬。

【鉴别要点】海藻用水浸泡展开看，大叶海藻主杆上有许多小刺状突起，小叶海藻无小刺状突起；叶先端膨大、中空。二者气囊多有短柄。

【品质优劣】二者皆以身干、色黑褐、盐霜少、无沙石者为佳。

# 第九节　动物药

## 鳖甲

【别名】团鱼盖、脚鱼壳。

【来源】本品为鳖科动物鳖的背甲。

【产地】主产于湖北、湖南、江苏、安徽、江西、河北、河南、山西、内蒙古、陕西、福建、广东、广西等地。

【性状】本品呈椭圆形或卵圆形，背面隆起，长 10~15cm，宽 9~14cm。外表面黑褐色或黑绿色，略有光泽，有细网状皱纹和灰黄色或灰白色斑点；中间有一条纵棱，两侧各有左右对称的横凹纹 8 条，外皮脱落后，可见锯齿状嵌接缝。内表面类白色，中部有突起的脊椎骨，颈骨向内卷曲，两侧各有肋骨 8 条，伸出边缘。质坚硬。气微腥，味淡。

【鉴别要点】鳖甲外表面黑褐色或黑绿色，表面有细密网状凹纹，两侧各有肋骨 8 条伸出边缘。饭店煮过的鳖甲质地疏松，肋骨较易折断。

【品质优劣】以干燥、整只、个大、甲厚、无残肉、无腥臭味者为佳。

## 蟾酥

【别名】蛤蟆酥、蛤蟆浆。

【来源】本品为蟾蜍科动物中华大蟾蜍或黑框蟾蜍的干燥分泌物。

【产地】分布于河北、山东、湖南、江苏、浙江、山西等地。主产于江苏启东、海门、泰兴，山东日照、莒南，安徽宿县、滁州，河北玉田、丰润，浙江萧山、慈溪等地。江苏启东产者最为著名，启东有"蟾酥之乡"的美誉。

【性状】本品呈扁圆形团块状或片状。棕褐色或红褐色。团块状者质坚，不易折断，断面棕褐色，角质状，微有光泽；片状者质脆，易碎，断面红棕色，半透明。气微腥，味初甜而后有持久的麻辣感，粉末嗅之作嚏。

【鉴别要点】蟾酥质脆易折断，断面棕褐色或红褐色，角质状，有光泽，气微腥，断面沾水即呈乳白色隆起。粉末嗅之作嚏。

【品质优劣】以外表及断面皆明亮、紫红色、不含杂质、沾水即呈乳白色隆起者为佳。

## 穿山甲

【别名】炮山甲、炮甲珠、山甲。

【来源】本品为鲮鲤科动物穿山甲的鳞甲。

【产地】分布于广西、云南、贵州、广东、海南等地。主产于广西西林、隆林、田林、凌云、乐业、靖西、大新、龙州，云南广南、富宁、石屏、西畴、马关，以及越南、泰国、缅甸、印尼等地。近年来，多从边贸输入。

【性状】本品呈扇面形、三角形、菱形或盾形的扁平片状或半折合状，中间较厚，边缘较薄，大小不一，长宽各为0.7~5cm。外表面黑褐色或黄褐色，有光泽，宽端有数十条排列整齐的纵棱及数条横线纹，窄端光滑。内表面色较浅，中部有一条明显突起的弓形横向棱线，其下方有数条与棱线相平行的细纹。角质，半透明，坚韧而有弹性，不易折断。气微腥，味淡。

【鉴别要点】穿山甲内表面中部有一条明显突起的弓形横向棱线，棱线上缘与甲片之间有极窄的空间，能容指甲进入，为重要鉴别要点。伪品非洲产树穿山甲常混入穿山甲中售卖。树穿山甲甲片细长，炮制品大多左右卷曲，表面条纹与纵轴平行，有的大头向下卷；正品炮甲珠呈上下卷曲，表面条纹与纵轴垂直。过去炮甲珠常遇到掺增重粉的情况，现今监管到位，比较少见。

【品质优劣】以片较小、青灰色或灰黄色、无腥气、不带皮肉之净甲片者为佳。中华人民共和国成立前穿山甲片多由香港进口，分大甲片和小甲片。大甲片宽长均8cm左右，表面黄色，习称"铜片"，质地较次。小甲片长宽均在6cm以下，表面褐色，习称"铁皮"，质地较优。

## 地龙

**【别名】**蚯蚓。

**【来源】**本品为钜蚓科动物参环毛蚓、通俗环毛蚓、威廉环毛蚓或栉盲环毛蚓的干燥体。前一种习称"广地龙"，后三种习称"沪地龙"。

**【产地】**全国大部分地区均产。广地龙主产于广东佛山、南海、广宁、清远、河源、惠阳，广西梧州、钦州、南宁等地。沪地龙主产上海奉贤、南江、金山、松江等地，浙江、江苏亦产。以广地龙质量为优。

**【性状】**

1. 广地龙　呈长条状薄片，弯曲，边缘略卷，长15~20cm，宽1~2cm。全体有环节，背部棕褐色至紫灰色，腹部浅黄棕色。第14~16环节为生殖带，习称"白颈"，较光亮。体前段稍尖，尾端钝圆，刚毛圈粗糙而硬，色较浅。雄生殖孔在第18环节腹侧刚毛圈一小孔突上，外缘有数环绕的浅皮褶，内侧刚毛圈隆起，前面两边有横排（一排或二排）小乳突，每边10~20个不等。受精囊孔2对，位于7/8至8/9环节间一椭圆形突起上，约占节周5/11。体轻，略呈革质，不易折断。气腥，味微咸。

2. 沪地龙　长8~15cm，宽0.5~1.5cm。全体有环节，背部棕褐色至黄褐色，腹部浅黄棕色。第14~16环节为生殖带，较光亮。第18环节有一对雄生殖孔。通俗环毛蚓的雄交配腔能全部翻出，呈花菜状或阴茎状；威廉环毛蚓的雄交配腔孔呈纵向裂缝状；栉盲环毛蚓的雄生殖孔内侧有1或多个小乳突。受精囊孔3对，在6/7至8/9环节间。

**【鉴别要点】**地龙就是蚯蚓除去内脏的扁平长条干燥体。

**【品质优劣】**以条大、身干、肉厚、无泥土者为佳。沪地龙多在头尾有泥土，质量较次。《中国药典》规定泥土杂质不得超过6%。

## 蛤蚧

**【别名】**蛤蟹。

**【来源】**本品为壁虎科动物蛤蚧的干燥体。

**【产地】**主产于广西、广东、云南、贵州等地。进口蛤蚧主产于泰国、越南、柬埔寨、印尼。其中国产蛤蚧以广西、广东的产量大，进口蛤蚧以越南、泰国为多。

【性状】本品呈扁片状，头颈部及躯干部长 9~18cm，头颈部约占三分之一，腹背部宽 6~11cm，尾长 6~12cm。头略呈扁三角状，两眼多凹陷成窟窿，口内有细齿生于颚的边缘，无异性大齿。吻部半圆形，吻鳞不切鼻孔，与鼻鳞相连；上鼻鳞左右各 1 片，上唇鳞 12~14 对，下唇鳞（包括颚鳞）21 片。腹背部呈椭圆形，腹薄。背部呈灰黑色或银灰色，有黄白色或灰绿色斑点散在或密集成不显著的斑纹，脊椎骨及两侧肋骨突起。四足均 5 趾，趾间仅有蹼迹，足趾底有吸盘。尾细而坚实，微显骨节，与背部颜色相同，有 6~7 个明显的银灰色环节。全身密被圆形或多角略微有光泽的细鳞。气腥，味微咸。

【炮制】除去鳞片及头足，切成小块。

【鉴别要点】蛤蚧尾要全，断了没人要。四足均有五趾，足趾底部有吸盘，吻鳞不切（不挨着）鼻孔。

【品质优劣】以尾粗长者为佳。

龟甲

【别名】龟板。

【来源】本品为龟科动物乌龟的背甲及腹甲。

【产地】主产于湖北、湖南、江苏、浙江、安徽、江西等地。

【性状】本品背甲及腹甲由甲桥相连，背甲稍长于腹甲，与腹甲常分离。背甲呈长椭圆形拱状，长 7.5~22cm，宽 6~18cm；外表面棕褐色或黑褐色，脊棱 3 条；颈盾 1 块，前窄后宽；椎盾 5 块，第 1 椎盾长大于宽或近相等，第 2~4 椎盾宽大于长；肋盾两侧各 4 块；缘盾每侧 11 块；臀盾 2 块。腹甲呈板片状，近长方椭圆形，长 6.4~21cm，宽 5.5~17cm；外表面黄棕色至棕黑色，盾片 12 块，每块常有紫褐色放射状纹理；腹盾、胸盾和股盾中缝均长，喉盾、肛盾次之，肱盾中缝最短；内表面黄白色至灰白色，有的略带血迹或残肉，除净后可见骨板 9 块，呈锯齿状嵌接；前端钝圆或平截，后端具三角形缺刻，两侧残存呈翼状向斜上方弯曲的甲桥。质坚硬。气微腥，味微咸。

【鉴别要点】龟甲下腹面两对胸板连线与两对腹板间连线近等长，每块有紫褐色放射状纹理。腹盾、胸盾和股盾中缝等长，伪品无此特点。

【品质优劣】以身干、无腐肉者为佳。

## 海龙

【别名】水雁、管口鱼。

【来源】本品为海龙科动物刁海龙、拟海龙或尖海龙的干燥体。

【产地】刁海龙主产于广东沿海地区；拟海龙主产于福建、广东沿海地区；尖海龙主产于山东沿海地区。

【性状】

1.刁海龙　体狭长侧扁，全长 30~50cm。表面黄白色或灰棕色。头部具管状长吻，口小，无牙，两眼圆而深陷，头部与体轴略呈钝角。躯干部宽 3cm，五棱形，尾部前方六棱形，后方渐细，四棱形，尾端略卷曲。背棱两侧各 1 列灰黑色斑点状色带。全体被以具花纹的骨环及细横纹，各骨环内有突起粒状棘。胸鳍短宽，背鳍较长，有的不明显，无尾鳍。骨质坚硬。气微腥，味微咸。

2.拟海龙　体长平扁，躯干部略呈四棱形，全长 20~22cm。表面灰黄色。头部常与体轴成一直线。

3.尖海龙　体细长，呈鞭形，全长 10~30cm，未去皮膜。表面黄褐色，有的腹面可见有育儿囊，有尾鳍。质较脆弱，易撕裂。

【鉴别要点】刁海龙头部有管状长吻，躯干五棱形，尾部前方六棱形，后方渐细成四棱形。拟海龙躯干略呈四棱形。

【品质优劣】以个大、头尾齐全、色黄白、干爽洁净者为佳。

## 海马

【别名】水马、马头鱼。

【来源】本品为海龙科动物线纹海马、刺海马、大海马、三斑海马或小海马（海蛆）的干燥体。

【产地】主产于广东、辽宁、山东、福建、浙江、海南、中国台湾等地。中华人民共和国成立之前主要从菲律宾、马来西亚进口。

【性状】

1.线纹海马　呈扁长形而弯曲，体长约 30cm。表面黄白色。头略似马头，有冠状突起，有管状长吻，口小，无牙，两眼深陷。躯干部七棱形，尾部四棱形，逐渐细卷，体上有瓦楞形的节纹并具短棘。体轻，骨质，坚硬。气微腥，味微咸。

2.刺海马　体长 15~20cm。头部及体上环节间的棘细而尖。

3. 三斑海马　体侧背部第 1、4、7 节的短棘基部各有 1 黑斑。

4. 大海马　体长 20~30cm。黑褐色。

5. 小海马（海蛆）　体形小，长 7~10cm。黑褐色，节纹及短棘均较细小。

【鉴别要点】海马的头略似马头，有冠状突起，有管状长吻；躯干部七棱形，尾部四棱形，渐细卷曲，体上有瓦楞形的节纹。具有典型的"马头蛇尾瓦楞身"特征。

【品质优劣】以个大、头尾齐全、色灰褐、干爽洁净者为佳。

## 僵蚕

【别名】白僵蚕、僵虫、姜虫、天虫。

【来源】本品为蚕蛾科昆虫家蚕 4~5 龄的幼虫感染（或人工接种）白僵菌而致死的干燥全体。

【产地】主产于浙江、江苏、安徽、四川、广东等地。

【性状】本品略呈圆柱形，多卷曲皱缩，长 2~5cm，直径 0.5~0.7cm。表面灰黄色，被有白色粉状的气生菌丝和分生孢子。头部略圆，足 8 对，体节明显，尾部略显二分歧状。质硬而脆，易折断，断面平坦，外层白色，中间有亮棕色或亮黑色的丝腺环 4 个。气微腥，味微咸。

【鉴别要点】僵蚕外表可见体节，有的附有丝状物，断面有 4 个亮棕色或亮黑色的丝腺环和未消化的绿色桑叶粉末。劣质僵蚕多为死蚕外敷白色物质（面粉、淀粉），断面无 4 个丝腺环或有丝腺环（为 4~5 龄蚕），或用其他虫体加工掺伪。

【品质优劣】以直条肥壮、质硬、色白、断面明显者为佳。

## 金钱白花蛇

【别名】小白花蛇、金钱蛇。

【来源】本品为眼镜蛇科动物银环蛇的幼蛇干燥体。

【产地】主产于广东、广西、江西、湖北、安徽等地。

【性状】本品呈圆盘状，盘径 3~6cm，蛇体直径 0.2~0.4cm。头盘在中间，尾细，常纳口内，口腔内上颌骨前端有毒沟牙一对，鼻间鳞 2 片，无颊鳞，上下唇鳞通常各为 7 片。背部黑色或灰褐色，有白色环纹 45~58 个，黑白相间；白环纹在背部宽 1~2 行鳞片，向腹面渐增宽，黑环纹宽 3~5 行鳞片；背正中明显突起一条脊棱，脊棱扩大呈六角形，背鳞细密，通身 15 行，尾下鳞单行。气微腥，味微咸。

【鉴别要点】金钱白花蛇身上黑白环相间，白色环纹 45~58 个，白环纹宽 1~2 个鳞片，黑环纹 3~5 个鳞片，背鳞（背部中间有一行鳞片）扩大成六角形，尾下鳞单行。

【品质优劣】以身干、完整、体小者为佳。

【伪品】金钱白花蛇伪品很多，常见有以下几种：

1. 利用银环蛇的成蛇切成若干小条，形成小蛇身，再装上水蛇或其他小蛇的蛇头，盘成圆盘状，冒充金钱白花蛇。主要区别点：蛇身不完整，蛇头颈部与蛇身有拼接痕迹。

2. 将其他幼蛇的全体用药水使其褪色，再用油漆等将蛇身涂成白色环纹。主要区别点：白环纹的宽窄间距不规则，白色环纹与鳞片不吻合，背部脊鳞不呈六角形。

## 羚羊角

【别名】高鼻羚羊。

【来源】本品为牛科动物赛加羚羊雄兽的角（雌兽无角，仅生有短的突起）。

【产地】历史上本品完全依靠进口，主产于俄罗斯、哈萨克斯坦、蒙古国。以俄罗斯的产量最大，约占进口的 50%；哈萨克斯坦占 30%；蒙古国占 20%。过去均由香港转口，现已直接贸易。由边贸口岸输入很多，如黑龙江的绥芬河、内蒙古的满洲里、新疆的霍尔果斯等。

【性状】本品呈长圆锥形，略呈弓形弯曲，长 15~33cm。类白色或黄白色，基部稍呈青灰色。嫩枝对光透视有"血丝"或黑色斑纹，光润如玉，无裂纹；老枝稍有细纵裂纹。除尖端部分外，有 10~16 个隆起环脊，间距约 2cm，用手握之，四指正好嵌入凹处。角的基部横切面呈圆形，直径 3~4cm，内有坚硬且重的角柱，习称"骨塞"；骨塞长约占全角的 1/2~1/3，表面有突起的纵棱，与其外面角鞘内的凹沟紧密嵌合，从横断面观，其结合部呈锯齿状。除去"骨塞"后，角的下半段成空洞，全角呈半透明，对光透视，上半段中央有一条隐约可辨的细孔直通角尖，习称"通天眼"。质硬。气微，味淡。

【鉴别要点】羚羊角略呈弓形弯曲，全角半透明，对光透视，上半段中央有一条隐约可辨的细孔道直通角尖；隆起环脊，间距 2cm，用手握之，四指正好嵌入凹处；骨塞表面有突起的纵棱与其外面角鞘内的凹沟紧密嵌合。

【品质优劣】以质坚实、光润、有血丝血斑、通天眼透光明显、无裂纹者为佳。

【伪品】

1. 黄羊角　为牛科动物黄羊的角。长约 20cm，基部直径 3~4cm。表面灰棕色或黄棕色，粗糙，自基部向上有微波状环脊 17~20 个，其下部间距较小，约 0.5cm。全角不透明，无"通天眼"。

2. 长尾黄羊角　为牛科动物鹅喉羚羊的角。长 20~30cm，基部直径 3~7cm。表面黑色，有许多裂纹，中下部有斜向环脊约 8 个，一侧不明显，其间距 1.5~2cm。骨塞不呈锯齿状，全角不透明，无"通天眼"。

3. 西藏羚羊角　为牛科动物藏羚羊的角。较直，长 50~70cm。表面黑色或深棕色，较光滑，角的下方 2/3 处有隆起环脊 16 个，其间距相等，约 2cm。骨塞边缘不呈齿状，全角不透明，无"通天眼"。

4. 羊角　为牛科动物羊的角。长圆锥形，长 18~20cm。表面光滑，黄棕色或灰褐色，略透明，有仿制环脊约 4 个，并可见刀削痕；环脊间距约 1cm，尖角端约 3.5cm，部分无环脊。基部无骨塞，呈筒状，无"通天眼"。

## 鹿茸

【别名】斑龙珠。

【来源】本品为鹿科动物梅花鹿或马鹿的雄鹿未骨化密生茸毛的幼角。前者习称"花鹿茸"，后者习称"马鹿茸"。

【产地】

1. 梅花鹿　野生者很少，主要以家养者为主。以东北最多，四川、河北、山西等地亦有。

2. 马鹿　野生者与家养者均有。野生者主要分布在新疆、内蒙古、黑龙江、吉林、青海、甘肃等地。家养者主产于新疆、黑龙江、吉林、辽宁、内蒙古等地。

【性状】

1. 花鹿茸　呈圆柱状分枝。具一个分枝者习称"二杠"，主枝习称"大挺"，长 17~20cm，锯口直径 4~5cm；离锯口约 1cm 处分出侧枝，习称"门庄"，长 9~15cm，直径较大挺略细。外皮红棕色或棕色，多光滑，表面密生红黄色或棕黄色细茸毛，上端较密，下端较疏；分岔间有 1 条灰黑色筋脉，皮茸紧贴。锯口黄白色，外围无骨质，中部密布细孔。体轻。气微腥，味微咸。具两个分枝者，习称"三岔"，大挺长 23~33cm，直径较二杠细，略呈弓形，微扁，枝端略尖，下部多有纵棱线及突起的疙瘩；皮红黄色，茸毛较稀而疏。

二茬茸与头茬茸相似，但主枝长而不圆或下粗上细，下部有纵棱筋。皮灰黄色，茸毛较粗糙，锯口外围多已骨化。体较重。无腥气。

2. 马鹿茸　较花鹿茸粗大，分枝较多，一个侧枝者习称"单门"，二个者习称"莲花"，三个者习称"三岔"，四个者习称"四岔"或更多。按产地分为"东马鹿茸"和"西马鹿茸"。

（1）东马鹿茸　"单门"大挺长 25~27cm，直径约 3cm。外皮灰黑色，茸毛灰褐色或黄褐色，锯口外皮较厚，灰黑色，中部密布细孔，质嫩；"莲花"大挺长可达 33cm，下部有棱筋，锯口面的蜂窝状孔较大；"三岔"皮色深，质较老；"四岔"茸毛粗而稀，大挺下部有棱筋及疙瘩，分枝顶端多无毛，习称"捻头"。

（2）西马鹿茸　大挺多不圆，顶端圆扁不一，长 30~100cm。表面有棱，多抽缩干瘪，分枝较长且弯曲，茸毛粗长，灰色或黑灰色。锯口色较浑，常见骨质。气腥臭，味咸。

【鉴别要点】一般常用鹿茸片，个子货不进。鹿茸饮片外层呈一圈皮膜，有的能看见残存的细毛，切面密布砂眼状小孔。劣质鹿茸片外周有明显骨化圈。

【品质优劣】均以外形粗壮饱满、皮毛完整、质嫩、油润、茸毛细、无骨棱骨钉者为佳。

## 牛黄

【别名】丑宝。

【来源】本品为牛科动物牛的干燥胆结石。宰牛时，如发现有牛黄，即滤去胆汁，将牛黄取出，除去外部薄膜，阴干。

【产地】产于北京、天津等华北地区者称"京牛黄"，产于东北者称"东牛黄"，产于西北者称"西牛黄"。

【性状】本品多呈卵形、类球形、三角形或四方形，大小不一，直径 0.6~3（4.5）cm，少数呈管状碎片。表面黄红色至棕黄色，有的表面挂有一层黑亮的薄膜，习称"乌金衣"；有的粗糙，有疣状突起；有的有龟裂纹。体轻，质酥脆，易分层剥落，断面金黄色，可见细密的同心层纹，有的夹有白心。气清香，味苦而后甜，有清凉感，嚼之易碎，不粘牙。

【鉴别要点】牛黄断面层纹极其细密，每 1mm 距离内至少有 3 层，每层厚度基本一致。取牛黄少量，加清水调和，涂于指甲上，能将指甲染成黄色，不易擦去，俗称"挂甲"。

【品质优劣】天然牛黄以完整、表面光泽细腻、体轻质松、断面层纹薄且清晰、入口有清凉感、味苦而后甘者为佳。表面挂"乌金衣"者更优。

## 麝香

【别名】射香、寸香、元寸香。

【来源】本品为鹿科动物林麝、马麝、原麝成熟雄体香囊中的干燥分泌物（雌麝无香囊）。

【产地】野麝主要生活在 2400~4000m 的高寒山区，主产于四川甘孜、西藏昌都、云南迪庆、青海玉树。陕西安康、湖北、甘肃山区亦有分布，尼泊尔、俄罗斯等地亦有出产。

【性状】

1.毛壳麝香　为扁圆形或椭圆形的囊状体，直径 3~7cm，厚 2~4cm。开口面呈皮革质，棕褐色，略平，密生白色或灰棕色短毛，从两侧围绕中心排列，中间有 1 小囊孔。另一面为棕褐色略带紫色的皮膜，微皱缩，偶显肌肉纤维，略有弹性，剖开后可见中层皮膜呈棕褐色或灰褐色，半透明；内层皮膜呈棕色，内含颗粒状、粉末状的麝香仁和少量细毛及脱落的内层皮膜（习称"银皮"）。

2.麝香仁　野生者质软，油润，疏松；其中不规则圆球形或颗粒状者习称"当门子"，表面多呈紫黑色，油润光亮，微有麻纹，断面深棕色或黄棕色；粉末状者多呈棕褐色或黄棕色，并有少量脱落的内层皮膜和细毛。饲养者呈颗粒状、短条形或不规则的团块；表面不平，紫黑色或深棕色，显油性，微有光泽，并有少量毛和脱落的内层皮膜。气香浓烈而特异，气微辣、微苦带咸。

【鉴别要点】

1.手捏法　捏毛壳麝香不带毛的囊皮处，须有柔软感觉，而无硬性顶手的物质；按压陷下的皮囊，放手后应弹起恢复原状。主要是检查麝香中有无异物和干燥程度。如手捏太软，表明水分多，如有硬物或捏入部位不能复原，表明有掺假现象。

2.针探法　用特制的麝香槽针，插入毛壳麝香的香囊开口内，然后向不同方向搅动，之后取出槽针观察。若是真品，槽内麝香仁应逐渐出现膨胀而高出槽面，习称"冒槽"。麝香仁显油润，无锐角，颗粒自然疏松，香气浓郁，不应有其他纤维和异物。若颗粒不规则，有锐角，不自然，枯燥，无油润光泽，则为掺伪品。

3.手捻法　取麝香少许于掌心或拇指与食指之间进行捻搓，应成团状，但不应粘手或脱色染手；或顶指、结块有沙粒感。轻揉其团块后逐渐松散或弹起，其手上的香气经久不去者为真品。

4. 口尝法　取麝香少许，放舌尖进行咬尝，应无粘牙或沙粒、杂质等感觉。舌感微苦而麻辣，香气浓烈、扩散力强，立即通于鼻腔及舌根者为真品。

5. 火试法　取麝香少许，置于金属片或锡箔纸上，下面用火烧，初呈蠕动状且迸裂，并有轻微爆鸣声，随即融化膨胀起泡成黑色油珠，而后开始燃烧；香气四溢，无烧毛、焦肉味，不起火焰和火星，烧后灰呈白色或灰白色为真品。否则，则有掺假。

6. 水试法　取麝香少许投入开水杯中，应逐渐溶化。水溶液呈淡黄色，清澈而不混浊，溶解部分占 60%~70%，不溶解部分只能是微小的麝香子和碎散皮膜。不应有沉淀、混浊、尘沙和细小的纤维等杂质，否则必然掺假。

伪品鉴别：常出现掺假现象，掺动、植、矿三类物质均有。动物类物质有肝脏、血、肌肉、油脂、蛋黄、羊粪等；植物类物质有朽木、淀粉、儿茶、树脂、栓皮、荔枝核、锁阳等；矿物类物质有铁屑、铅粒、磁石、沙土、玻璃等。麝香完全伪品很少见，由于麝香香气特殊，即使掺假，或多或少也加入了一些真麝香，借其麝香气味以假乱真。

【品质优劣】毛壳麝香以饱满、皮薄、有弹性、香气浓烈者为佳。麝香仁以颗粒色黑紫、粉末色棕黄、质柔、油润、当门子多、香气浓烈者为佳。

## 水蛭

【别名】蚂蟥、肉钻子。

【来源】本品为水蛭科动物蚂蟥、水蛭、柳叶蚂蟥的干燥全体。

【产地】全国大部分地区均产，以山东、江苏、黑龙江地区较多。

【性状】

1. 蚂蟥　呈扁平纺锤形，有多数环节，长 4~10cm，宽 0.5~2cm。背部黑褐色或黑棕色，稍隆起，用水浸后，可见黑色斑点排成 5 条纵纹；腹面平坦，棕黄色。两侧棕黄色，前端略尖，后端钝圆，两端各有 1 吸盘，前吸盘不显著，后吸盘较大。质脆，易折断，断面胶质状。气微腥。

2. 水蛭　呈长圆柱形，体多弯曲扭转，长 2~5cm，宽 0.2~0.3cm。

3. 柳叶蚂蟥　狭长而扁，长 5~12cm，宽 0.1~0.5cm。

【鉴别要点】水蛭扁平有多数环节，大小相差悬殊。两端各有 1 个吸盘，前吸盘不显著，后吸盘较大，表面可见黑色斑点排列成 5 条纵纹。劣质水蛭：矾水货是用白矾水浸泡后干燥，外表色泽发乌无光泽，折断时干脆，舌舔之先涩后麻有刺舌感；盐水货表面泛有白色的结晶，舌舔味咸；还有鲜水蛭腹中填充石膏、水泥等杂质；提取后的药渣，外表无自然黑色光泽，有裂纹，断面如糟糠，轻泡。

【品质优劣】以身干、条整齐、无泥土杂质者为佳。

## 乌梢蛇

【别名】乌蛇。

【来源】本品为游蛇科动物乌梢蛇的干燥体。

【产地】主产于浙江、安徽、广东、广西、江西、江苏、四川、湖北、湖南、陕西、河南、贵州、云南等地。尤以长江流域较为常见。

【性状】本品呈盘状，盘径约 16cm。表面黑褐色或绿黑色，密被菱形鳞片；背鳞行数成双，背中央 2~4 行鳞片强烈起棱，形成两条纵贯全体的黑线。头盘在中间，呈扁圆形，眼大而下凹陷，有光泽。上唇鳞 8 枚，第 4、5 枚入眶，颊鳞 1 枚，眼前下鳞 1 枚，较小，眼后鳞 2 枚。脊部高耸成屋脊状。腹部剖开边缘向内卷曲，脊肌肉厚，黄白色或淡棕色，可见排列整齐的肋骨。尾部渐细而长，尾下鳞双行。剥皮者仅留头尾部皮鳞，中段较光滑。气腥，味淡。

【鉴别要点】乌梢蛇背部乌黑色，脊部高耸似屋脊，背鳞、尾下鳞双数。背中间 2~4 行鳞片强烈起棱，形成两条纵贯全体的黑线。常见伪品：滑鼠蛇、灰鼠蛇、赤链蛇、王锦蛇、黑眉锦蛇、红点锦蛇、玉斑锦蛇、虎斑游蛇、水赤链蛇、银环蛇、金环蛇、眼镜蛇均没有乌梢蛇背中央 2~4 行鳞片强烈起棱这一特征，可资鉴别。

【品质优劣】以头齐全、皮黑褐色、肉黄白、体坚实者为佳。

## 紫河车

【别名】胎衣、胎盘。

【来源】本品为健康人的干燥胎盘。

【性状】本品呈圆形、碟形或椭圆形，直径 9~15cm，厚薄不一。表面黄色或黄棕色，一面凹凸不平，有不规则沟纹；另一面较平滑，常附有残余脐带，其四周有细血管。质硬脆。有腥气。仅 30~50 克重。

【鉴别要点】紫河车一面凹凸不平，另一面有脐带残余，其四周有细血管。有腥气，表面黄白色或黄棕色。劣质紫河车：因掺伪用明矾水或过氧化氢溶液浸泡，干后外观呈团块状，边缘和中央近等厚（正品边缘较薄向内卷曲），内表面不光滑，周边几乎不卷曲；外表橙黄、浅黄色；体重，坚实折不断；闻之有熟玉米味（掺玉米粉、石膏、蒲黄等杂质）；重约 50~100g/ 个。

【品质优劣】以完整、色黄、血管内无残血者为佳。

【伪品】

1. 猪胎盘　呈扁圆形、椭圆形、菜花状或荷包形，厚薄不一，边缘中间稍薄，外表由胎膜包围。表面棕褐色、紫黑色。体轻，质硬脆，易折断。有腥味。

2. 另用鸡鸭肠加淀粉加工而成。紫河车粉为黄褐色、黄棕色、棕褐色，伪品为橙黄色；正品有腥味，伪品有玉米味。

## 蜈蚣

【别名】百足虫。

【来源】本品为蜈蚣科动物少棘巨蜈蚣的干燥体。

【产地】主产于湖北、浙江、江苏、安徽等地，均为野生品。

【性状】本品呈扁平长条形，长 9~15cm，宽 0.5~1cm。由头部和躯干组成，全体共 22 个环节。头部暗红色或红褐色，略有光泽，有头板覆盖；头板近圆形，前端稍有突出，两侧贴有鄂肢一对。躯干部第一个背板与头板同色，其余背板为棕绿色或墨绿色，有光泽，自第四背板至第二十背板上常有两条纵沟线。腹部淡黄色或棕黄色，皱缩；自第二节起，每节两侧有步足一对；步足黄色或红褐色，偶有白色，呈弯钩形，最末一对步足呈尾状，故又称"尾足"，易脱落。质脆，断面有裂隙。气微腥，有特殊刺鼻臭气。味辛，微咸。

【鉴别要点】蜈蚣头部暗红色，背部黑绿色，有 22 个环节。体侧有 21 对黄红色步足。

【品质优劣】以条长、身干、头红身绿、腿全者为佳。

## 土鳖虫

【别名】地鳖虫、土元、蟅虫、土别虫。

【来源】本品为鳖蠊科昆虫地鳖或冀地鳖的雌虫干燥体。

【产地】地鳖主产于江苏、安徽、河南、湖北、湖南、四川等地。冀地鳖主产于河北、山东、山西、浙江等地。

【性状】

1. 地鳖（苏土元） 呈扁平卵形，长 1.3~3cm，宽 1.2~2.4cm。前端较窄，后端较宽，背部紫褐色，有光泽，无翅。前胸背板较发达，盖住头部；腹背板 9 节，呈覆瓦状排列。头部较小，有丝状触角 1 对，常脱落。胸部有足 3 对，有细毛和刺。腹部有横环节，腹面红棕色。质松脆，易碎。气腥臭，味微咸。

2. 冀地鳖（大土元） 长 2.2~3.7cm，宽 1.4~2.5cm。背部黑棕色，通常在边缘带有淡黄褐色斑块及黑色小点。

【鉴别要点】土鳖虫腹背板 9 节，呈覆瓦状，腹部有横环节，足 3 对。劣质土鳖虫：注射胶类、处死前喂饱，这类土鳖虫腹部较凸，掰碎后有硬块及残留麸皮；掺明矾、增重粉者折断可见白色或浅黄色结晶，虫体质硬，手感重。

【品质优劣】以身干、个整齐、黑褐色、无泥土杂质者为佳。

## 全蝎

【别名】全虫、蝎子。

【来源】本品为钳蝎科动物东亚钳蝎的干燥体。

【产地】主产于河南、山东、安徽、山西、河北等地，辽宁、云南、浙江、江苏、陕西等地亦产。

【性状】本品头胸部与前腹部呈扁平长椭圆形，后腹部呈尾状，皱缩弯曲，完整者体长约 6cm。头胸部呈绿褐色，前面有 1 对短小的螯肢及 1 对较长的钳状脚须，形似蟹螯。背面覆有梯形背甲，腹面有足 4 对，均为 7 节，末端各有 2 爪钩。前腹部由 7 节组成，第 7 节色深，背甲上有 5 条隆脊线，背面绿褐色；后腹部棕黄色，6 节，节上均有纵沟，末节有锐钩状毒刺，毒刺下方无距。气微腥，味咸。

【鉴别要点】全蝎腹面有足 4 对，前面有 1 对较长的钳状脚须，尾部有锐钩状毒刺。劣质全蝎掺盐太多，大多虫体上挂有盐霜，这对疗效有较大影响。

【品质优劣】以完整、色青褐或黄褐、干净、身挺、腹硬、脊背抽沟、无盐霜者为佳。

## 鸡内金

【别名】鸡肫皮。

【来源】本品为雉科动物家鸡的干燥砂囊内壁。

【性状】本品为不规则卷片，厚约 2mm。表面黄色、黄绿色或黄褐色，薄而半透明，有明显的条状皱纹。质脆，断面呈角质样，有光泽。气微腥，味微苦。

【鉴别要点】鸡内金色黄，断面呈角质样，有明显条状皱纹。

【品质优劣】以身干、个大、色黄、完整不碎者为佳。

【附】有用鸭内金掺到鸡内金中混用。二者性状不同，注意鉴别，鸭内金多成碎块，为碟形或片状，较大而厚，呈黑绿色，棱沟纵纹少。

# 第十节　矿物类

## 朱砂

【别名】辰砂、丹砂。

【来源】本品为硫化类矿物辰砂族辰砂，主含硫化汞（HgS）。采挖后，选择纯净者，用磁铁吸净含铁的杂质，再用水淘去杂石和泥沙。

【产地】主产于贵州、湖南、四川等地。

【性状】本品为粒状或块状集合体，呈颗粒状或块片状。鲜红色或暗红色，条痕红色至褐红色，有光泽。体重，质脆，片状者易碎，粉末状者有闪烁的光泽。气微，无味。

【鉴别要点】朱砂呈鲜红色或暗红色，不染手，沙子状颗粒，有光泽，体重。

【品质优劣】以色红、鲜艳、有光泽、透明、无细粉、不染手、无杂质者为佳。

【附】人工朱砂是用水银及硫黄为原料，经加热升华而得的汞制剂，成分亦是硫化汞。呈大小不一块状，暗红或紫红色，有光泽，体重，质较疏松，易碎，断面呈细针状结晶束。无臭，味淡。药材商品称作"辰砂"，药商将其粉碎称天然朱砂，以提高售价，人工朱砂含有游离汞，对人有害。鉴别水飞朱砂时，将其摊于灰黑色背景下用放大镜看，游离汞呈发亮的小圆球。目前大多为人工朱砂，天然朱砂很少。

## 磁石

【别名】灵磁石、活磁石。

【来源】本品为氧化物类矿物尖晶石族磁铁矿，主含四氧化三铁（$Fe_3O_4$）。

【产地】主产于江苏、河北、山东、福建、湖北、辽宁、广东、广西、四川、安徽等地。

【性状】本品为块状集合体，呈不规则块状，或略带方形，多有棱角。表面灰黑色或棕褐色，条痕黑色，有金属光泽。体重，质坚硬，断面不整齐。具磁性。有土腥气，无味。

【鉴别要点】磁石的特点是有磁性，表面棱角处常吸有粉末状或如毛状铁粉，能吸起大头针、曲别针。表面灰黑色，条痕黑色，有金属光泽。煅磁石无磁性。

【品质优劣】以黑色、有光泽、吸铁能力强者为佳。

## 赭石

【别名】代赭石。

【来源】本品为氧化物类矿物刚玉族赤铁矿，主含三氧化二铁（$Fe_2O_3$）。采挖后，除去泥沙和杂石。

【产地】主产于山西、河北、河南、山东、湖北、四川等地。

【性状】本品为鲕状、豆状、肾状集合体，多呈不规则的扁平块状。表面暗棕红色或灰黑色，条痕樱红色或红棕色，有的有金属光泽。一面多有圆形的突起，习称"钉头"；另一面与突起相对应处有同样大小的凹窝。体重，质硬，砸碎后断面显层叠状。气微，味淡。

【鉴别要点】赭石表面暗棕红色，条痕樱桃红色或红棕色，一面多有圆形的突起，习称"钉头"；另一面与突起相对应处有同样大小的凹窝。

【品质优劣】以断面层叠状、每层多有钉头、条痕赤红色、无杂石者为佳。

## 石膏

【别名】白虎、细石。

【来源】本品为硫酸盐类矿物石膏族石膏，主含含水硫酸钙（$CaSO_4 \cdot 2H_2O$）。采挖后，除去泥沙及杂石。

【产地】湖北应城的石膏最为有名，为道地药材。安徽、河南、山西、陕西、西藏等地也产。

【性状】本品为纤维状集合体，呈长块状、板块状或不规则块状。表面白色、灰白色或淡黄色，有的半透明。体重，质软，纵断面有绢丝样光泽。气微，味淡。

【鉴别要点】石膏为白色或淡黄色，有绢丝样光泽。指甲能刮下石膏粉末（石膏硬度是 2，人指甲是 2.5），而指甲不会坏。粉末用放大镜看呈纤维状和小块状。煅石膏用水调成稀糊状，摊平，几分钟后会凝固成固体。

【品质优劣】以色白、块大、质松、表面如丝、无杂石者为佳。

## 滑石

【别名】滑石块。

【来源】本品为硅酸盐类矿物滑石族滑石，主含含水硅酸镁 $[Mg_3(Si_4O_{10})(OH)_2]$。采挖后，除去泥沙和杂石。

【产地】主产于山东、江西。

【性状】本品多为块状集合体，呈不规则块状。表面白色、黄白色或淡蓝灰色，有蜡样光泽。质软、细腻，手摸有滑润感，无吸湿性，置水中不崩散。气微，无味。

【鉴别要点】滑石表面白色，具蜡样光泽，有滑手感。滑石粉洁白细腻。

【品质优劣】以整洁、色白、润滑、无杂质者为佳。

## 龙骨

【来源】本品为古代哺乳动物象类、犀类、三趾马、羚羊、牛类、鹿类等骨骼及牙齿的化石。商品分五花龙骨与一般龙骨两类，习惯认为五花龙骨为佳。

【产地】主产河南、河北、山西、内蒙古、陕西、甘肃、青海等地。

【性状】

1. 五花龙骨　为不规则块状，长、宽各 1~10cm，厚约 3cm。表面黄白色，上有蓝灰色及红棕色花纹，深浅粗细不同，略似大理石之条纹。略有光泽，偶有小裂痕。质硬，易层层剥落，捻之可碎。吸湿性强，以舌舔之，可吸附于舌上。无臭，无味。

2. 一般龙骨（土龙骨）　形状不规则，长 10~17cm，宽 7~10cm。表面粉白色或淡棕色，多较平滑，有的具纹理与裂隙或棕色条纹和斑点。质硬，断面不平坦，关节处有许多蜂窝状小孔。吸湿性强。

【鉴别要点】龙骨外表有不同颜色的斑纹，即"龙骨斑"，吸湿性强，粘舌。劣质龙骨中掺有大量小石块杂质。由于龙骨资源稀缺，供不应求，伪品将牛、羊、猪骨用生石灰水浸泡或用火煅烧后砸碎冒充龙骨。伪品色白，无杂色，体轻，质疏松，易碎，也粘舌，注意鉴别。

【品质优劣】五花龙骨以质硬、分层、有大理石花纹、吸湿力强者为佳。土龙骨以体重质坚、灰白色、吸湿力强者为佳。

## 赤石脂

【别名】赤石土、赤符。

【来源】本品为硅酸盐类矿物多水高岭石族多水高岭石，主含四水硅酸铝 $Al_4(Si_4O_{10})(OH)_8 \cdot 4H_2O$。采挖后，除去杂石。

【产地】主产山西、河南、福建、江苏、陕西、湖北等地。

【性状】本品为块状集合体，呈不规则状。表面粉红色、红色至紫色，或有红白相间的花纹。质软，易碎，断面有的有蜡样光泽。吸水性强。有黏土气，手摸有滑腻感，嚼之无沙粒感。

【鉴别要点】赤石脂表面粉红色、紫红色或有红白相间的大理石样花纹。质软易碎，手摸有滑腻感，粘舌。

【品质优劣】以色红、光滑、细腻、质软易断、黏性强者为佳。

## 第十一节　其他类

## 青黛

【别名】靛花、青蛤粉。

【来源】本品为爵床科植物马蓝、蓼科植物蓼蓝或十字花科植物菘蓝的叶或茎叶经加工制得的干燥粉末或团块。

【产地】主产于福建、广东、江苏、河北、云南等地，以福建仙游产品的质量最佳，称"建青黛"，属于道地药材。

【性状】本品为深蓝色的粉末，体轻，易飞扬；或呈不规则多孔的团块，用手搓捻即成粉末。微有草腥气，味淡。

【鉴别要点】青黛呈蓝色粉末，体轻，可漂在水面上。若有掺假放到水中会有许多沉淀物。取本品少许，用微火灼烧，有紫红色烟雾产生。取本品少许，滴加硝酸，产生气泡并显棕红色或黄棕色。

【品质优劣】以粉细、色蓝、体轻质松、能浮于水面、以火烧之呈紫红色火焰、嚼之无沙感、手握无白灰粒者为佳。

## 海金沙

【来源】本品为海金沙科植物海金沙的干燥成熟孢子。

【产地】我国大部分地区均产，如陕西、河南、湖北、湖南、江苏、四川、云南、贵州、广东等地。

【性状】本品呈粉末状，棕黄色或浅棕黄色。体轻，手捻有光滑感，置手中易从指缝滑落。气微，味淡。

【鉴别要点】海金沙为细小的孢子，手捻光滑，易从指缝滑落。火烧有闪光及爆鸣声，不留灰烬。水试法：取海金沙少许，撒于水上，能浮于水面不下沉；下沉者，表示有泥土掺杂。

【品质优劣】以身干、黄棕色、体轻、光滑、能浮于水面、无泥沙杂质、引燃时有火焰声响者为佳。

## 天竺黄

【别名】竹黄。

【来源】本品为禾本科植物青皮竹或华思劳竹等杆内的分泌液干燥后的块状物。

【产地】主产于云南、广东、广西。国外产于越南、印度、印度尼西亚、新加坡、泰国、马来西亚等地。

【性状】本品为不规则片块或颗粒，大小不一。表面灰蓝色、灰黄色或灰白色，有的洁白色，半透明，略带光泽。体轻，质硬而脆，易破碎，吸湿性强。气微，味淡。

【鉴别要点】天竺黄吸水性强，不溶解于水，将少许放入水中，即可产生气泡。放置于舌上，有清凉感，舐之粘舌。

【品质优劣】以片大、色灰白或灰蓝、质坚而脆、吸湿性强、有光泽者为佳。

## 冰片（合成龙脑）

【别名】机片、筒片。

【来源】用松节油、樟脑等为原料加工合成。

【产地】全国大部分地区均产。

【性状】本品为无色透明或白色半透明的片状松脆结晶。气清香，味辛、凉。有挥发性，点燃发生浓烟，并有带光的火焰。

【鉴别要点】冰片有浓烈的香气，味辛、凉。

【品质优劣】以片大且薄、颜色洁白如雪、质松脆、气清香、味辛凉纯正者为佳。

## 胆南星

【别名】胆星。

【来源】本品为制天南星细粉与牛、羊或猪胆汁经加工而成，或为生天南星细粉与牛、羊或猪胆汁经发酵加工而成。

【产地】全国大部分地区均产。

【性状】本品呈方块状或圆柱状。棕黄色或棕黑色。质硬。气微腥，味苦。

【鉴别要点】胆南星呈棕黄色、灰棕色或棕黑色。气微腥、味苦。

【品质优劣】以色黑、油润、嗅之无腥气、味不麻辣者为佳。

## 阿胶

【别名】驴皮胶。

【来源】本品为马科动物驴的干燥皮或鲜皮经煎煮、浓缩制成的固体胶。

【产地】主产于山东省东阿县。

【性状】本品呈长方形块、方块形或丁状。表面黑褐色，有光泽。质硬而脆，断面有光亮，碎片对光照视呈棕色半透明状。气微，味微甘。

【鉴别要点】阿胶断面棕色，呈玻璃样光泽，有轻微豆油香味，微甜。伪品有腥臭味，于水中加热溶化，液面有一层脂肪油，具皮肉汤味。正品质地硬脆易折断，断面无孔隙；伪品质韧不易折，断面时有小孔。

【品质优劣】以乌黑、断面光亮、质脆味甘、无腥气者为佳。

## 儿茶

【别名】孩儿茶。

【来源】本品为豆科植物儿茶的去皮枝、干的干燥煎膏。

【产地】原产于缅甸、印度、斯里兰卡等国，现今我国浙江、广东、广西、云南、海南等地均产。

【**性状**】本品呈方形或不规则块状，大小不一。表面棕褐色或黑褐色，光滑而稍有光泽。质硬，易碎，断面不整齐，具光泽，有细孔，遇潮有黏性。气微，味涩、苦，略回甜。

【**鉴别要点**】儿茶表面棕褐色或黑褐色，质硬易碎，具光泽，有细孔。味涩、苦，略回甜。

【**品质优劣**】以表面乌黑色或棕褐色、有光泽、味苦涩、稍粘舌、无碎末及杂质者为佳。

# 下篇
# 学术成果

# 论文集锦

## 壮筋活血膏制剂工艺的改进

壮筋活血膏是我院骨伤科朱大夫的家传秘方，临床用于治疗各种骨伤关节病 4000 多例，有效率高达 95%。原用膏药，系采用传统方法经炼油、下丹、收膏等程序制成，配方工艺存在着一些不足之处，故具有一些副作用。为此，经过反复多次试制，在保持原有疗效的基础上，改进配方工艺制成无丹膏药。

1. **药物组成** 主要由马钱子、当归、川芎、豹骨、红花、乳香、没药、冰片、麝香、儿茶等 36 味中药组成。

2. **制作工艺** 将马钱子、当归、川芎、红花、豹骨等粗料药粉碎成粗粉，用 90% 以上的乙醇按常规渗漉法，提取、浓缩制成浸膏。提取后的药渣，再行水煎煮两次，将滤液浓缩、干燥、粉碎。血竭、麝香、冰片、乳香、没药等细料药粉碎成细粉备用。

3. **膏药基质的配制比例** 松香 1000g、香油 200g、蜂蜡 150g 置锅内加热熔化，熬炼至滴水成珠，再将粗料药提取的浸膏、干粉徐徐掺入，不断搅拌均匀，注意火候要小。继续加热熬炼至滴水成珠，手捏不粘手，撕至易断。这时将膏药锅离开火源，稍冷后，将膏药徐徐倒入冷水盆内，并不停搅拌使膏药成带状。一周后取出，挤去膏药的水分，加热融化，待温度降至 60℃ 左右，加入细料药粉搅拌均匀，摊涂于裱褙材料上，即得。

4. **体会** 壮筋活血膏配方工艺的改进，是将原含铅膏药制成无丹膏药。将用油浸泡熬炼来提取中药成分，改为用乙醇渗漉和水煎煮提取，避免了药物所含的有效成分在高温时被破坏分解。用乙醇和水作溶媒，比单用香油作溶媒，更能增加药物成分的溶出量，保证了膏药的质量。

原用膏药中含有大量的铅，作用于皮肤，经吸收后对人体有害，而且用药后有的患者会出现皮肤瘙痒、红疹、起水泡等副作用，影响治疗。

<h2 style="text-align:center">皮康酊的配制及临床应用</h2>

皮康酊是笔者数十年临床经验方，应用范围较广，疗效显著，无毒副作用，使用简便。

1. 皮康酊的配置

（1）药物组成　苦参、大黄、黄连、苦楝子、狼毒、木鳖子、甘草各10克，细辛30克、公丁香20克、冰片5克、樟脑50克等。

（2）制法　将上述中药除冰片外，粉碎成粗粉，放置在适宜容器内，加入70%乙醇800毫升，浸泡7天，每天摇动1~2次，过滤去渣，乙醇提取液另器收存。再将药渣加水适量煎煮两次，每次30分钟，滤取药液，浓缩至稠膏状，加入乙醇提取液搅拌均匀，静置24小时，滤取上部清液备用。另取70%乙醇200毫升，加入冰片、樟脑搅拌使之溶解，然后与上述提取液混合，加入氮酮10毫升，70%乙醇加至1000毫升混匀，过滤，分装即可。

（3）使用方法　局部清洗干净，将药水涂于患处，蚊虫叮咬者一般涂药1~2次即可，其他患者每日外涂3~5次。皮肤破损溃烂者慎用。

2. 临床应用　1969~2001年有临床资料统计了112例患者，其中年龄最小的2岁，最大81岁。其中神经性皮炎25例，痊愈15例，显效5例，有效3例，无效2例；苔藓样湿疹18例，痊愈9例，显效4例，有效4例，无效1例；体、足癣14例，痊愈9例，显效3例，有效2例；手脚冻疮（表皮未破溃）24例，痊愈24例；跌打扭伤、关节软组织红肿疼痛31例，痊愈25例，显著6例。另外皮康酊用于治疗蚊子、臭虫、跳蚤以及其他昆虫叮咬，有效率100%，大多数用药1次，于3~5分钟后痛痒症状消失。

3. 典型病例　患者冯某，男，74岁。双下肢湿疹苔藓样化6年有余，症状时轻时重，经多方治疗效果欠佳。双小腿部皮损大小分别为7×12cm、8.5×11cm，皮损部结硬痂，时有渗液，痛痒难耐。经外搽皮康酊，每日5~6次，15天后痊愈，皮肤光滑，随访5年未再复发。

4. 小结　苦参、大黄、黄连、苦楝子味苦性寒，具有清热解毒、燥湿止痒之功效。现代药理研究证明其都具有较广的抗菌作用，同时对皮肤真菌有抑制作用。丁香辛温，外用能促进皮肤血液循环，同时对皮肤真菌具有抑制作用；樟脑辛热，能消肿止痛，外用有促进皮肤血液循环和轻微局麻的作用；狼毒、木鳖子能消肿散结、祛毒，善治多种皮肤顽疾；冰片辛凉，微寒，外用具有消肿止痛、抑菌防腐的作用；甘草味甘，性平，有清热解毒、抗过敏、抗炎之功效。该药处方中加入了皮肤吸收促进剂氮酮，提高了药物的透皮作用，使药效作用迅速发挥。因此，皮康酊具有较好的清热解毒、活血消肿、燥湿止痒之功效。适用于神经性皮炎、苔藓样湿疹、冻疮、跌打损伤、筋骨疼痛、蚊虫叮咬等疾患。神经性皮炎、苔藓样湿疹患者治疗时，应注意忌食辛辣、鱼虾，保持大便通畅。皮康酊配方具有简、廉、便、效之优点，用药范围广，适用于农村基层推广使用，同时居家常备，方便多多。

## 中医院中药工作存在的问题及对策

通过参加省卫生厅、中医药管理局组织的专家评审组，在中医院等级评审、复审检查工作中发现，各级中医院从医院规模、硬件建设以及内涵建设方面都发生了巨大变化，尤其是近几年医院在科学化、制度化、规范化管理方面成效显著，与全国各行各业一样，各级中医院也都在改革中抓住机遇，与时俱进，发展壮大。同时，检查中也发现了中医院在中药工作方面还存在的一些问题，需要进一步完善和改进。就中药工作方面存在的问题及对策，提出我个人的看法，供有关领导及同行们参考，以期使我们中医院工作能全面健康地发展，充分体现党的"三个代表"思想，为广大人民群众的健康服务，使中医药事业能够得到继承和发扬光大。

1. 存在的问题

（1）中药使用中还存在品种混乱的现象，如"同物异名""同名异物"。处方书写不规范，不写正名，如草河车为重楼、拳参的别名，有的白前与白薇不分。

（2）存在劣质中药饮片，有的甚至使用药渣。如：甘草不甜；苦杏仁无味；大黄、黄连不苦；人参味淡；黄芩变绿；丝瓜络系工厂加工鞋垫剩下的边角废料；全蝎含盐、含水量严重超标，有的甚至高达 50%~60%；鹿茸用过氧化氢溶液泡洗加工。有的中药系经提取过有效成分后的药渣，又供给医院，如：大黄、黄连、鹿茸、人参、吴茱萸、八角茴香等。

（3）存在中药饮片掺假的现象。如：鸡内金、炮穿山甲加盐水或矾水浸泡；柴胡掺红薯秧；菟丝子掺沙子；山茱萸掺葡萄皮、枣皮、红果皮；肉苁蓉掺锁阳；金银花掺糖、豆粉；红花掺糖和红砖粉等。

（4）存在中药伪品。如：锁阳经加工冒充肉苁蓉；山杏、山李、山桃冒充乌梅等。

（5）煎熬中药不规范。不按规定煎前浸泡，加水量少，煎煮时间短，饮片加工粗制。如鸡血藤、茯苓、葛根、炮穿山甲等，煎完药后药渣掰开里面还没有浸透。

2. 存在问题的原因

（1）医院规章制定不健全，管理不到位。

（2）中药人员缺乏实际工作经验，老药师、老药工相继离退，人才断档。

（3）医院工作中"重医轻药"现象比较普遍，具体反映在中药人员在进修学习、继续教育培训、晋升职称等方面，不能同其他医务人员同等对待，影响了中药人员工作的积极性和专业知识的提高。

（4）工作中只注重经济效益，进货渠道混乱，采购、验收、监督机制不健全，缺乏透明度，岗位责任意识淡薄。

（5）作为中医院，中药加工炮制设施不完备，有的医院为缺项。

（6）煎药室工作环境简陋，人员配置不符合要求，从业人员缺乏相关业务知识。

3. 存在问题的对策　对存在的问题，医院各级领导须认真对待，如：规范用药、统一处方书写等。要当作医院规范化、科学化、制度化管理全面来抓这项工作，不可有偏废。

（1）重视人才培养与积累　做好"传帮带"工作，把老药工、老药师的宝贵实践经验继承下来，制订出切合实际的人才培养计划，鼓励青年人虚心好学，爱岗敬业，提高业务技术水平，把医与药工作放在同等重要的地位。

（2）完善医院管理　医院要经济效益与社会效益、精神文明与物质文明一起抓，要齐头并进，取得双丰收。目前，西药、中成药大部分医院都采取了集中招标采购，较为规范。中药采购进货，具体环节需要进一步完善解决，反映到中药质量问题方面比较多，严重影响到医院的医疗质量与医疗安全。如：中药的进货渠道、验收、质检等方面，要有相应制度与措施，要求有关工作人员认真负责，出于公心，不徇私情，自觉抵制不正之风。

（3）要建立和完善中医院的中药加工炮制工作　目前药市上中药从业人员业务素质普遍比较低，加工的中药饮片质量没保证。中药材批发企业有经验的老药师缺乏，甚至有的药材公司将批发业务承包给个体药贩，药材公司原有饮片加工厂，这些年由于种种原因相继倒闭。作为中医院，自身中药加工炮制工作再不开展，中医中药还有什么特色可言。中药质量没保证，临床疗效提不高，中医药事业就谈不上继承与提高，所以应重视完善中医院中药加工炮制工作，提高中医院自身中药加工炮制的效率。

（4）改善煎药室工作条件　对不具备资格的煎药人员要经过中药专业知识与技能培训，经考试与考核合格后，方能持证上岗。

## 冻疮搽剂的配制与使用

笔者自 1996 年以来，运用自制冻疮搽剂治疗冻疮 38 例，取得了较好的治疗效果。其中Ⅰ度冻伤 35 例，全部治愈；Ⅱ度冻伤 13 例，治愈 11 例，好转 2 例。现将其配置方法及临床使用介绍如下。

1. 处方　樟脑 20g，公丁香 15g，红辣椒 20g，生姜 30g，细辛 10g，三七 15g，70% 乙醇 1000ml 等。

2. 制法　先将公丁香、红辣椒、生姜、细辛、三七加工成粗粉，放入适宜的容器内，加入 70% 乙醇 900ml 浸泡 10 天过滤。将樟脑 20g 加入 70% 乙醇 100ml 内溶解，与上述滤液混合，70% 乙醇加至 1000ml，再加入药用甘油 10g，混匀分装即可。

3. 适应证　用于未破溃型Ⅰ、Ⅱ度冻疮。Ⅰ度：局部组织血液循环障碍、麻木、刺痒、充血、水肿、轻度疼痛。Ⅱ度：皮肤发红、水肿或起水泡，肤色逐渐发紫，局部疼痛较剧烈。

4. 用法　每日涂搽药水 3~4 次，有条件者最好临睡前用热水浸泡冻伤的手或脚，擦干，涂药水，并用手轻揉按摩 10~15min，一般 10 天左右即可治愈。对于习惯性冻疮患者，应于冬季来临天气刚转冷、未出现冻疮时，用上述方法预防性治疗 7~10 天，效果颇佳。

按：冻疮乃寒邪所致之气滞血瘀，血脉阻滞不通而生肿胀、痛痒，甚则溃烂。手、脚等处因离心脏较远，血流供应差，而且暴露在外界，所以容易引起冻伤。处方中生姜、红辣椒、细辛等药具有较好的祛寒温通经脉、活血消肿止痛的功效，因此用于治疗冻伤有较好的效果，并且配制简廉，方便易行，无不良反应，不污染衣物。

## 玉屏风散加味治疗过敏性疾病举隅

1. 人工荨麻疹　阴某某，女，44 岁。1996 年 6 月 19 日初诊。3 年多来，皮肤瘙痒，搔抓后即起条索状或片状风团，尤以双侧大腿、双手为甚，夜间较重。易出汗，怕风，心烦，失眠。曾多方求治，经用西药阿司咪唑、氯苯那敏、泼尼松、维生素 C、葡萄糖酸钙，以及中药清热止痒剂后，诸症略减，但仍起。经查：皮肤划痕试验（＋），胸背四肢痂痕累累。脉细无力，舌质红暗。证属：气虚络阻，血瘀生风。治宜补气固表，活血通络，清热利湿。药用玉屏风散加味：黄芪 30g，炒白术 15g，防风 9g（补气固表，防风发散使药上行，解双手之困），当归、红花、怀牛膝各 12g（活血通络），酸枣仁 15g，生龙骨、牡蛎各 30g（养心安神敛汗，改善睡眠）。5 剂后，皮肤瘙痒明显减轻，心烦失眠有所改善。原方继进 5 剂，诸症皆除。出现口苦、咽干，上方加黄连 6g，玄参、麦门冬各 10g，再服 5 剂巩固疗效，后再未发作。

按：人工荨麻疹，中医称风瘾疹。病因复杂，病程多缠绵日久，顽固难愈。本案患者表虚卫气不固，风、湿之邪瘀阻经络，肌肤失养，生风致皮肤瘙痒。以往中西药治疗未愈，在于证药不当，治其标不固其本。本例患者辨证用药突出扶正祛邪，因而快速痊愈。

2. 过敏性鼻炎　杨某某，女，21 岁。1998 年 10 月 12 日就诊。于冬春季反复发作鼻痒、鼻塞、流清鼻涕已 4 年，曾在某医院五官科检查，诊断为过敏性鼻炎。经服氯苯那敏、泼尼松、抗生素、千柏鼻炎片等药后症状缓解，但遇风吹冷空气刺激即复发。平时怕冷，易感冒。诊见：喷嚏频作，鼻涕如清水，鼻塞，面色少华，双侧鼻黏膜苍白，咽喉轻度充血。脉细弱，舌淡、苔薄白。证属：表卫气虚，风寒之邪客于鼻窍。治宜益气固表，祛风散寒通窍。予以玉屏风散加味：生黄芪 30g，炒白术 15g，防风、赤芍药、藿香、辛夷、苍耳子、桔梗、鹅不食草、蝉蜕、白芷、生姜等 10g，乌梅、淫羊藿各 15g，制附子、甘草各 6g。每日 1 剂，水煎分 3 次温服。7 剂诸症消失，继服 7 剂以巩固疗效。2 年来未再复发。

按：过敏性鼻炎，类似中医学鼻鼽范畴，多因肺气虚寒，卫外失固，腠理不密，风寒之邪乘虚而入，侵犯肺窍，导致本病反复发作。治疗重用黄芪益气固表，方中黄芪得防风益气固表而不留邪，防风得黄芪祛邪而不伤正，白术健脾燥湿，助黄芪补中益气；配乌梅、蝉蜕、甘草祛风止痒，解毒脱敏；苍耳子、辛夷、白芷、鹅不食草辛苦，温开化浊而通窍；附子、淫羊藿补肾助阳，扶正祛寒；赤芍药祛风止痛，消肿。诸药配合，相得益彰，因而取得满意疗效。

3. 过敏性紫癜　王某，男，15 岁。1996 年 2 月 26 日就诊。3 年来不明原因发生紫癜多次，经用氯苯那敏、泼尼松、葡萄糖酸钙等西药治疗而愈。半月前曾发生感冒发热、咳嗽。即刻四肢及臀部，尤以下肢伸侧及膝关节附近紫癜为重，腹痛便溏，双膝关节疼痛，恶风怕冷，倦怠乏力。脉细涩无力，舌暗、苔薄白润。化验检查，血小板计数及凝血功能正常。西医诊断：过敏性紫癜。中医辨证属脾虚血热，失摄外溢，卫虚表疏，感受风邪。治宜益气凉血，祛风化湿。药用玉屏风散加味：生黄芪 20g，炒白术、防风、牡丹皮、丹参各 10g，紫草、赤芍、苦参各 12g，生地、炒白芍、乌梅、大小蓟各 15g，仙鹤草 20g，三七粉、甘草各 6g。每日 1 剂，水煎分 3 次服用。5 剂后，诸症明显减轻，脉细弱，舌淡、红润。脉、舌属虚，症候属实，拟扶正祛风。药用：炙黄芪 30g，炒白术 15g，防风、乌梅、牡丹皮各 10g，赤芍、当归、苦参、仙鹤草各 12g，炙甘草 6g。继服 5 剂，以上诸症消失。考虑到患者平素体弱易患感冒，紫癜反复发作，再服补气固表养阴之剂以固其效。方用：炙黄芪 30g，炒白术 15g，防风 10g，西洋参 6g，阿胶 10g，乌梅 10g，炙甘草 10g。服 5 剂。1 年后随访未复发。

　　按：过敏性紫癜是一种血管变态反应性出血性疾病，可能与自身免疫有关。本案的过敏性紫癜，按中医辨证属脾虚血热，以致血液溢于肌表，而又见腹痛、关节疼痛之症，同时肌肤瘙痒，乃风邪之为患，故方予玉屏风散，加清热凉血、祛风之药；西医认为本病属过敏性疾病，本着辨证与辨病相结合，选用乌梅、苦参、甘草等具有抗过敏之中药，故告痊愈。

## 鹿茸真伪优劣的鉴别

　　鹿茸系指鹿科动物梅花鹿和马鹿的雄性尚未骨化密生茸毛的幼角，是我国传统的名贵中药之一。笔者就近期发现的几种伪劣品种的鉴别介绍如下，以引起同道们的注意。

　　1. 伪劣品鹿茸的鉴别

　　（1）伪品鹿茸片　厚度 0.5~2cm，直径 3~4cm。外皮灰黄色，密生 1~1.5cm 灰黄色或灰色粗毛，部分毛被剪短，间有短而细的茸毛。皮茸相贴不自然，皮部黏合有破口。横切面为黑红色，有被刀拉割的痕迹，无蜂窝状细孔。质坚韧，纵断面颜色不均匀，可见明显植物碎渣。冷水浸泡 24 小时片形不散，水呈淡红色。有油腥气，味微咸。

　　（2）伪品花鹿茸　为"二杠"，长约 12cm，外形饱满。皮红棕色，细茸毛同正品花鹿茸，脱落较多，顺逆不整。锯口黑红色，较光滑，无蜂窝状细孔。体重。凿去锯口部分，里面呈青砖色，为植物碎末、木屑及水泥混合填充而成。

　　（3）伪品马鹿茸　长约 10cm，无分枝，皮色灰黄，茸毛不整，间有部分脱落。体重。其制伪方法同伪品花鹿茸。

　　（4）假鹿茸　系用正品鹿茸粘接于伪品鹿茸下端，其锯口部分 1~2cm 为正品，茸体锯口皮部有破损及粘接痕迹。体重。

（5）掺假鹿茸　鲜鹿茸加工时在茸体内插入铁条，以增加重量。掺假鹿茸鉴别时应注意观察皮部的破损情况，特别是茸体分岔部位及顶部外皮有穿刺留下的痕迹。这种鹿茸体较重，用磁铁测试有吸铁现象，有条件可用 X 线机进行检测。

（6）经过提取有效成分的劣质鹿茸　这种劣质鹿茸系将鹿茸整个用乙醇或白酒浸泡 10 天左右，提取有效成分作药酒或口服液。其外形与正品变化不大，外皮稍皱缩，色暗，茸毛稀疏不自然略显绿色，横切面色较白，蜂窝状细孔相对变小不甚明显。无腥气，味淡。

（7）劣质鹿茸片　系将发臭变质的鹿茸，用过氧化氢溶液浸泡水洗，加工后的茸片。颜色发白，气微，味淡。

2. 鉴别试验　取样品粉末 0.1g，加水 4ml，置水浴中加热 15 分钟，放冷过滤。取滤液 1ml，加茚三酮试液 3 滴，摇匀，加热煮沸数分钟，真品显蓝紫色；另取滤液 1ml，加 10% 氢氧化钠溶液 2 滴，摇匀，滴加 0.5% 硫酸铜溶液，真品显蓝紫色。

## 山西地区中药处方应付炮制品浅谈

处方应付炮制品在中药配方中经常遇到，由于各地用药习惯不同，炮制品种不同，全国又没有统一应付中药炮制品规范，长期以来形成了一个极为复杂的问题，以致出现同一药物各地应付各异。如：山西开黄芪付生黄芪，北京付炙黄芪。即使同一地区也存在认识不统一的情况。有人主张凡处方不注明者，一律付生品，或一律付炮制品，这是不可取的。药剂人员应当正确掌握，以保证用药准确、安全、有效。为此，根据《山西中药炮制规范》（1984 年版）结合实际用药情况，将山西地区处方应付中药炮制品种介绍如下。

1. 处方未注明"炒"者应付炮制品种：川楝子、王不留行、鸡内金、六神曲、牛蒡子、麦芽、谷芽、白芥子、苍耳子、白扁豆、冬瓜、决明子、芡实、草果、胡芦巴、牵牛子、莱菔子、紫苏子、蔓荆子、酸枣仁、蒲黄、杏仁、干漆等。

2. 处方未注明"制"字的品种均付制品：川乌、草乌、附子、白附子、天南星、半夏、远志、何首乌、马钱子、吴茱萸、藤黄、甘遂等。

3. 处方未说明麸炒的药物均付麸炒品：白术、枳壳、枳实、薏苡仁、僵蚕、椿根皮等。

4. 处方未注明醋制的药物均付醋制者：元胡、香附、莪术、五味子、青皮、乳香、没药、五灵脂、大戟、狼毒、芫花等。

5.处方未注明蜜制者均付蜜制品：马兜铃、枇杷叶、桑白皮、罂粟壳、槐角等。

6.处方未注明盐制者均付盐制者：巴戟天、车前子、补骨脂、韭菜子、益智仁、杜仲等。

7.处方未注明炒炭者均付炒炭的药物：地榆、艾叶、侧柏叶、棕榈、莲房等。

8.处方未注明砂烫均付砂烫（包括醋淬）的品种：狗脊、骨碎补、干蟾、狗肾、鹿筋、龟板、鳖甲、穿山甲等。

9.处方未注明酒制均付酒制的品种：山茱萸、黄精、女贞子、蛇蜕等。

10.处方未注明羊油脂制均付羊油脂制者：淫羊藿。

11.处方未注明葱汁制均付葱汁制者：松香。

12.处方未注明米炒均付米炒者：红娘子。

13.处方未注明煅制（包括煅、淬）均付煅制品：牡蛎、龙骨、龙齿、白石英、白石脂、自然铜、阳起石、赤石脂、花蕊石、青礞石、金礞石、炉甘石、钟乳石、禹粮石、海浮石、绿矾、紫石英、鹅管石、寒水石、代赭石等。

14.处方未注明滑石粉煨制均付煨制品：肉豆蔻、水蛭、鱼鳔等。

15.处方未注明制霜均付制霜者：千金子、巴豆等。

## 中药煎煮方法与汤剂质量

单或多味中药经煎煮滤去药渣取汁内服或外用谓之汤剂。因其吸收快，作用强，简便易行，又能适用于中医临床辨证施治，所以汤剂在临床应用中最多、最广泛。中药煎煮是中医治病诸多环节中一个很有讲究、很重要的问题。如果重视不够，处理不当，直接影响汤剂的质量，使药物减效、失效。现就中药煎煮过程中，容器的选择、煎煮前药物的浸泡、煎煮时间、加水量及包煎等方面，谈谈对汤剂质量的影响，以引起人们对汤剂正确煎煮方法的重视。

1.煎药容器对汤剂质量的影响　煎煮容器最好选用砂锅，铝合金、不锈钢、搪瓷容器亦可选用。砂锅为最常用的煎药容器，价格较低，经济实惠。同时砂锅具有传热和缓、受热均匀、性质稳定的优点，不易与中药所含的化学成分起化学变化。煎药容器忌用铁锅，铁质容器在空气中易于氧化，金属氧化物能向水中释放金属离子与药物成分结合，形成变色或沉淀。现代中药化学成分及药理研究已证明许多中药化学成分的结构、理化性质及生物活性，具有相当大一部分能与许多金属离子发生化学作用。如：生物碱、黄酮、鞣质、酚性成分等。这些成分广泛分布于天然药物中，几乎由多味中药组成的方剂中都交叉存在这些成分,其反应物是变色、沉淀、失效。如:柯子、苏木、地榆、五倍子等含有酚羟基类化合物与铁起化学反应,生成紫黑色、黑绿色沉淀。汤剂中含有铁,服时有铁锈味,服后易引起恶心、呕吐。用铜锅煎药,能溶出微量铜,与中药成分起化学变化,可产生铜绿,对人体健康有害。

2. 煎药前浸泡对汤剂质量的影响　常用中药品种基本上为干品,煎煮前用冷水浸泡一个小时左右,再行煎煮,这样有利于有效成分的煎出。新鲜药材干燥时,水分被蒸发,细胞壁与导管皱缩,细胞液干涸,其中的物质以结晶或无定形沉淀在细胞内存在。煎煮时,细胞重新吸水膨胀,细胞中可溶性成分溶解,浓度较高时产生高渗。当水分继续渗入时,细胞破裂,将大量物质释放出来。中药煎煮时不能图省事,用开水浸泡,因为不少中药材中含有蛋白质、淀粉,遇开水则糊化凝固于细胞内,影响有效成分的溶出。有关实验报道证明,未经浸泡的茵陈蒿汤第一煎仅煎出总量的16.05%,第二煎煎出总量的7.69%,两次共煎出总量为23.74%;经过浸泡后,第一煎煎出总量的21.31%,第二次煎出总量的9.67%,共煎出总量为30.98%,比没浸泡的煎出总量高7.24%。由此可见中药煎煮前用冷水浸泡十分重要。

3. 中药煎煮时间对汤剂质量的影响　中药煎煮时间,一般方剂20~30分钟,解表发散药10~15分钟,滋补药40~60分钟。从沸腾时起计时,沸腾前用武火(大火),沸后用文火(小火)。一剂药应煎两次,滤液混合后分次服用。有的药剂根据情况可以煎3次。有的药物根据所含有效成分,在煎煮时间长短方面需采用特殊的方法煎煮。如:先煎、后下,才能保证有效成分含量,或不被破坏,发挥其应有的疗效。

(1)先煎　矿物类、贝壳类、角甲类药物因质地坚硬,有效成分难于溶出,需采用先煎的办法。如:石膏、龙骨、牡蛎、石决明、海浮石、珍珠母、穿山甲、鳖甲、龟板等。有的药物不仅需要先煎,而且宜久煎。如:乌头所含乌头碱,毒性较大,久煎可使乌头碱分解成乌头次碱,进而分解成乌头原碱,其毒性仅为原来的1/2000~1/4000,而强心成分不被破坏。附子久煎不仅可降低毒性,而且增强了强心作用,煎煮时间越久,其强心成分去甲基乌药碱含量在汤剂中越高;所含附子醋酸钙遇热时间越久,产生钙离子越多,有协同去甲基乌药碱的强心作用。

(2)后下　大多数解表、芳香化湿、行气温里的药物,有效成分主要为挥发性成分,久煎损失较多,影响药物,故不宜久煎,以保证汤剂质量。如:薄荷的有效成分主要为挥发油(薄荷醇、薄荷酮、柠檬烯等),一般煎煮10分钟左右汤剂含量较高。荆芥的有效成分为挥发油(右旋薄荷酮、混旋薄荷酮),一般煎煮5分钟左右含量较高。麻黄解表发汗的有效成分为挥发油，止咳平喘的有效成分为麻黄碱，若用解表不宜久煎，以保留挥发油；若用止咳平喘，应先煎减少挥发油含量，降低毒副作用。有的药物不含挥发性成分，也不宜久煎。如：大黄泻下的有效成分为蒽醌苷，止泻的有效成分为鞣质，煎煮时间长，不仅不能泻下，反而起止泻作用；苦杏仁的有效成分为苦杏仁苷，久煎使苷水解为氢氰酸，随水蒸气挥发；炮制不好的生杏仁不宜用冷水浸泡煎煮，以免苦杏仁苷酶解失效，一般应加入沸水中煎煮或后下。

4. 包煎对汤剂质量的影响　具有黏性或带有细毛的一些药物，考虑到直接入煎会引起锅底焦煳，或难以过滤，或恐刺激咽喉，一般都采用装袋包煎。包煎布料应根据药物体积大小，选用疏密相当的白色布料，布孔太大，细小药材煎煮过程中易于漏出；布孔太密又不易使药汁煎出。药袋的大小对有效成分煎出也有很大关系。药袋过小，湿水后药物不能充分膨胀，影响有效成分的溶出。如：车前子不包煎，所含大量黏多糖，溶于水中，使药液成糊状不易过滤；儿茶不包煎，所含缩合鞣质，在药液中产生絮状沉淀，影响药液过滤，吸附其他药物成分；旋覆花因有细绒毛，包煎可避免绒毛混入药液中刺激咽喉，引起咳嗽；蒲黄因其体轻细小，疏水性强，表面张力大，而浮于水面，有效成分不易溶出，包煎能使总面积缩小，进入水中才能煎透。

5. 加水量对汤剂的影响　中药煎煮加水量常与药物剂量大小、药物吸水量、煎煮时间、火候大小有关。用水量是一个很重要的问题，直接影响到汤剂质量。水量少使药材煮不透，有效成分煎不尽，不能发挥其应有的疗效；水量多，虽能使有效成分量煎出增加，但药液量过大，不便于病人服用。根据情况对大剂量处方，加大用水量，煎后滤液采取浓缩，以减少体积。这样既保证药物有效成分最大限度地煎出，同时又照顾到病人的服药量。煎药过程是一个渗出溶解的过程，一般情况下药物煎出量，随着加水量增加而溶出量有所增加，但加水量也不是无限制地增加，应根据具体情况灵活掌握，一般加水量每克药材5~10毫升。根据药材质地，体轻质松的药材，用水量较大，反之则小。传统经验：第一煎加水超过药面5cm左右，第二煎加水超过药面3cm左右；第一煎加水为总加水量的70%~80%，第二煎加水为总加水量的20%~30%。

### 中药煎剂防腐试验与防腐经验

我院在治疗腰椎间盘突出症、风湿、类风湿关节炎时，由于处方用药比较特殊，采用日煎日服的方法，病人不易掌握，甚至出现毒性反应，影响治疗效果。尤其是门诊患者，用药极为不方便。鉴于上述情况，我们选用苯甲酸进行中药煎剂防腐试验，并根据实验效果，用于临床中药煎剂的防腐，收到较好的效果。现介绍如下。

1. 试验材料、方法和结果

（1）防腐剂：苯甲酸按常规先配成20%（重量/体积）的乙醇溶液备用。

（2）供试煎剂的选择和制备：选用富含营养成分（蛋白质、脂肪、糖类）的中药。动物类中药乌梢蛇、地龙各等量；植物类中药党参、熟地各等量。按常规煎制成50%药液。煎液PH值5~6。置冰箱冷藏过夜。

（3）供试瓶用250ml输液瓶，用洗衣粉水洗净，倒立控干水分，高压蒸汽灭菌，备用。将供试液用虹吸法移入输液瓶中，另将两种供试液等量混合作为复方煎液。将苯甲酸乙醇溶液按0.01%、0.05%、0.1%、0.2%、0.25%（苯甲酸实际量）浓度计量，分别加入供试液中。同时每种供试液有两瓶不加防腐剂作为对照组。置室温下开口存放，每天观察，记录1次。以药液表面出现菌膜、团块等变化作为判定长菌指标，均以抽样菌培证实。

（4）本试验共进行了三批，选择夏季中高温、高湿的两个月时间。时间从7月16日开始至9月13日止，共观察60天。日平均室温26℃，相对湿度在83%~95%之间。试验结果：空白对照组均在1~4天内长菌霉变，0.1%浓度动物药煎液在9天以后长菌变质，植物药煎液在13天以后长菌变质，复方煎液在15天以后长菌变质，0.2%浓度药液未发生变化。

2. 煎剂制备和防腐效果　我所用于临床的煎剂中，大部分含有土元、地龙、乌梢蛇、全蝎、党参、熟地黄、枸杞等中药，这些汤剂均易于长菌、酸败、变质。由于条件有限，我们采用不锈钢桶直火加热煎药，每次煎药200付，共煎3次，将药液合并静置24小时，取上清液浓缩至规定量，加入0.2%苯甲酸乙醇溶液混匀分装。分装时空气用紫外线照射消毒，所用器具、输液瓶均用75%乙醇灌洗、浸泡消毒，瓶塞煮沸消毒，分装后瓶塞外用铝盖封口。煎药1次可用15~20天。

1992年12月~1994年10月，用苯甲酸作防腐剂治疗住院、门诊患者845人次，用于中药煎剂3380瓶，未发现一瓶中药煎剂长菌变质，服药期间也未发现有其他不良反应。留样观察14个月也没有发现长菌和酸败变质。

按：根据多次观察测定，大部分中药煎剂PH值在4.5~6之间，苯甲酸用量在0.2%时防腐效果很好。少部分偏碱性煎剂，在不影响药效的情况下，可用盐酸将PH值调至5~6，其防腐效果亦很好。对于煎药不方便的患者，基层医疗单位对一些较固定的方剂，采取预先煎制加防腐剂，不失为一种简便易行的好方法，既方便病人服药，又可避免有的患者缺乏煎药知识，而影响疗效。

## 接触朱砂等诱发皮肤汞过敏

笔者既往无药物过敏史。因病曾用过汞溴红溶液、黄氧化汞眼膏、冰硼散、朱砂安神丸等，用药后没有出现过敏反应。

在 30 多年从事中药工作中，曾多次接触朱砂等含汞中药。1978 年 5 月 8 日因上呼吸道感染合并口腔溃疡，经口服四环素、磺胺甲氧嗪；外用冰硼散（含朱砂），5 天后发烧、咳嗽、咽喉肿痛基本治愈。口腔溃疡略有好转，但相继出现上下口唇水肿，全身瘙痒起红色丘疹。经口服苯海拉明、泼尼松治疗后而愈。1978 年 7 月 10 日，右手皮肤擦伤，外涂汞溴红溶液后，手背指间出现红色丘疹，奇痒难耐，经用抗过敏药物治疗后而愈。1979 年 4 月 16 日，因调配中药处方称取朱砂，并用乳钵研粉后，全身瘙痒出现荨麻疹样反应，继而两手臂指间又出现红色丘疹及小水泡，经用上述抗过敏药治疗而愈。

## 复方寻骨风胶囊剂和酒剂的配制及其治疗腰腿疼痛 68 例疗效观察

复方寻骨风汤是笔者应用 20 多年的临床经验方，用以治疗劳损、扭伤、风湿、类风湿等所致的腰腿疼痛。由于汤剂服用大多不方便，于是将其制成胶囊剂、酒剂，治疗腰腿疼痛 68 例，疗效较好。

1. 复方寻骨风胶囊剂、酒剂的配制

（1）药物组成　寻骨风、茜草、威灵仙、穿山龙、制川乌、三七等。

（2）配制过程及用法、注意事项

①复方寻骨风胶囊剂的配制　先将寻骨风、茜草、威灵仙、穿山龙、制川乌净选，切碎，按照制剂规程加水煎 3 次，过滤，去渣。滤液浓缩至稠膏状备用。将三七等粉碎过 120 目筛，药粉与药膏拌匀、干燥、粉碎过筛，按要求分装胶囊即可。

②复方寻骨风酒剂的配制　将上述药物净选，粉碎成粗粉，放入合适容器中，加适量 40°~50° 白酒浸泡 7 天。过滤去渣，滤液静置沉淀，再过滤，加白酒至规定量，装瓶封口即可。

③用法及注意事项　胶囊剂口服每次 4~5 粒，每日 3 次。如果同时服用适量白酒或黄酒，以增强药物的活血作用，则疗效更佳。酒剂每次服用 15~20ml，每日 3次。对于患有胃炎、胃及十二指肠溃疡、肝功能不正常以及不适宜饮酒者，则选用胶

囊剂。

2. 临床资料　本组 68 例患者：男 37 例，女 31 例；年龄最小 15 岁，最大 68 岁；扭伤性 31 例，风湿性 14 例，类风湿性 4 例，腰椎增生 8 例，混合性 11 例。

3. 治疗标准及结果　治愈：自觉疼痛症状消失，腰腿活动正常。有效：自觉疼痛症状及腰腿活动度受限明显改善。无效：自觉疼痛症状及腰腿活动受限无明显改善。服药后疼痛开始缓解最快 2 天，最长 15 天。大多数 7 天左右疼痛开始缓解，10~15 天治愈。个别患者须用药 20 天以上。其中对顽固性腰腿疼痛的治疗效果满意。部分病例用药后疼痛加重，继续用药疼痛减轻。68 例中治愈 43 例，有效 22 例，无效 3 例，总有效率为 95%。

4. 典型病例　张某某，女，65 岁，农民。于 1995 年 7 月 2 日因跌倒扭伤腰部，引起腰部及右腿疼痛，不能下床行走，经省中医院诊断为腰 4~5 椎间盘突出症，坐骨神经痛，经牵引、按摩、针灸等治疗近 20 天，不见好转。7 月 19 日开始服用复方寻骨风酒治疗，第 4 天疼痛明显减轻，能下床活动，用药至 15 天，腰腿疼痛完全消失，活动行走如常。

5. 小结　腰腿疼痛，大多由于外伤、劳损、风湿、类风湿、腰椎骨质增生等所致，造成腰椎间盘突出，韧带、腰肌损伤，椎体骨质改变，局部粘连、肿胀，活动受限，压迫神经引起疼痛。依据中医的"不通则痛，痛则不通"的理论，因而对于上述诸因所致腰腿疼痛有较好的治疗作用。对于扭伤所致的腰椎间盘突出症，辅以牵引、推拿等手法治疗，则效果更好。该药组方简廉，疗效较好，长期服用，未发现毒副作用。

## 杜仲炮制方法的改进

杜仲为一种名贵的常用树皮类中药。具有补肝肾，强筋骨，安胎，降血压的功效。传统用杜仲，多炒制后入药。1990 年版《中华人民共和国药典》及 1984 年版《山西中药炮制规范》中规定：杜仲切制后，用盐水拌匀或喷洒盐水，用"清炒"法炒至"断丝"。按照此法炒制杜仲，会受热不均匀，加工费时，浪费大。通过 10 多次实验，我们采用分档加工、砂炒杜仲的方法，收到较好效果。简介如下。

1. 分档加工　根据杜仲厚薄分档，刮去粗栓皮，切成规定之方块或丝。

2. 砂炒

（1）按每 100 千克杜仲，称取食盐 2 千克，加适量水溶解，取上清液，备用。

（2）将砂子筛去较大石子，洗净，晒干备用。

（3）按比例将杜仲块或丝，用盐水拌匀浸润。

（4）根据炒药锅大小，取适量砂子置锅内，武火加热至150~200℃左右，放入杜仲文火加热翻动至炒"断丝"，药材表面呈黑褐色至焦黑色，出锅，筛去砂子，放凉即可。

3.体会　杜仲药材有树干皮、根皮、枝皮之分，树有大小之别，药材厚度差异很大。国家中医药管理局和卫计委于1984年制定的《76种药材商品规格标准》规定，特等厚度为0.7cm以上，一等为0.5cm以上，三等最薄不小于0.2cm。平时药用杜仲多为混等，如不分当加工，炒制火候不易掌握。采用分档加工能避免"太过""不及"的现象，减少浪费，保证炮制品质量。根据多次实验：不分档清炒损耗率为40%~45%左右；分档清炒损耗率为30%~35%左右。

砂炒杜仲，由于药材受热均匀，易使杜仲炒"断丝"，减少灰化损失，且外观好，质量高。不分档砂炒损耗率为27%左右，分档砂炒损耗率为20%左右。由此可见采用分档加工、砂炒杜仲优于不分档清炒杜仲，损耗率明显降低。几年来，我们采用此法加工杜仲，其炮制品均符合质量标准。

## 自制春宝液外敷治疗早泄症42例

笔者受《理瀹骈文》的启发，自拟配方春宝液治疗早泄症取得了较好的治疗效果。

1.一般资料　本组42例：单纯早泄23例，30岁以下15例，31~40岁5例，40岁以上3例。早泄伴阳痿19例：30岁以下8例，31~40岁6例，40岁以上5例。全部病例均符合下列情况：已做好性交准备（包括心理准备），阴茎尚未进入阴道，或已进入阴道不足1min即射精，并有阴茎勃起后射精，随即软缩。

2.药剂的制备

（1）方药组成　A组：人参5g，鹿茸5g，肉桂10g，公丁香20g，小茴香5g，细辛10g。B组：淫羊藿10g，苦参10g，蛇床子10g，肉苁蓉10g，洋金花5g，巴戟天10g，金银花10g，红花15g，土茯苓15g。

（2）药剂的制备　先将A组中药物粉碎成粗粉，装入适宜容器内，加入60%乙醇150ml，浸泡7天，过滤去渣，滤液加60%乙醇至200ml备用。然后将B组药物放入煎药容器内，加适量水煎煮30min，过滤；药渣再加适量水煎2次，每次15min，合并滤液加等量95%乙醇，静置沉淀，滤取上清液，回收乙醇，浓缩至200ml。加入

A 组乙醇提取液，药用甘油 4ml，氮酮 4ml，混匀分装即可。

3. 治疗方法

（1）脐部外敷　用棉球浸春宝液，外敷脐中，大块胶布固定，以药液不外渗挥发为度。2 天换贴 1 次，10 次为 1 疗程。

（2）外阴擦药　于同房前 10min，将药液涂于阴茎龟头冠状沟处。

4. 治疗效果　用药 2 个疗程判定治疗效果。临床治愈：从同房开始到射精结束时间长达 5min 以上。显效：同房开始到射精结束达 2min 以上。有效：同房开始到射精结束时间达 1min 以上。无效：性交时间不足 1min。结果见表 1。

表 1　42 例早泄症各型疗效比较

|  | N | 临床治愈 | 显效 | 有效 | 无效 |
|---|---|---|---|---|---|
| 单纯性早泄 | 23 | 16 | 5 | 2 | 0 |
| 早泄伴阳痿（轻度） | 12 | 7 | 5 | 0 | 0 |
| 早泄伴阳痿（重度） | 7 | 1 | 2 | 1 | 3 |
| 总计 | 42 | 24 | 12 | 3 | 3 |

总治愈率 57.14%，总有效率 92.86%。

5. 典型病例　赵某，27 岁，工人，1991 年 3 月 10 日初诊。早泄 1 年有余，最近同房时阴茎尚未进入阴道就精泄萎软，精神紧张，不同房时阴茎能正常勃起。经外用春宝液 1 次，当晚同房时间就达 2~3min 以上，经用药 1 疗程，性交时间达 5min 以上。随访 3 个月未见复发。

6. 小结　本疗法采用皮肤黏膜给药，避免了口服给药对胃肠的不良刺激，不良反应小，使用方便，疗效比较确切。对单纯型早泄疗效满意，对早泄伴中度阳痿患者效果较差，这类患者应以治疗阳痿为主。春宝液还具有补肾壮阳、解毒消炎的作用，对阳痿有一定治疗作用，对妇科阴道炎、宫颈糜烂有较好的疗效，不失为治疗性功能障碍的重要方药和性生活保健消毒剂。

薄荷解川乌、草乌、附子、天南星、半夏、白附子毒性的口腔刺激症状

薄荷能缓解川乌、草乌、附子、天南星、半夏、白附子的毒性对于口腔的刺激症状，目前尚未见报道。笔者在 20 多年的中药工作中曾多次遇到程度不同的上述药物中毒，均用薄荷解毒，取得较好的疗效。现报道如下。

1. 川乌、草乌、附子、半夏、天南星、白附子的毒性刺激口腔的症状表现。

川乌、草乌、附子、关白附（黄花乌头的块根），属毛茛科植物；半夏、天南星、禹白附（独角莲的块茎），属天南星科植物，虽为不同科属植物，所含成分也不同，但其共同特点为药性温热、味辛辣，对于口腔的毒性反应基本一致。轻度中毒表现：舌尖发麻，口腔咽喉部灼热、发干不适。中度中毒：舌部发麻，口腔咽喉部烧灼疼痛，充血水肿。重度中毒：舌头发硬，失声，流泪，呼吸困难，甚则窒息。

2. 用薄荷解毒情况简介（见表 2）。

表 2　薄荷解毒情况简介表

| 时间 | 中毒原因 | 毒物种类 | 中毒程度 | 解毒方法 | 症状缓解时间 | 症状消失时间 |
|---|---|---|---|---|---|---|
| 1976 年 5 月 9 日 | 误尝 | 鲜禹白附 | 中度 | 口嚼鲜薄荷叶 | 10 分钟 | 6 小时 |
| 1969 年 9 月 15 日 | 尝试 | 鲜半夏 | 中度 | 口嚼鲜薄荷叶 | 7 分钟 | 5 小时 |
| 1970 年 2 月 21 日 | 检验 | 制川乌 | 轻度 | 薄荷 30g 泡水，漱口，含服 | 5 分钟 | 30 分钟 |
| 1974 年 8 月 10 日 | 尝试 | 生附子 | 重度 | 漱口，咀嚼薄荷片，窒息感缓解后，改含服方法 | 10 分钟 | 10 小时 |
| 1976 年 6 月 4 日 | 尝试 | 鲜天南星 | 重度 | 漱口，咀嚼薄荷片，窒息感缓解后，改含服方法 | 12 分钟 | 12 小时 |
| 1984 年 7 月 8 日 | 检验 | 制草乌 | 轻度 | 薄荷煎汤，含漱 | 6 分钟 | 1 小时 |
| 1988 年 11 月 25 日 | 检验 | 制白附子关白附 | 轻度 | 薄荷煎汤，含漱 | 5 分钟 | 1 小时 |
| 1990 年 5 月 18 日 | 检验 | 制川乌 | 中度 | 漱口，含服薄荷片 | 15 分钟 | 9 小时 |

注：表中所列炮制品为不合格品种。

3. 病例介绍

（1）陈某某，男，22 岁，军人。1973 年 6 月 20 日，其随部队在山地演习间隙，顺便采集草药，将鲜天南星切开口尝，几分钟后出现中度中毒症状。经口嚼鲜薄荷叶 15 分钟左右症状开始缓解，15 小时左右中毒症状消失。

（2）王某某，女，30 岁，农民。1974 年 11 月 15 日，其因患面神经麻痹，将处方制白附子错配生白附子（禹白附）入药，制作散剂内服。服药后数分钟出现中度中毒症状，经用薄荷100克，煎汤，含服，20分钟左右症状缓解，8小时左右症状消失。

4.体会 历代本草方书关于薄荷药用治病的记载颇多，但均未有解上述药物对于口腔咽喉的毒性刺激所引起急性炎症的记述。川乌、草乌、白附子等诸药均为辛辣大热之药，其热毒能使人口腔咽喉黏膜迅速出现充血、肿胀、疼痛等症状。薄荷性味辛凉，其辛能发散，凉能清利。故薄荷能解其热毒，消除口腔咽喉因毒性刺激引起的急性炎症。现代药理研究证明，薄荷所含挥发油具有抗炎、对离体小鼠肠管有解痉（对抗乙酰胆碱）的作用。挥发油所含薄荷醇有局部止痛的作用。薄荷制剂局部应用时能使皮肤、黏膜的冷觉感受器产生冷觉发射，引起皮肤黏膜血管收缩；能反射地引起深部组织血管变化，调整血管功能而达到治疗作用。半夏的加工炮制品仙半夏，辅料处方中也选用薄荷作为解毒药之用。用薄荷解上述中药局部中毒症状，方法简便，安全可靠，疗效较好。薄荷资源广泛，全国大部分地区均产，其成品制剂如薄荷片在医院及零售药店很容易买到，且价格低廉。

中药所含化学成分很复杂，引起毒性反应的化学成分有的还不清楚。有毒中药在加工炮制时，通过加热水解，水浸漂洗，或加用辅料等，使其毒性消失或减低，保证了用药的安全有效。导致中毒的原因：①误用或超量使用生品；②加工炮制品不合格；③用药方法不当引起中毒。如：白附子、川乌等即使用生品在不超量时，入煎剂经较长时间煎煮，就不会出现中毒反应，如有中毒，表现也较轻；入散剂毒性就比较大，中毒反应就比较重。半夏、天南星、白附子的毒性反应主要表现在局部；川乌、草乌、附子因含乌头碱成分，毒性较大，中毒表现除局部症状外，根据中毒程度不同，可引起神经、心血管等系统的中毒反应。如口、舌及四肢、全身发麻，恶心，呕吐，烦躁不安，昏迷，皮肤苍白，心慌气短，心律失常等，甚至死亡。本文论述了薄荷解口腔咽喉局部的中毒症状，对能否解神经、心血管等系统的全身中毒反应，因缺乏临床资料，还有待进一步研究探讨。

## 肉苁蓉、桔梗与掺假伪品的性状鉴别

肉苁蓉能补肾阳、益精血、润肠通便；桔梗能宣肺祛痰、利咽、排脓，为常用中药。《中华人民共和国药典》（1995年版）收载的肉苁蓉为列当科植物肉苁蓉（Cistanche deserticola Y.C. Ma）的干燥带鳞叶的肉质茎。桔梗为桔梗科植物桔梗［Platycodon grandiflorus (Jacq.) A.DC］的干燥根。由于药源紧缺，市场上时有掺假。最近，笔者在市场上以及中药入库验收时发现，肉苁蓉饮片中混有盐生肉苁蓉［Cistanche salsa(C.A.Mey) G.Beck］和锁阳科植物锁阳（Cynomorium songaricum Rupr.）的干燥肉质茎切片。桔梗饮片内混有两种伪品，分别为石竹科植物霞草——丝石竹（Gypsophila oldhamiana Miq）的根和商陆科植物商陆（Phytolacca acinosa Roxb）的根切片。其中商陆有毒，作用剧烈，应注意鉴别，以保证临床用药的安全有效。现将其性状特征列表进行比较鉴别（见表3、表4）。

表3　肉苁蓉及其伪品性状的主要区别

| | 表皮颜色 | 质地 | 横切面 | 气味 |
|---|---|---|---|---|
| 肉苁蓉 | 棕褐色或灰棕色 | 质硬微有柔性 | 断面棕褐色，有淡棕色点状维管束，排列成波状环纹 | 气微，味甜、微苦 |
| 盐生肉苁蓉 | 黄褐色或深灰棕色 | 质硬无柔性 | 断面棕褐色较淡，有淡棕色维管束，排列成菊花环纹 | 气微，味微咸、苦 |
| 锁阳 | 棕色或棕褐色 | 质硬无柔性 | 断面浅棕色或棕褐色，有黄色三角状维管束 | 气微，味甘而涩 |

表4　桔梗及其真伪性状的主要区别

| | 表皮颜色 | 质地 | 横切面 | 气味 |
|---|---|---|---|---|
| 桔梗 | 白色或淡黄白色，未去皮者棕黄色至灰棕色 | 硬脆 | 木质部淡黄色，形成层明显成棕色环，皮部类白色有裂隙 | 气无，微甜而后苦 |
| 霞草 | 黄白色或棕黄色，未去皮者浅棕色 | 坚韧 | 黄白相间，排列成一至数圈圆环 | 气微弱，味苦、涩，久嚼麻舌 |
| 商陆 | 灰棕色或灰黄色 | 坚硬 | 黄白色，有凹凸不平的同心性环纹 | 气微，微甜，久嚼麻舌 |

## 鹿茸真伪的鉴别

鹿茸是一种温肾壮阳的名贵药材，因其货源稀少，价格昂贵，制伪掺假的现象甚多。近年来曾有报道用塑料胶膜制成，外包裹老鼠皮，粘接于黄猄头骨上，冒充商品鹿茸中的砍茸。最近，笔者发现两种伪品鹿茸混入了中药市场，药贩以廉价推销。现就其如何才能鉴别真伪作一论述，以引起同道们的注意。

1. 正品

（1）花鹿茸（锯茸）　全体呈圆柱状，多具有1~2个分枝。具1个侧枝者习称"二杠茸"，枝顶钝圆，主枝称"大挺"，长14~20cm，侧枝长9~15cm，锯口直径4~5cm，离锯口约 1cm 处分出侧枝，习称"门庄"，直径较大挺略细；外皮红棕色或棕色，光润，表面有红黄色或棕黄色致密的茸毛，上部较密，下部较疏，分叉间具有一条灰黑色筋脉，紧贴皮茸；锯口黄白色有蜂窝状细孔，外围无骨质；体轻；气微腥，味微咸。具两个分枝者习称"三叉茸"，主枝长 23~30cm，直径较二杠茸细，略呈弓形而微扁，枝端略尖，下部有纵棱线及突起的小疙瘩；皮红黄色，茸毛较稀而粗；锯口外围多见骨化；体较重。

二茬茸与头茬茸相似，但主枝长而不圆，或下粗上细，下部有纵棱筋，茸毛较粗糙，体较重，锯口外围多已骨化。无腥气。

（2）马鹿茸（锯茸） 较花鹿茸粗大，分枝较多，一个侧枝，习称"单门"；二个侧枝，习称"莲花"；三个侧枝，习称"三岔"；四个侧枝习称"四岔"。其中以莲花、三岔为主。茸长 20~30cm。外皮红棕色或棕褐色，毛粗而稀，青灰色或灰黄色。锯口周围有骨质，分叉越多骨质越老，体越重，下部有纵棱。稍有腥气，味微咸。

2. 伪品

（1）伪品鹿茸片 厚度约 0.5~2cm，直径约 3~4cm。外皮灰黄色，密生长 1~1.5cm 灰黄色或灰色粗毛，部分过长粗毛被剪短，间有短而细的绒毛。皮茸相贴不自然，皮部黏合有破口。横切面为黑红色，有被刀拉割的痕迹，无蜂窝状细孔。质坚而韧，皮纵断面颜色不均匀，可见明显的植物碎渣。用冷水浸泡 24 小时片形不散；水煮 15 分钟，仅有少量碎渣脱落。水煮后用手挤捏可散开，水浸、水煮液呈洗肉水样淡红色乳状液，表面有少许脂肪滴。火烧烟为白色，无异臭，燃后有黑色碳化物。有油腥气，味微咸。

（2）伪品花鹿茸 为"二杠"，长约 12cm，外形饱满，无抽沟。外皮红棕色，细绒毛同正品花鹿茸，脱落较多，顺逆不整。锯口为黑红色，较光滑，无蜂窝状细孔。体重。凿去锯口部分，里面呈青砖色，为植物碎末、木屑及水泥混合填充而成。

（3）伪品马鹿茸 长约 10cm，无分枝。皮色灰黄，茸毛不整，间有部分脱落。体重。

（4）另外，还有一种假鹿茸，系用正品鹿茸粘接于伪品鹿茸下端，其锯口部分 1~2cm 处为正品。茸体锯口皮部有破损及粘接痕迹，体重。

## 细辛入煎剂用量可过钱

细辛的用量，目前大多数中医药工作者拘于"不可过钱"之说，笔者曾将其大剂量用于煎剂中，经临床观察，未见不良反应。"不可过钱"之说，既不完全符合临床实际，又束缚了医生手脚，使其不能发挥其应有的治疗作用。在此，将"细辛不过钱"之说的原委和煎剂用量"可过钱"的根据作一阐明，以期使细辛在临床中发挥应有的作用。

"细辛不过钱"之说最早出自宋·陈承的《本草别说》。明·李时珍《本草纲目》载："若单用末不可过一钱，多则气闷塞不通者死，虽死无伤。"清·陈修园的《神农本草经读》曰："近医多以此语忌用……方书之言类此者不少，学者不善详察，而遵信之"，古代医家并没有说细辛入煎剂用量不可过一钱。细辛"不过钱"代表历史承袭，以成为古今施药之清规。

"不过钱"之说似与细辛的先兴奋后麻痹作用、过量可致呼吸中枢麻痹之弊有关，但却不应局限在"钱"内为其用量的永恒标准，而应根据病情、体质不同因人制宜。

细辛入煎剂用量可过钱是有可靠根据的。在东汉时期，医圣张仲景的《伤寒杂病论》中细辛入煎剂，日服一剂的处方中，用量大多在2~3两。按照东汉一两等于13.92克计算，以小青龙汤为例，方中细辛用量为3两，相当于现今的41.76克。一剂服3次，每次服用14克，已远远超过一钱（3克）之量。今人曲氏等治疗缓慢性心律失常，每日最小用量6克，最大用量31克。周氏治疗慢性支气管炎、心肌炎等病其量用至40克，且疗效显著，无不良反应。冯氏治疗类风湿性关节炎，用量多达160克，也未见不良反应。

为了进一步验证细辛不同剂型、用法、用量的可靠性，笔者曾试从小剂量递增日服多次，未见不良反应，仅在达到一定剂量时，出现短暂头晕（见表5）。

表5　细辛不同用量、用法与反应的关系

| 品种 | 用量（克） | 用法 | 反应 |
| --- | --- | --- | --- |
| 北细辛 | 7 | 单用末 | 头晕 |
| 华细辛 | 8.5 | 单用末 | 头晕 |
| 北细辛 | 12 | 水煎10分钟 | 头晕 |
| | 16 | 水煎30分钟 | 头晕 |
| 华细辛 | 15 | 水煎10分钟 | 头晕 |
| | 20 | 水煎30分钟 | 头晕 |

体会　笔者在临床对牙痛、三叉神经痛、风寒湿痹所致的腰腿疼痛等症，在相应配伍的煎剂中，细辛用量过钱（10~20克），没有发现不良反应，且疗效较好。对老

年、体弱、妇女、儿童用量不宜过大。单用末毒性较大，用量宜轻。

　　细辛单用或复方煎剂用量可过钱，一般成人用量 10~15 克为宜。细辛入煎剂时不必后下，一般用量 10~15 克与其他药味同煎 30 分钟为宜，不会影响细辛功效。细辛主要成分为挥发油，其中有效成分为甲基丁香酚，毒性成分为黄樟醚，后者挥发性强，长期煎煮使有毒成分大大下降，不影响有效成分煎出。据试验证明，含芳香挥发油的中药用水煎煮 30 分钟，药液中有效成分含量最高，北细辛挥发油含量一般高于华细辛，其作用强，用量宜轻。

# 临床经验方

## 1. 复方寻骨风药酒

**【处方组成】**

茜草 250 克，威灵仙 50 克，寻骨风 50 克，三七粉 50 克，穿山龙 50 克，天麻（切片）50 克，制川乌 50 克，制草乌 50 克，白酒 4000 毫升（60 度）。

**【浸制方法】**

将以上八味中药净选，除去杂质，茜草、威灵仙、寻骨风、穿山龙切碎片，三七、天麻粉碎成粗粉，装入适宜容器内，加入白酒浸泡 15 天，容器口密闭，防止白酒挥发。浸泡时每天搅动两次。浸泡 15 天后，用 8 层纱布过滤去掉药渣，装瓶备用。

**【主治应用】**

用于治疗腰椎小关节紊乱、椎间盘突出、坐骨神经痛、风湿、外伤等引起顽固性腰腿疼痛。

**【用法用量】**

每次口服 15 毫升，每日三次。7 天为 1 疗程。

**【注意事项】**

此药酒起效缓慢，疗效稳定，对于慢性腰腿疼痛患者需用药 7~15 天，个别患者用药 30 天，大部分患者用药 2~7 天见效。

**【禁忌】**

服药期间忌食油腻生冷，胃病患者忌空腹服用。

**【典型病例】**

张某，女，65 岁，农民。于 1995 年 7 月 12 日因跌倒扭伤腰部，引起腰部及右腿疼痛，不能下床行走，经省中医院诊断为腰 4~5 椎间盘突出症，坐骨神经痛。经牵引、按摩、针灸等治疗 20 天，不见好转。于 8 月 4 日开始服用复方寻骨风酒，第 4 天疼痛明显减轻，能下床活动，用药至 15 天腰腿疼痛完全消失，活动行走如常。

## 2. 治疗脚气外洗方

**【处方组成】**

苦参 30 克，黄柏 20 克，土茯苓 20 克，白矾 15 克，硫黄 10 克，青花椒 20 克，冰片 5 克，百部 30 克，公丁香 20 克，细辛 20 克，蛇床子 30 克，白鲜皮 20 克，皮肤有裂口加全瓜蒌 30 克。

**【用法用量】**

以上药物加水 300 毫升，煎煮开锅后 15 分钟，放温后泡脚。每日早晚各 1 次，每次 30 分钟。每剂药可泡 7 天，不用去药渣，每天加热烧开，以免药液酸败变质。

## 3. 类风湿关节炎酒

**【处方组成】**

草乌 9 克，川乌 9 克，西红花 9 克，金银花 20 克。

**【用法用量】**

取白酒 1 斤浸泡 7 天，滤去药渣。每天 50 毫升，分 3 次服用。

## 4. 消疣酊

**【处方组成】**

补骨脂 10 克，白僵蚕 10 克，鸦胆子 10 克。

**【浸制方法】**

将上三味中药捣碎，取适宜容器，放入中药，加入 70%~75% 酒精 100 毫升，浸泡 15 天即可。

**【用法用量】**

外涂治疗寻常疣，每天涂擦 3~4 次；或用适量药棉浸药液外敷患处，外用塑料薄膜包裹，以胶布固定，2 天换 1 次。一般 7 天左右治愈。

## 5. 中药外用治疗褥疮

### （1）褥疮洗剂

**【处方组成】**

红藤 100 克，金银花 100 克，苦参 100 克，黄柏 100 克，大黄 100 克，红花 100 克，当归 100 克。

**【制作方法】**

以上药物加水煎煮，滤液浓缩至 1500 毫升，包装机分装每袋 50 毫升，备用。

（2）生肌散

**【药物组成】**

蜈蚣粉 9 克，白及粉 3 克，乳香粉 3 克，紫硇砂粉 3 克，血竭粉 3 克，混匀备用。

**【用法用量】**

先将褥疮部位用过氧化氢溶液洗去脓液，再用生理盐水冲洗。然后用褥疮洗剂洗伤口，再敷以生肌散。每天换药 1 次，视情况也可 2 天换药 1 次。对难以愈合形成窦道者可用云南白药粉喷撒伤口。两方对清洁创面，控制感染，促进伤口愈合有比较好的作用。

## 6. 三叉康治疗三叉神经痛

**【处方组成】**

僵蚕 10 克，木瓜 30 克，当归 12 克，川芎 18 克，钩藤 20 克，黄芩 12 克，石膏 20 克，防风 10 克，赤芍 20 克。

**【功能主治】**

活血化瘀，解痉止痛。治疗三叉神经痛。

**【用法用量】**

每日 1 剂，水煎服，分早晚空腹服用。

**【注意事项】**

忌食生冷。

## 7. 腰痛灵 1 号

**【处方组成】**

党参 15 克，炒白术 10 克，茯苓 10 克，甘草 6 克，当归 12 克，川芎 10 克，赤芍 12 克，熟地黄 20 克，黄芪 20 克，陈皮 6 克，炒杜仲 15 克，狗脊 20 克，土元 10 克，地龙 15 克，羌活 15 克，独活 15 克，桃仁 10 克，红花 10 克，制川乌 6 克，制草乌 6 克。

**【功能主治】**

补气养血，活血化瘀，通经活络，祛风除湿。治疗腰椎间盘突出症、腰椎增生、强直性脊柱炎等病（偏虚型）。

**【用法用量】**

每日 1 剂，水煎服，分早晚两次空腹服用。

**【注意事项】**

忌食生冷、糖、油腻食物。

## 8. 小儿厌食康

**【处方组成】**

佛手 6 克，香橼 6 克，青皮 6 克，柴胡 4 克，枳实 10 克，炒槟榔 10 克，党参 6 克，苍术 6 克，鸡内金 10 克，焦三仙各 6 克。

**【功能主治】**

补气健脾，疏肝理气，消食开胃。主治：小儿厌食症。

**【用法用量】**

每日 1 剂，水煎两次，分早晚两次、饭前 30 分钟服用。

## 9. 疼痛擦剂

**【处方组成】**

生川乌 50 克，生草乌 50 克，樟脑 10 克，洋金花 10 克，马钱子 10 克，蟾蜍 5 克，细辛 20 克，公丁香 20 克，三七 30 克，生栀子 20 克，生大黄 30 克，生乳香 20 克，生没药 20 克，穿山龙 20 克，苦参 30 克，肉桂 30 克，乌梢蛇 50 克，醋元胡 50 克，吴茱萸 20 克，白芷 30 克。

**【浸制方法】**

选取 60 度白酒 3000 毫升，将药材与白酒放入适宜容器内，密闭。浸泡 15 天，每天搅动 1 次，滤取药液，装瓶备用。

**【适应证】**

用于跌打扭伤、风寒、风湿关节、肌肉疼痛、肿胀的治疗。

**【用法】**

外擦疼痛部位，每日 3~4 次。

**【禁忌】**

皮肤有伤口及皮肤过敏者禁用。

## 10. 通便饮治疗老年虚性便秘有良效

**【处方组成】**

女贞子 30 克，生白术 15 克，肉苁蓉 10 克，生地黄 10 克，当归 10 克。

**【用法用量】**

加水煎煮，滤取药液 600 毫升，当茶饮用，分 3~4 次服。用药 2~7 天大便恢复正常。

**【适应证】**

用于老年气血亏虚、结肠蠕动无力所致的便秘。

**【禁忌】**

忌食生冷。

## 11. 加味玉屏风治疗过敏性鼻炎

**【处方组成】**

黄芪 20 克，炒白术 12 克，防风 6 克，辛夷 10 克，苍耳子 10 克，黄芩 10 克，桔梗 10 克，细辛 3 克，麻黄 6 克，藿香 10 克，制附子 6 克，茯苓 10 克，徐长卿 6 克，桂枝 10 克，鱼腥草 10 克，乌梅 10 克，淫羊藿 10 克，白芷 10 克，鹅不食草 10 克，蛇床子 10 克。

**【用法用量】**

每日一剂，水煎煮两次，滤取药液 600 毫升，分早、中、晚三次服用。

**【适应症】**

对冷空气引起鼻痒、鼻塞、流清鼻涕有较好效果。7 天为 1 疗程，一般服用 7 天。

**【注意事项】**

用药期间忌食生冷、辛辣、鱼、虾。为防止复发、巩固疗效，在三伏天服用中成药玉屏风散颗粒 7~10 天。儿童用药剂量酌减。

## 12. 神经性皮炎擦剂

**【处方组成】**

狼毒 100 克，苦楝子 70 克，木鳖子 50 克，穿山龙 50 克，丁香 40 克，蟾蜍 2 克，苦参 50 克，70% 酒精 1000 毫升。

**【浸制方法】**

将木鳖子捣碎，与其他中药装入适宜容器内，加入 70% 酒精密闭浸泡 15 天。每天搅动一次，滤取药液装瓶用。

**【用法用量】**

用棉签蘸取药液擦患处，每天 3~4 次，7~10 天一疗程，一般一疗程可愈。

**【注意事项】**

本药有毒，仅限外用，不可内服。皮肤有破损暂缓用药。对此药过敏者禁用。用药期间忌食辛辣油腻、鱼虾，保持大便通畅，以及良好的心态和睡眠。

## 13. 康延年老中医治疗类风湿关节炎有奇效

2005 年我爱人患类风湿关节炎在太原市山医大二院风湿免疫科门诊治疗一年多，应用激素、免疫抑制剂环磷酰胺及氨甲蝶呤、镇痛消炎药西乐葆，开始治疗效果比较满意，到后来药物副作用太大，引起严重的反流性胃炎、食道炎，导致进食困难。停用环磷酰胺、氨甲蝶呤，保留激素德保松、镇痛消炎药西乐葆继续用药。2006 年 4 月份我爱人全身肌肉、关节疼痛导致不能下床，生活不能自理。经介绍我找到康老中医诊治，康大夫只给抓了 3 付药，嘱咐回家服完 3 付药就能下地活动了。我对此半信半疑，因为用上激素、止痛消炎药都没啥效果。回家后服药第 2 天全身僵硬、疼痛明显减轻，能下床活动，3 付药服用完生活基本能自理。2006 年 5 月 1 日到 2011 年 4 月间 5 年时间一直经康大夫治疗，效果满意。后来长时间用中药可能产生耐药性的原因，便停止服用中药。到 2014 年 3 月又按前方治疗，疗效依然较好。现将处方摘录如下，供有需求的患者参考。

（1）处方组成　八角根 15 克，女贞子 30 克，黄芪 30 克，杜仲 15 克，豨签草 30 克，红花 15 克，丹参 30 克，川牛膝 30 克，黄精 30 克，当归 30 克，桂枝 15 克，制附子 10 克。

随症加减：出汗多加牡蛎 30 克，枸骨叶 15 克；关节红肿加黄柏 10 克，薏苡仁 30 克，苍术 10 克，千年健 15 克；口干加天花粉 20 克，玉竹 20 克；类风湿因子阳性女贞子加量至 60 克。

（2）蚂蚁粉（选用拟黑多刺蚂蚁）每次 5g，一日三次，冲服。

### 14. 西洋参、三七治疗冠心病有良效

【处方组成】

西洋参 90 克，三七 90 克。

【制作方法】

将西洋参、三七共研成细粉，分装于"0"号空心胶囊，每粒装 0.5 克。

【用法用量】

每次 2 粒，每日早晚各 1 次，温开水送服。用于冠心病的治疗及预防，连服 3 个月，可明显改善冠心病患者临床症状及精神状态。也可用于缺血性脑病的康复治疗。

### 15. 云南白药加冰片治疗口腔溃疡

【制作方法】

云南白药药粉加冰片少许共研细粉，装瓶备用。

【用法用量】

用棉签沾少许药粉敷于溃疡面，闭口 5 分钟，每日 4 次，早、中、下午、睡前各 1 次。一般 2~3 天痊愈。

### 16. 壁虎冰片粉治疗口腔溃疡效果好

【制作方法】

壁虎 6 克，烘干冰片 0.5 克共研细粉，装瓶备用。

【用法用量】

此药物有很好镇痛、促进溃疡面愈合的作用。用棉签沾少许药粉敷于溃疡面，每日 4 次。

### 17. 肝炎 I 号

【处方组成】

大青叶 15 克，连翘 15 克，夏枯草 10 克，黄芪 15 克，赤芍 30 克，白花蛇舌草 30 克，茵陈 30 克，栀子 10 克，五味子 20 克，蒲公英 20 克。

【功效主治】

抑制、杀灭肝炎病毒，提高机体免疫功能，保护肝细胞，恢复肝脏功能。用于治疗病毒性肝炎急性期，或慢性病毒复制活跃期，或甲肝、乙肝、丙肝病毒携带者。

**【用法用量】**

每日一剂，加水浸泡 1 小时，煎煮两次，合并滤液 600 毫升，分早、中、晚三次温服。

**【禁忌】**

忌食辛辣油腻。

### 18. 肝炎 Ⅱ 号

**【处方组成】**

龟板 15 克，鳖甲 15 克，丹参 20 克，赤芍 20 克，郁金 15 克，片姜黄 10 克，蒲公英 15 克，茵陈 15 克，五味子 20 克，虎杖 10 克，枳实 10 克，黄芪 15 克，大青叶 10 克。

**【功效主治】**

活血化瘀，疏肝理气；恢复肝功能，保护肝细胞，回缩肝脾。用于治疗慢性及迁延性肝炎、肝硬化。

**【用法用量】**

每日一剂，加水浸泡 1 小时，煎煮两次，滤取药液 600 毫升，分早、中、晚三次温服。

**【禁忌】**

忌食辛辣油腻。

### 19. 全蝎治疗类风湿关节炎

**【制备方法】**

选取野生全蝎（死蝎不用）洗净泥土杂质，捞出，放入淡盐水中浸泡 2 小时，使全蝎吐净腹中泥土后捞出，焙干或用电烤箱低温干燥，温度控制在 70~80 度，不可烤煳，干燥备用。

**【用法用量】**

每日干全蝎六、七条直接嚼碎服用，或打粉每日 1.5~2 克用温水冲服，亦可将全蝎粉装入 "0" 号空心胶囊服用。连用 3~6 个月起效，有的一个月关节肿痛明显改善。

我们老家有位 70 多岁名叫卫充池的人，患类风湿关节炎 10 多年，最初用西药治疗，副作用大，患者经济上有困难，难以维持长期治疗，严重时生活不能自理。后经人推荐吃全蝎治疗，农村人自己在夏季夜晚捉蝎子，焙干食用，已坚持 8 年之久，西药激素止痛药等全不用，每天下地干活如常人。后又介绍多位类风湿患者均有良效。

我爱人患类风湿关节炎 30 多年，已服用全蝎 9 个多月，以前应用的来氟米特、激素、止痛药减少用量，关节疼痛缓解明显，过去用西药引起的胃病也好了，没发现不良反应。今年夏季准备回农村老家捉蝎子，顺便再买些长期服用。

人工饲养的全蝎不可用，养蝎场在捕捉成蝎前大量喂食黄粉虫增加重量，干燥后蝎肚残留食物太多，全蝎腥臭味大，易引起恶心反胃等不适，同时还混有不少死全蝎加工而成，大部分含盐量太高不宜食用。

## 20. 中药外敷治疗带状疱疹

【处方组成】

大黄 20 克，黄柏 20 克，枯矾 3 克，雄黄 3 克，冰片 3 克，蒲公英 150 克。

【用法用量】

将大黄、黄柏、枯矾、雄黄、冰片研粉备用，蒲公英加水浸泡 30 分钟，煎煮 30 分钟，滤取药液 500 毫升装瓶。先用药液清洗患处，再用药液将适量药粉调成糊状，涂于患处。每日 4~5 次，一般 4~5 天治愈。

# 中药工作中经验教训警示录

**一、人员不具备药学专业技术资质，毒性药品不按规定管理存放致人中毒死亡**

20世纪六七十年代，有一村卫生所药房，村革命委员会主任选用亲属姑娘做司药人员，其人无任何相关药学知识。主任错误地认为只要认识字，和百货商店售货员一样谁都能胜任，在农村去卫生所当司药这样的工作既轻松，又不用天天上地干活风吹日晒，近水楼台先得月，这样的好事自然先想着用自家人。

姑娘新当司药没几天的一个下午，一位男患者牙痛，医生为其开了三付中药，卫生所为方便患者生有火炉，备有煎药砂锅。当即煎取一付中药分两次给男患者服用，先服了半剂。服药后男患者腹痛、口鼻出血，一会儿便倒地身亡，当时把处方医师都吓傻了。事后调查发现，处方中白芍三钱错调配成白信三钱，患者急性中毒死亡。前任卫生所司药不具备药学方面资质，更谈不上对医用毒性药品的规范管理，在中药斗柜抽斗前面放白芍，后面放白信（白砒石），新来的司药根本就不认识药，分不清白芍与白信。

国家关于药事管理各种政策法规，医院药事管理机构各项规章制度及操作规程等，是多少人用生命代价换来的，我们在工作中必须认真严格执行，人命关天没小事。这件事发生在几十年前，时间过去有点久远，希望能对我们药学工作人员有着重要的警示作用。《中华人民共和国药品管理法》中明文规定：非药学技术人员不得直接从事药剂技术工作。

**二、处方医师不懂中药，一张处方一味中药出现三次剂量不同**

在过去中医主要是师承方式传承，中医大夫不仅会治病，还精通中药，对中药采集、加工炮制、品质辨识都熟记于心，基本都是从司药学徒开始，经过很多年学习锻炼才熬到坐堂当医师给人看病。

过去经常碰到一些医生中药处方书写不规范，不用正名、正字，审核处方不合格，退回去有的医生还很不高兴，究其原因是不懂中药，分不清正名、别名，把别名当成另一种中药。

有一次，还是一个有名气的中医大夫，中药处方中写有土鳖虫、䗪虫、土元，而且剂量不同，审核处方时被退了回来，这位大夫找到中药房问及处方有什么不妥之处，我给其解释道："处方中土鳖虫、䗪虫、土元原本是一种药，处方中三者剂量不同，把别名䗪虫、土元又当成两种药，你每天门诊患者多，时间紧，没精力顾及这些，我们可以理解。"最后那位大夫态度很诚恳地说："我确实把䗪虫、土元别名当成两种药，这方面知识确实了解得比较少，只了解中药具体性味功效、临床应用，很少顾及中药品种来源等，再有类似问题你不要客气及时指正，我得好好感谢你。"

审核处方时一定要认真，对有禁忌配伍、超剂量等问题，需临床医师双签名方可，药剂人员不可随意更改或替换药物。注意方式方法、工作态度，不合格处方不能调配，不负责任出了事是要担责的，人命关天这个底线不能失守。

### 三、中药房窗口要注意同名同姓患者，避免发错药

我们国家人口众多，尤其好听的名字发生同名、同姓、同性别、同年龄的重名概率太大了。工作中应引起我们的注意，避免给患者发错药，造成不良后果。

1980年我在某医院工作，遇到一件同名同姓患者拿错药的事。医院上午抓中药的人特别多，门诊中药房只有一个发药窗口。这天两个同名同姓患者，一个看妇科病，另一个是中医外科患者。中医外科患者处方中有外用轻粉，妇科患者把外科患者有轻粉的药错拿走了。这位中医外科患者是朋友介绍的，他拿了药让我看，对照病历发现药不对，我心里一惊，这是要出大事了！这处方中轻粉有毒，被一妇科患者拿错了，要出人命。我问了发药人当时详情，这位妇科患者跟妇科医生认识，拿了药人没离开，去了妇科，好在有惊无险地将错拿药追了回来。

这件事一直过了好多年，每逢药房添新人或有进修实习生，我都要讲给他们听，要警钟长鸣。我们的工作关乎每位患者身心健康、生命安危，要求工作一定要细心细心再细心，认真认真再认真。

### 四、中药工作人员要爱岗敬业，不要不负责任错装错用中药

药物是用来治病救人的，容不得半点马虎，因此要求每一个中药从业者都必须爱

岗敬业，工作一丝不苟，要有一颗仁爱之心，努力学习，提高自身业务技术水平。

2005年6月份山西省开展医疗机构中药饮片质量检查工作，我率检查组去某地区检查了17个县市，共33家医院的中药饮片质量，历时30天。检查中发现中药饮片质量问题还是比较多的，错用混用，以次充好，有的医院假劣药占40%~50%，严重影响临床治疗效果和用药安全。

检查工作中遇到的一个医院中药房出现的问题叫人不敢想象，不可原谅。医院药事工作疏于管理，一盘散沙，工作人员上班工作懒散，混日子，购进的中药饮片上面有标识，但装在药斗里面的中药饮片常张冠李戴。桂枝与夜交藤混装，党参与银柴胡混装，黄芪与苦参混装。发现这些问题后当即指出，但有些人都不愿意听，不知是不懂还是故意装错了。真不知道中医大夫在这家医院怎么为患者治病……

最后我想说的是既然选择了这个职业，就要遵守最起码的职业操守和道德底线，人要有良心，己所不欲，勿施于人。

## 五、调配处方不可混用的中药品种

### 1. 黄柏与关黄柏

《中国药典》将黄柏分为关黄柏和黄柏（川黄柏）两种，二者功效主治相同，但是二者中的盐酸小檗碱含量相差太大。《中国药典》要求关黄柏盐酸小檗碱含量不少于0.60%，黄柏盐酸小檗碱含量不少于3.0%。中药处方多写黄柏，很少写关黄柏，二者不可混用。

### 2. 葛根与粉葛根

过去药用葛根来源包括粉葛和葛根（野葛）两种，《中国药典》因二者葛根素含量相差太大而将其分为粉葛和葛根两种。《中国药典》要求粉葛含葛根素不少于0.30%，葛根含葛根素不少于2.4%。中药处方多写葛根，几乎没有写粉葛，在处方应付时万不可以粉葛代葛根。

另外，在多次医院评审检查中发现，在处方应付时有中药相互混用现象，如桑寄生和槲寄生，金银花和山银花，麦冬和山麦冬，木通和川木通，小通草和通草等比较多见。尽管某些混用、代用情况不会造成严重后果，但一旦发生医疗事故，在处理医疗纠纷时问题就大了，得吃官司。按照《药品管理法》对假药的定义"以非药品冒充药品或以他种药品冒充此种药品"严格来说，这是卖假药，是犯法，此种情况应引起高度重视，规范中药处方的用药应付。

## 六、中药房戥秤计量器具要定期检测

戥秤是中药房最常见、使用最多的计量器具，秤盘长时间使用磨损，影响计量的准确性，如果长期不检测校正，会使药房发生亏损。根据秤盘磨损程度，在秤杆水平情况下，每称取一次都会多付给患者中药，使患者实际药量加大，影响疗效和用药安全。

在医院评审检查中发现，有的医院中药房戥秤个别误差达到 3 克左右，如果调剂称重川贝母、穿山甲等贵细药物，一年要多付给患者多少中药，医院中药房又要亏损多少。在医院等级评审中，药事管理方面要求定期对药房计量器进行检测。这些工作细节往往得不到重视，看起来是件小事，长此以往就是大事，积少成多会影响患者用药安全。

# 常见易混中药材鉴别

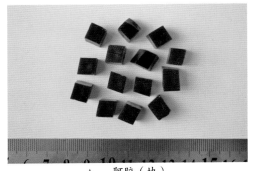

▲　阿胶（块）

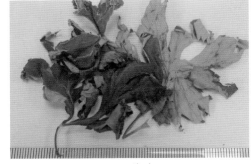

▲　艾叶

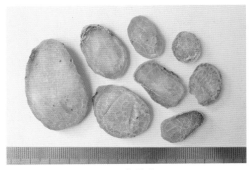

▲　白附子

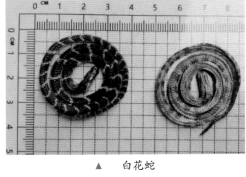

▲　白花蛇

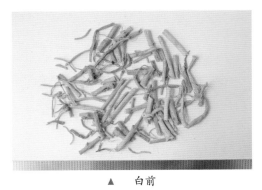

▲　白前

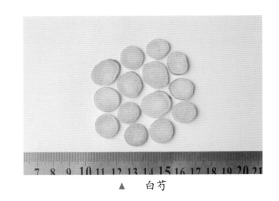

▲　白芍

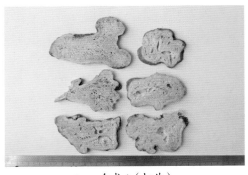

▲　白术1（切片）

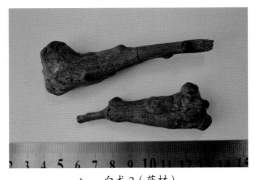

▲　白术2（药材）

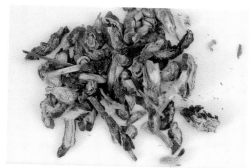

▲ 白头翁 1

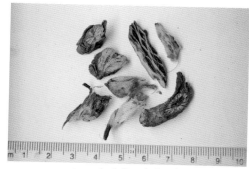

▲ 白头翁 2（伪品）

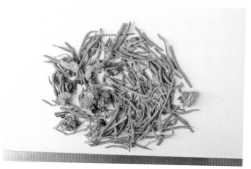

▲ 白薇

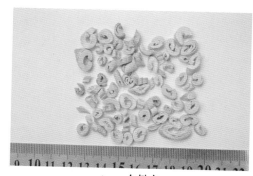

▲ 白鲜皮

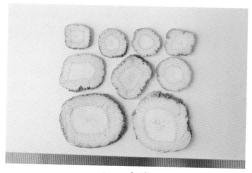

▲ 白芷

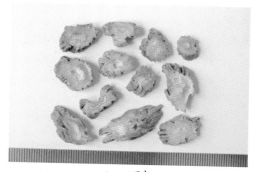

▲ 百部

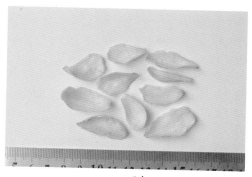

▲ 百合

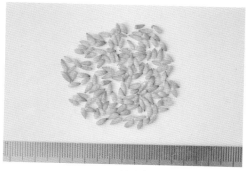

▲ 柏子仁

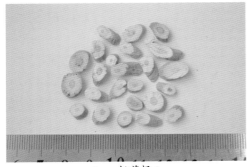

▲ 板蓝根 1

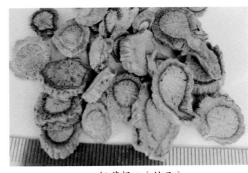

▲ 板蓝根 2（伪品）

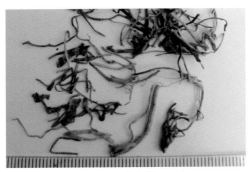

▲ 半边莲

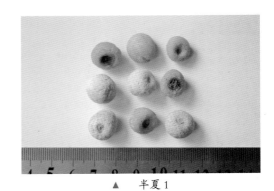

▲ 半夏 1

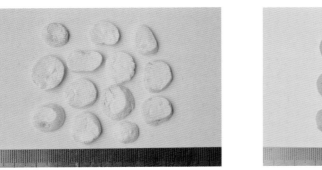

▲ 半夏 2（清半夏）

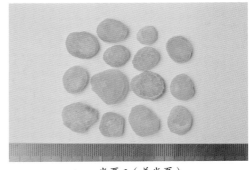

▲ 半夏 3（姜半夏）

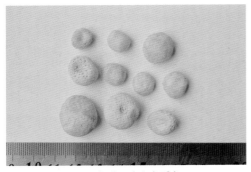

▲ 半夏 4（法半夏）

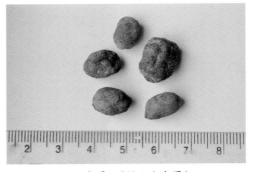

▲ 半夏 5（伪品水半夏）

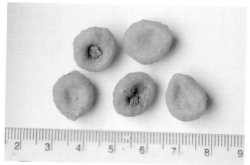

▲　半夏6（伪品小天南星）

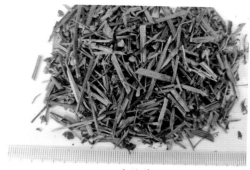

▲　半枝莲1

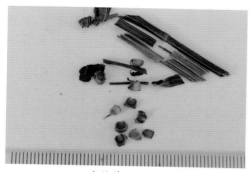

▲　半枝莲2（放大图）

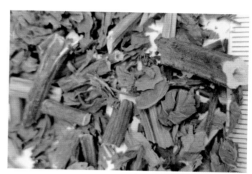

▲　薄荷

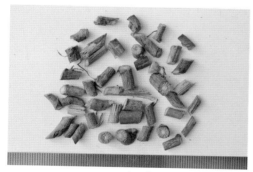

▲　北豆根

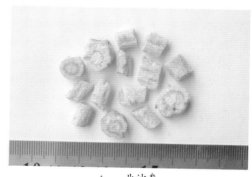

▲　北沙参

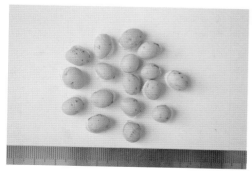

▲　扁豆（炒）

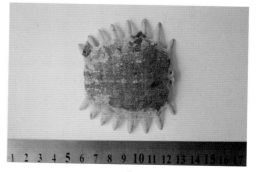

▲　鳖甲1

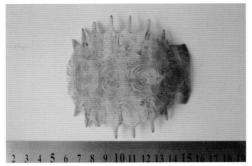

▲ 鳖甲 2（伪品）

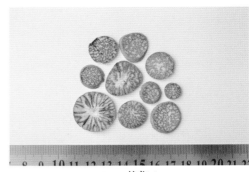

▲ 槟榔 1

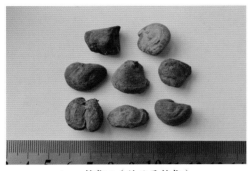

▲ 槟榔 2（伪品马槟榔）

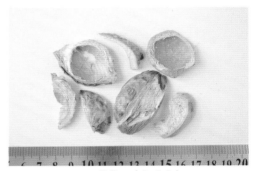

▲ 槟榔 3（大腹皮）

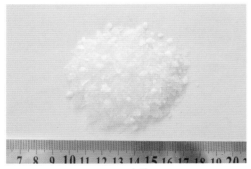

▲ 冰片

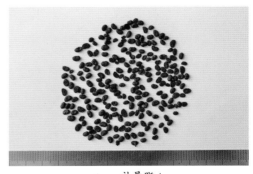

▲ 补骨脂 1

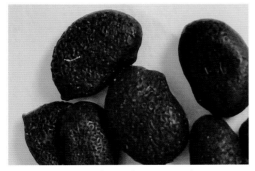

▲ 补骨脂 2（放大 10 倍）

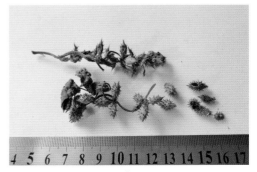

▲ 苍耳子 1

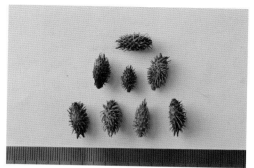

▲ 苍耳子 2

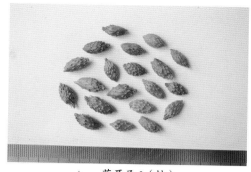

▲ 苍耳子 3（炒）

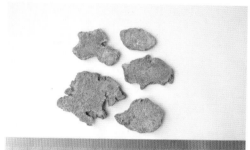

▲ 苍术（麸炒苍术）

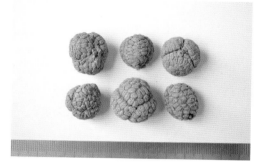

▲ 草豆蔻

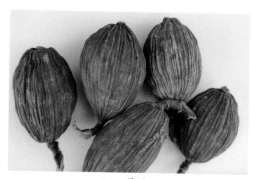

▲ 草果 1

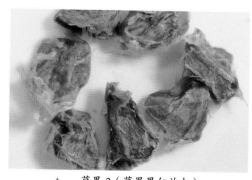

▲ 草果 2（草果果仁放大）

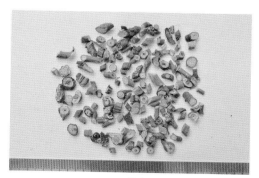

▲ 柴胡 1

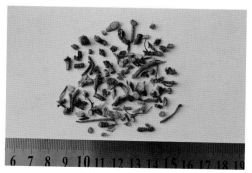

▲ 柴胡 2（伪品大叶柴胡）

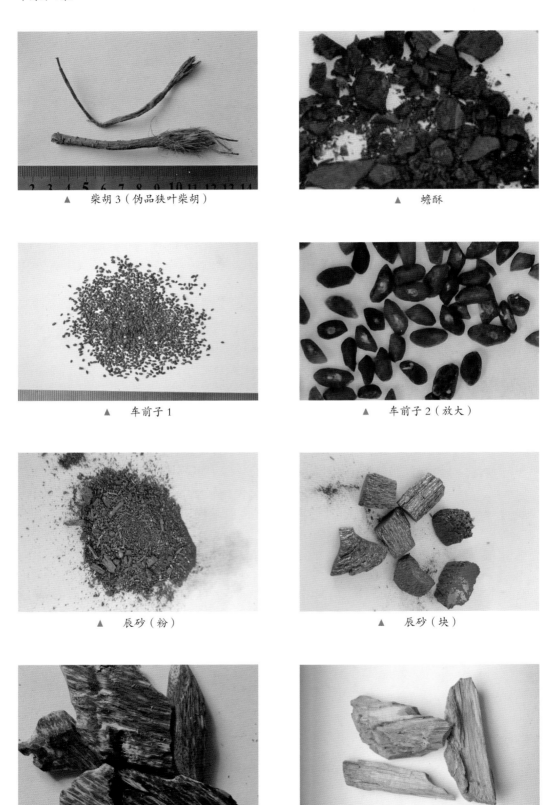

▲ 柴胡 3（伪品狭叶柴胡）

▲ 蟾酥

▲ 车前子 1

▲ 车前子 2（放大）

▲ 辰砂（粉）

▲ 辰砂（块）

▲ 沉香 1

▲ 沉香 2（劣）

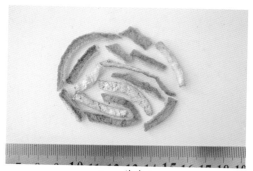

▲　陈皮 1

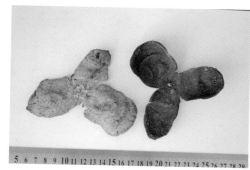

▲　陈皮　2（新会皮）

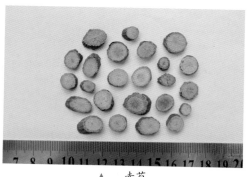

▲　赤芍

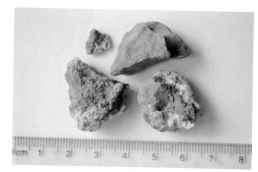

▲　赤石脂 1

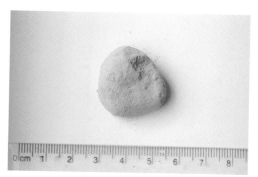

▲　赤石脂 2（伪品禹粮石）

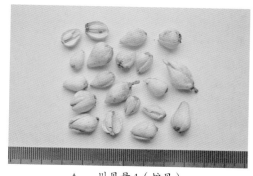

▲　川贝母 1（炉贝）

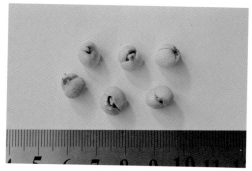

▲　川贝母 2（青贝）

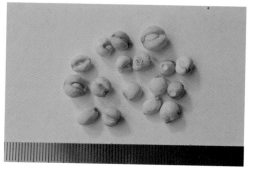

▲　川贝母 3（松贝伪品）

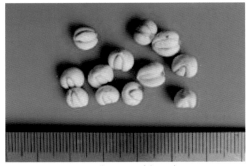

▲ 川贝母 4（松贝）

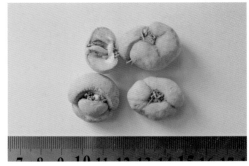

▲ 浙贝母 1

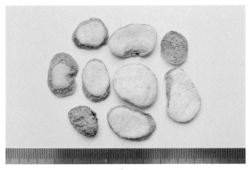

▲ 浙贝母 2

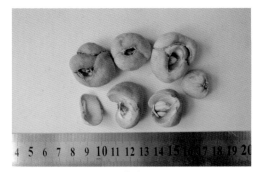

▲ 湖北贝母

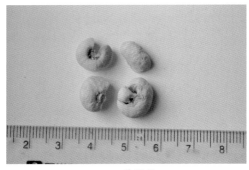

▲ 平贝母

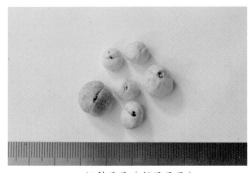

▲ 伊犁贝母（新疆贝母）

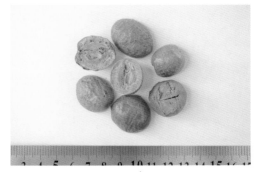

▲ 川楝子 1

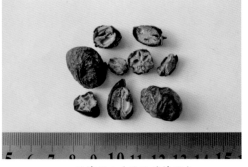

▲ 川楝子 2（伪品苦楝子）

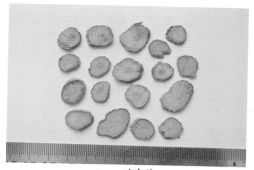

▲ 川牛膝

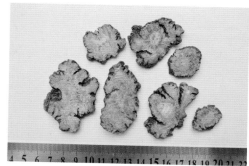

▲ 川芎

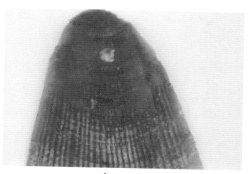

▲ 穿山甲1（外）

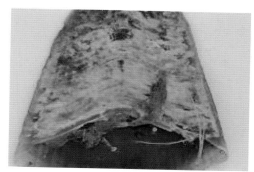

▲ 穿山甲2（内）

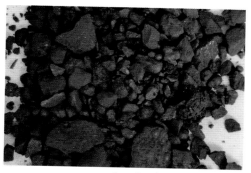

▲ 磁石（煅）

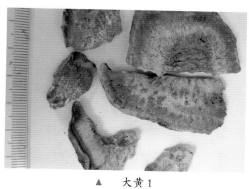

▲ 大黄1

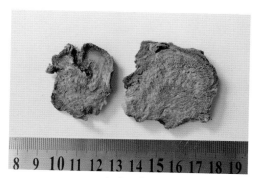

▲ 大黄2（伪品）

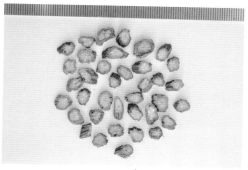

▲ 丹参1

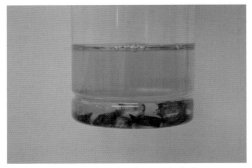

▲ 丹参 2（加水不显红色）

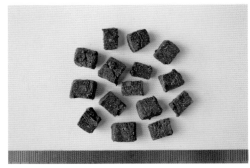

▲ 胆南星

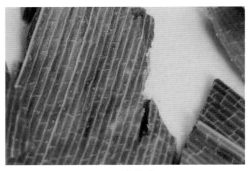

▲ 淡竹叶

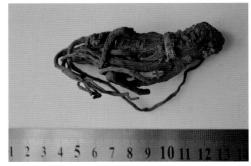

▲ 当归 1

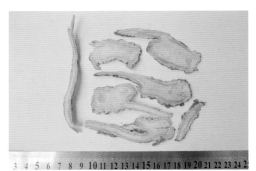

▲ 当归 2

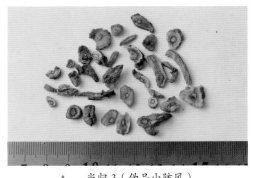

▲ 当归 3（伪品小防风）

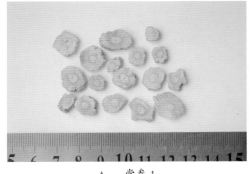

▲ 党参 1

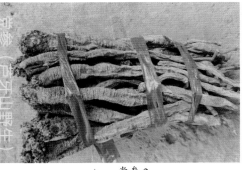

▲ 党参 2

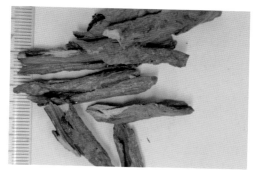

▲ 地骨皮 1

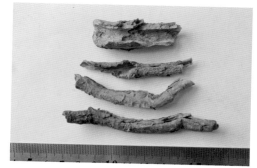

▲ 地骨皮 2（伪品）

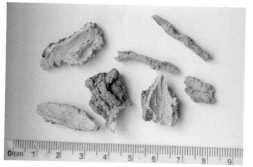

▲ 地骨皮 3（伪品鹅绒藤）

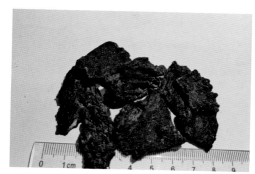

▲ 地黄（生）

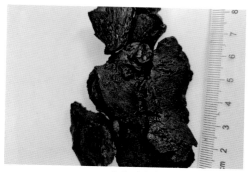

▲ 地黄（熟）

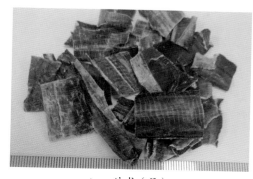

▲ 地龙（段）

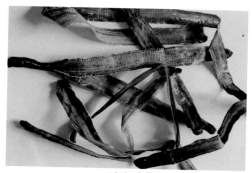

▲ 地龙（条）

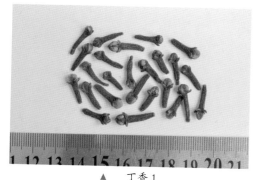

▲ 丁香 1

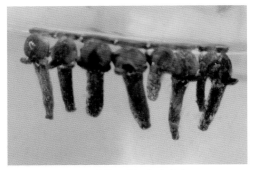

▲ 丁香2（入水直立）

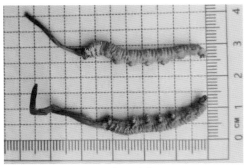

▲ 冬虫夏草1

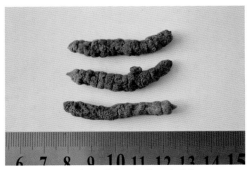

▲ 冬虫夏草2（伪品地蚕）

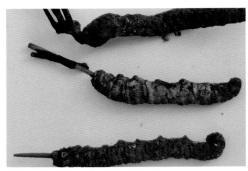

▲ 冬虫夏草3（亚香棒虫草）

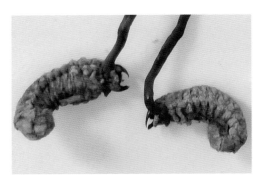

▲ 冬虫夏草4（凉山虫草）

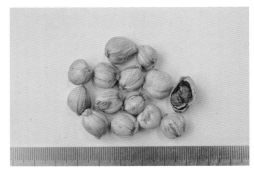

▲ 豆蔻1

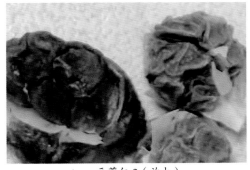

▲ 豆蔻仁2（放大）

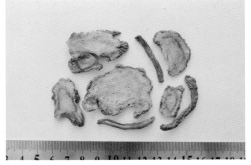

▲ 独活

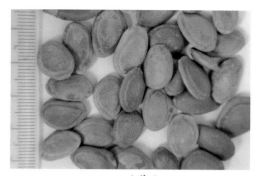

▲ 瓜蒌子

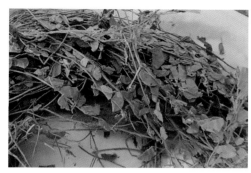

▲ 广金钱草

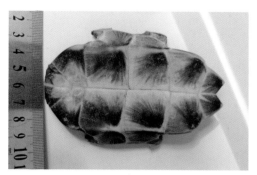

▲ 龟甲 1

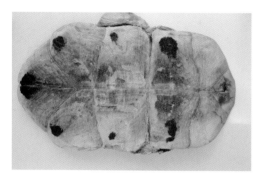

▲ 龟甲 2（伪品）

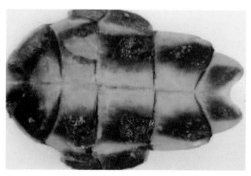

▲ 龟甲 3（伪品）

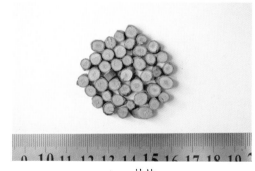

▲ 桂枝

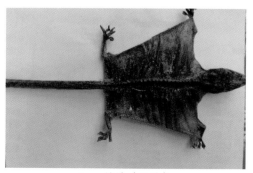

▲ 蛤蚧（正面）

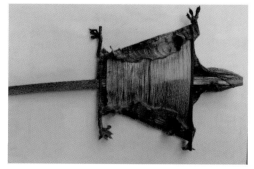

▲ 蛤蚧（反面）

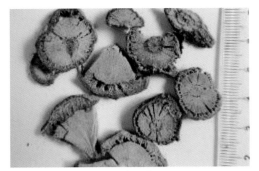

▲ 海风藤1

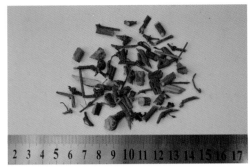

▲ 海风藤2（伪品）

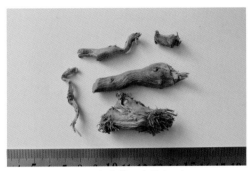

▲ 海风藤3（伪品　）

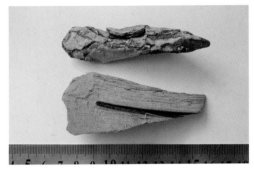

▲ 海风藤4（伪品）

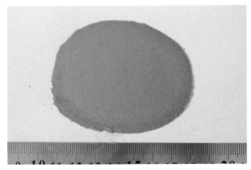

▲ 海金沙1

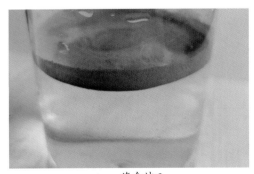

▲ 海金沙2

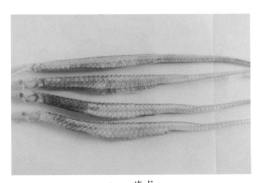

▲ 海龙

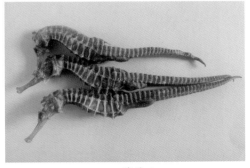

▲ 海马1

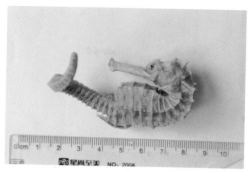

▲ 海马 2

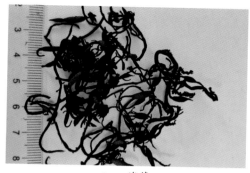

▲ 海藻

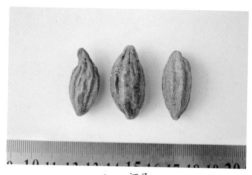

▲ 诃子

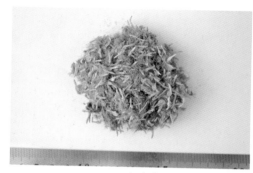

▲ 合欢花

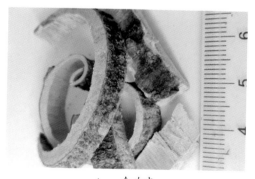

▲ 合欢皮

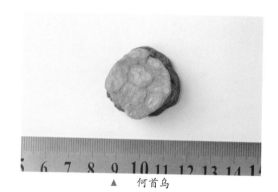

▲ 何首乌

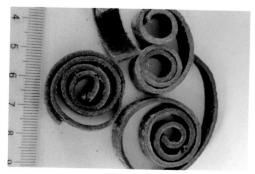

▲ 红花

▲ 厚朴

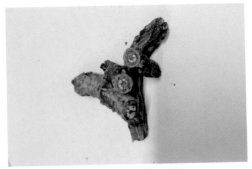

▲ 胡黄连1（断面）

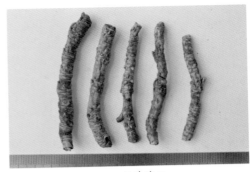

▲ 胡黄连2

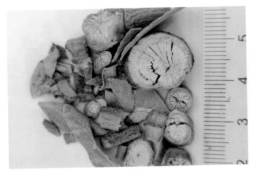

▲ 槲寄生

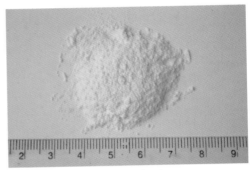

▲ 滑石（粉）

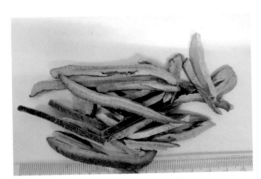

▲ 化橘红1（切丝）

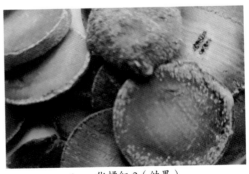

▲ 化橘红2（幼果）

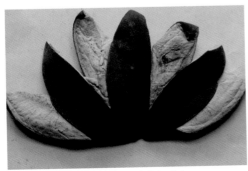

▲ 化橘红3（毛七爪）

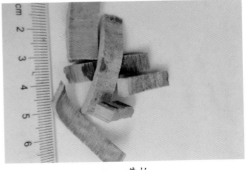

▲ 黄柏

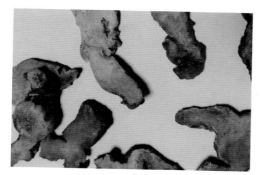

▲ 黄精 1

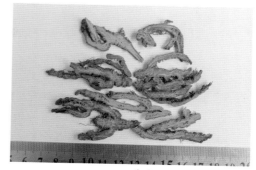

▲ 黄连

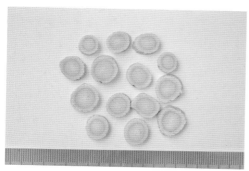

▲ 黄芪 1

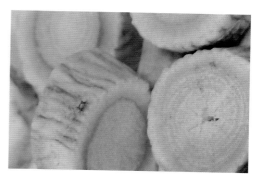

▲ 黄芪 2（放大）

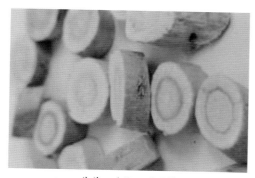

▲ 黄芪 3（伪品圆叶锦葵）

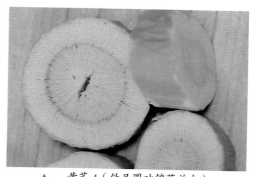

▲ 黄芪 4（伪品圆叶锦葵放大）

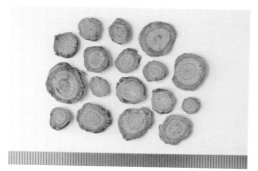

▲ 黄芩

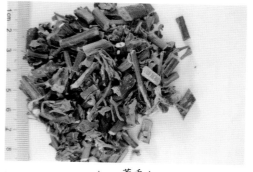

▲ 藿香 1

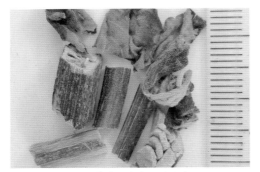

▲ 藿香2（茎叶放大）

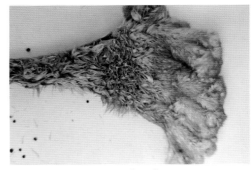

▲ 鸡冠花

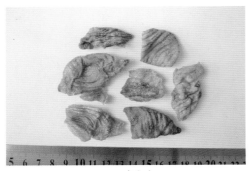

▲ 鸡内金

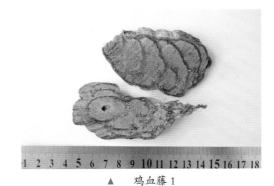

▲ 鸡血藤1

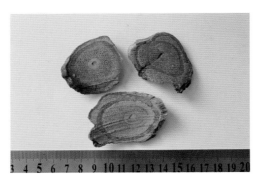

▲ 鸡血藤2（伪品丰城鸡血藤）

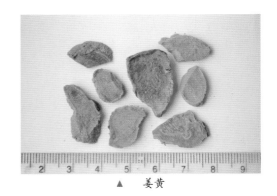

▲ 姜黄

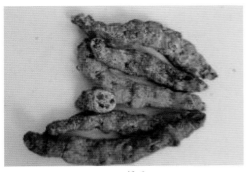

▲ 僵蚕

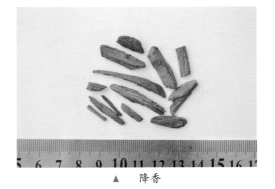

▲ 降香

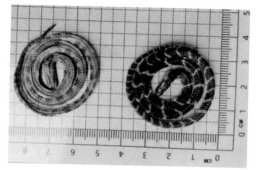

▲ 金钱白花蛇

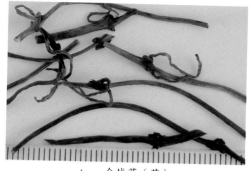

▲ 金钱草（茎）

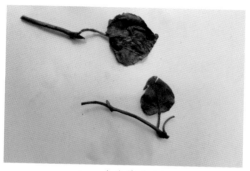

▲ 金钱草（叶）

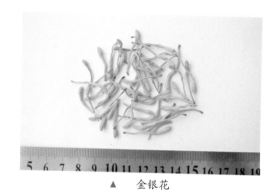

▲ 金银花

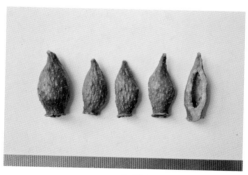

▲ 金樱子

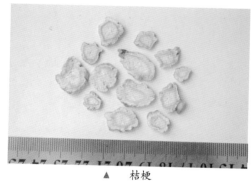

▲ 桔梗

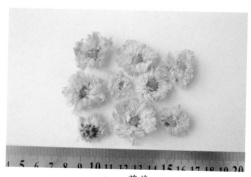

▲ 菊花

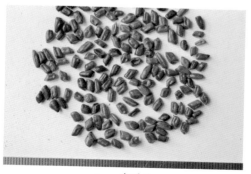

▲ 决明子

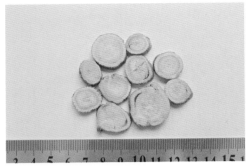

▲ 苦参

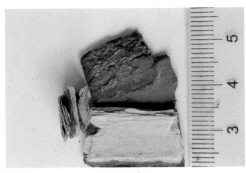

▲ 苦楝皮

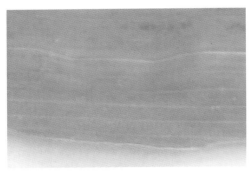

▲ 苦竹叶

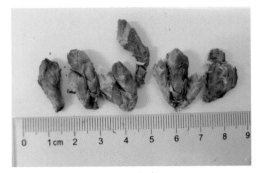

▲ 款冬花1

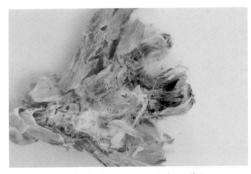

▲ 款冬花2放大（白色毛茸）

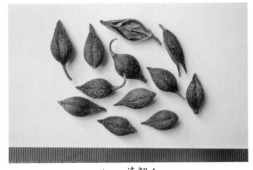

▲ 连翘1

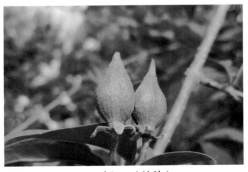

▲ 连翘2（植株）

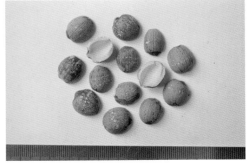

▲ 莲子

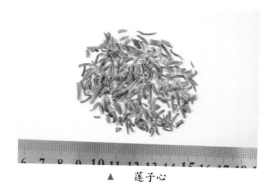

▲　莲子心

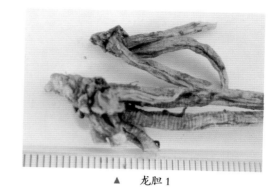

▲　龙胆 1

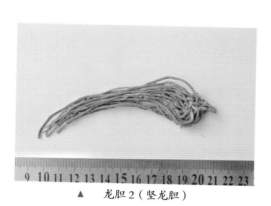

▲　龙胆 2（坚龙胆）

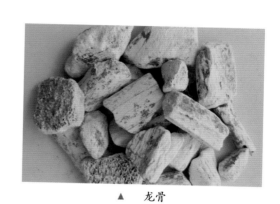

▲　龙骨

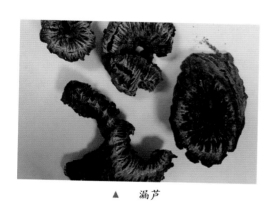

▲　漏芦

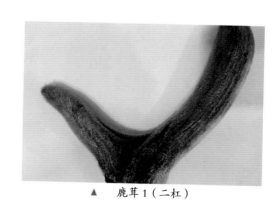

▲　鹿茸 1（二杠）

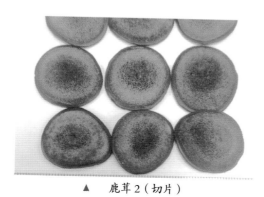

▲　鹿茸 2（切片）

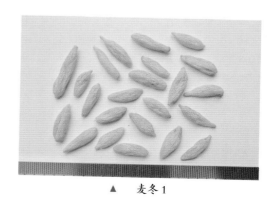

▲　麦冬 1

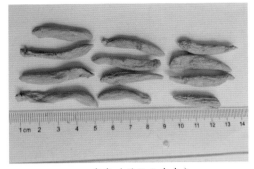

▲ 麦冬（伪品山麦冬）

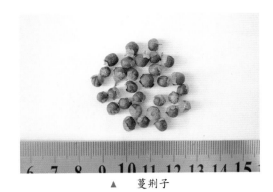

▲ 蔓荆子

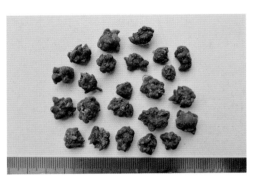

▲ 猫爪草

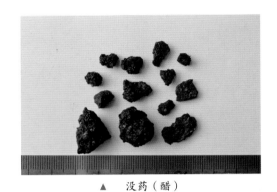

▲ 没药（醋）

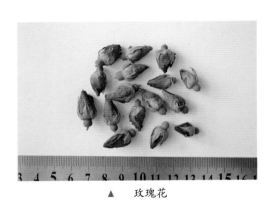

▲ 玫瑰花

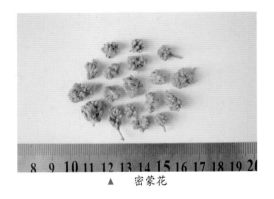

▲ 密蒙花

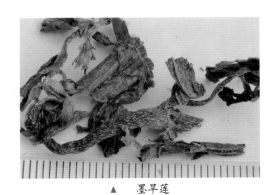

▲ 绵萆薢

▲ 墨旱莲

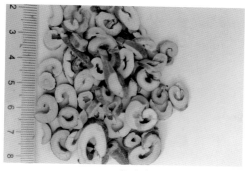

▲ 牡丹皮

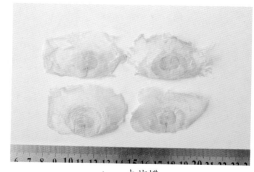

▲ 木蝴蝶

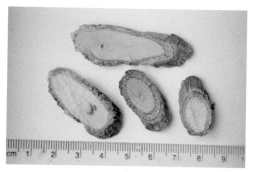

▲ 木通1

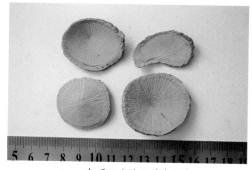

▲ 木通2（伪品关木通）

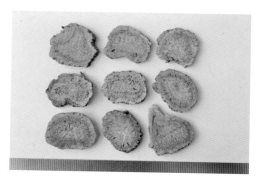

▲ 木香

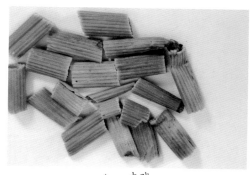

▲ 木贼

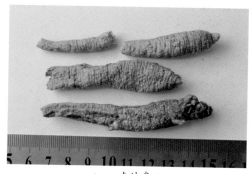

▲ 南沙参1

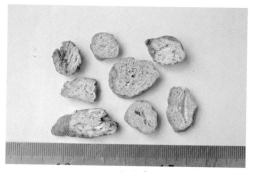

▲ 南沙参2

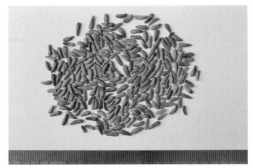

▲ 牛蒡子 1

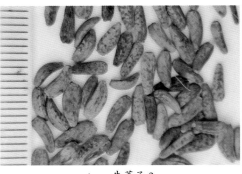

▲ 牛蒡子 2

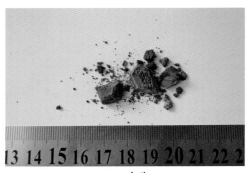

▲ 牛黄

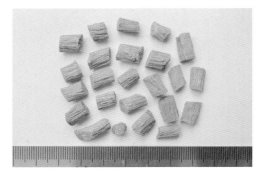

▲ 牛膝

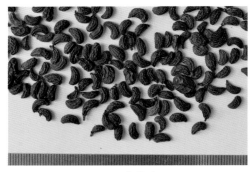

▲ 女贞子

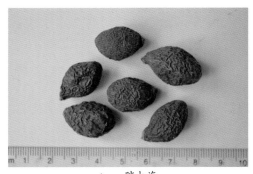

▲ 胖大海

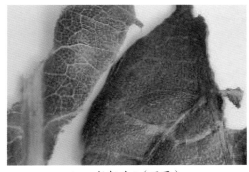

▲ 枇杷叶 1（正面）

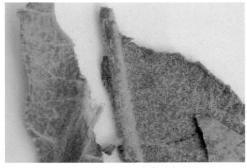

▲ 枇杷叶 2（背面）

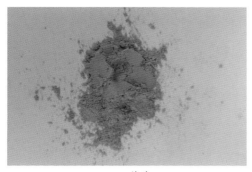

▲ 蒲黄

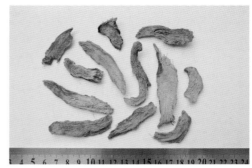

▲ 千年健1

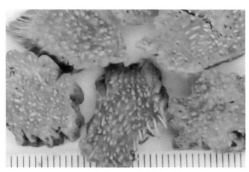

▲ 千年健2（放大图）

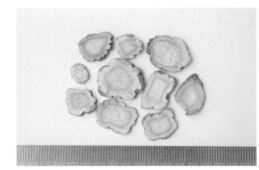

▲ 前胡

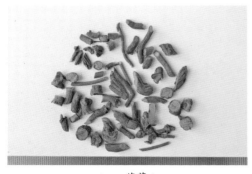

▲ 茜草1

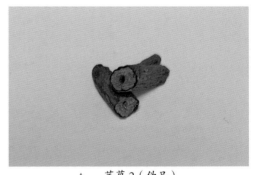

▲ 茜草2（伪品）

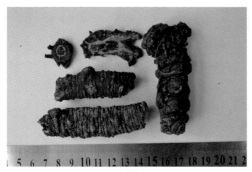

▲ 羌活1

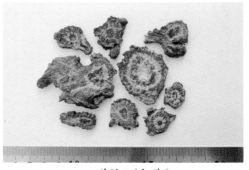

▲ 羌活2（切片）

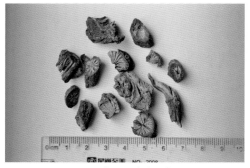

▲　羌活 3（伪品）

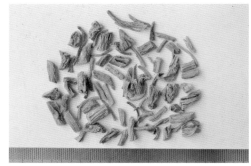

▲　秦艽

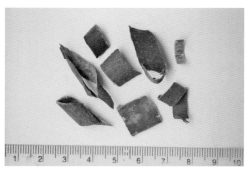

▲　秦皮 1

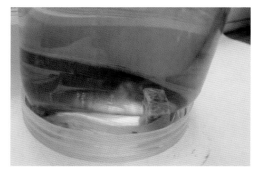

▲　秦皮 2（泡水实验）

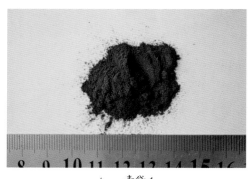

▲　青黛 1

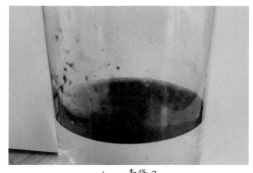

▲　青黛 2

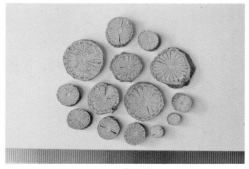

▲　青风藤

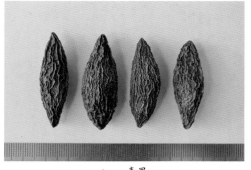

▲　青果

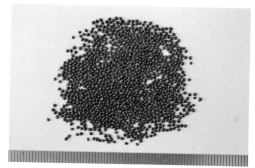

▲　青葙子1

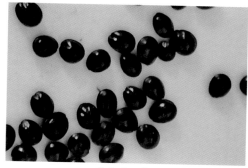

▲　青葙子2（放大）

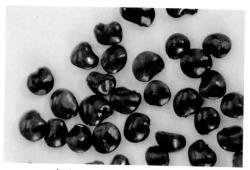

▲　青葙子3（伪品鸡冠花子　放大）

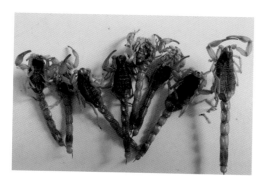

▲　全蝎

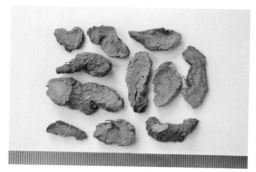

▲　拳参

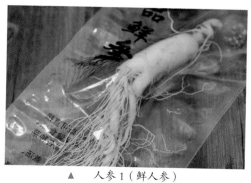

▲　人参1（鲜人参）

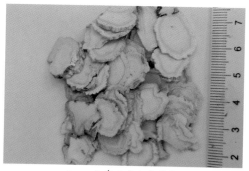

▲　人参2（人参片）

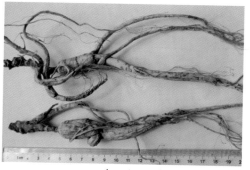

▲　人参3（林下参）

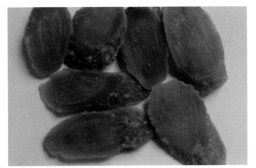

▲　人参4（红参）

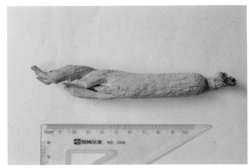

▲　人参5（园参）

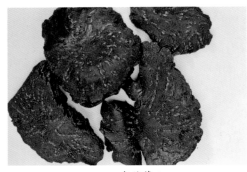

▲　肉苁蓉1

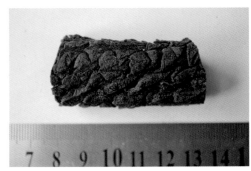

▲　肉苁蓉2

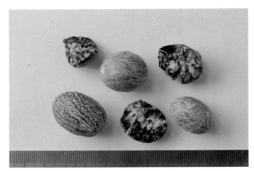

▲　肉豆蔻

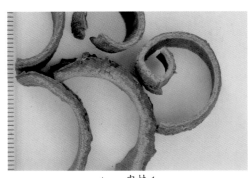

▲　肉桂1

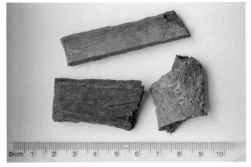

▲　肉桂2（伪品阴香树皮）

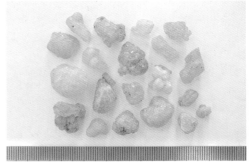

▲　乳香1

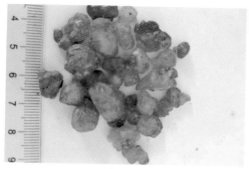

▲ 乳香2（醋乳香）

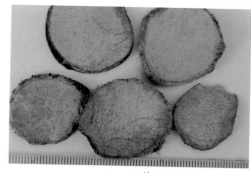

▲ 三棱

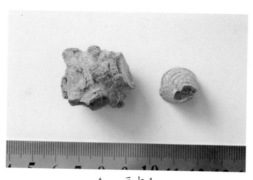

▲ 三七1

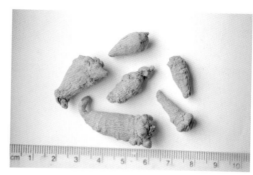

▲ 三七2

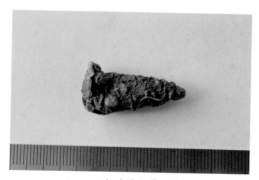

▲ 三七（伪品藤三七）

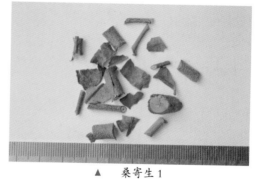

▲ 桑寄生1

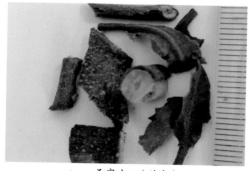

▲ 桑寄生2（放大）

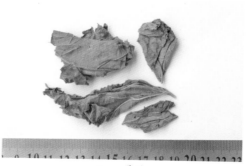

▲ 桑叶

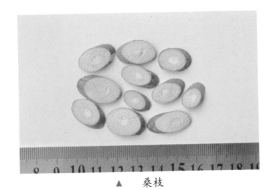

▲ 桑枝

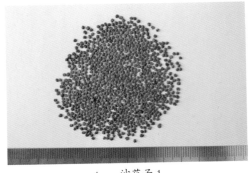

▲ 沙苑子1

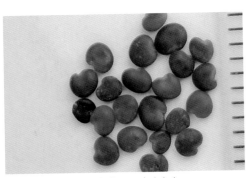

▲ 沙苑子2（放大）

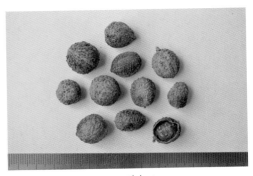

▲ 砂仁1

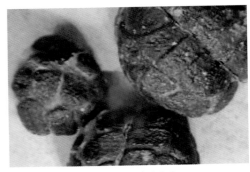

▲ 砂仁2（放大）

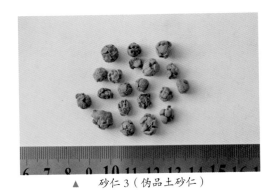

▲ 砂仁3（伪品土砂仁）

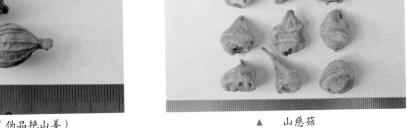

▲ 砂仁4（伪品艳山姜）

▲ 山慈菇

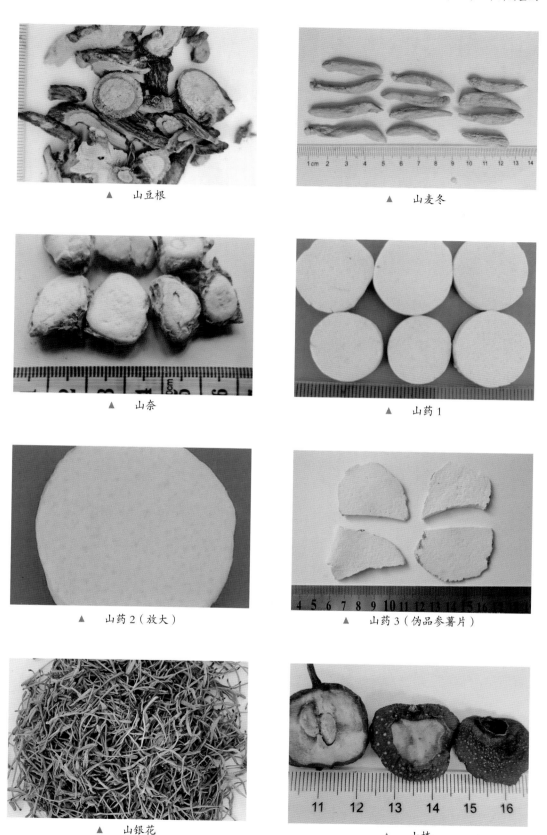

▲　山豆根

▲　山麦冬

▲　山奈

▲　山药 1

▲　山药 2（放大）

▲　山药 3（伪品参薯片）

▲　山银花

▲　山楂

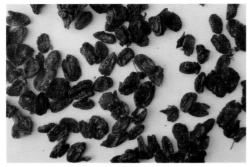

▲ 山茱萸

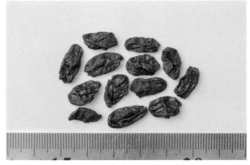

▲ 山茱萸（酒萸肉）

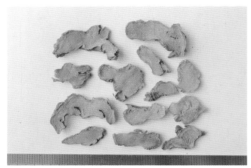

▲ 射干 1

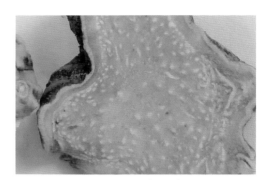

▲ 射干 2（放大）

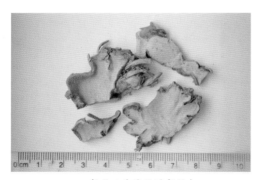

▲ 射干 3（伪品川射干）

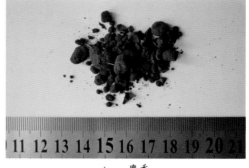

▲ 麝香

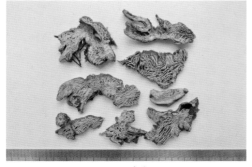

▲ 升麻

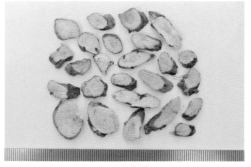

▲ 石菖蒲 1

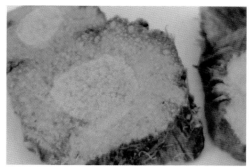

▲ 石菖蒲2（断面放大）

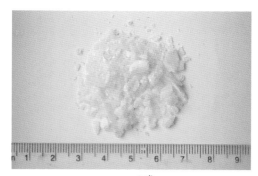

▲ 石膏

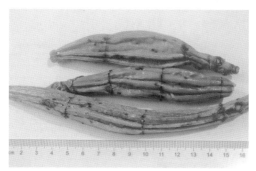

▲ 石斛1（干鼓槌石斛）

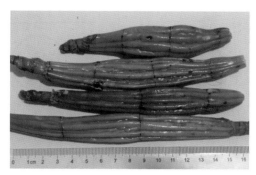

▲ 石斛2（鲜鼓槌石斛）

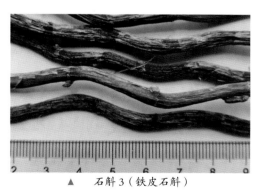

▲ 石斛3（铁皮石斛）

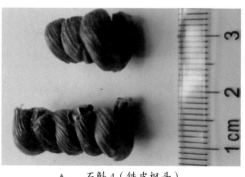

▲ 石斛4（铁皮枫斗）

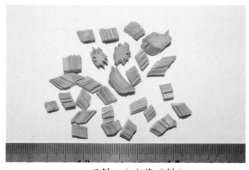

▲ 石斛5（流苏石斛）

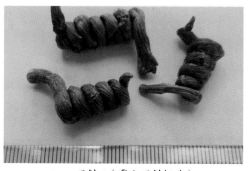

▲ 石斛6（霍山石斛枫斗）

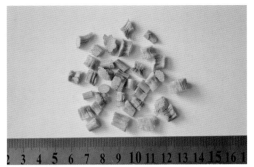

▲ 石斛7（金钗石斛）

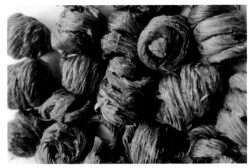

▲ 石斛8（铁皮石斛伪品黄草石斛）

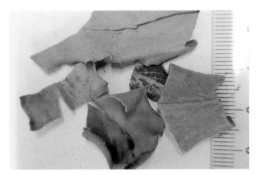

▲ 石韦

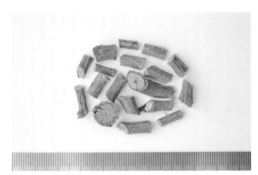

▲ 首乌藤

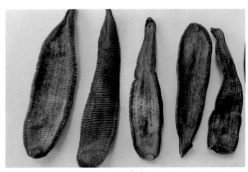

▲ 水蛭

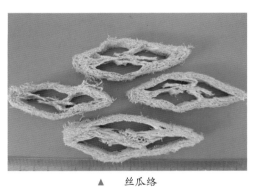

▲ 丝瓜络

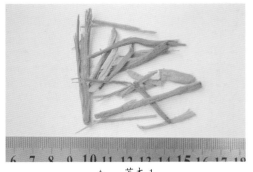

▲ 苏木1

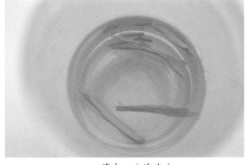

▲ 苏木2（泡水）

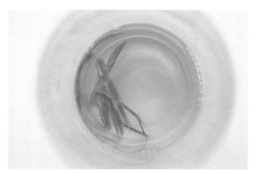

▲ 苏木 3（加酸）

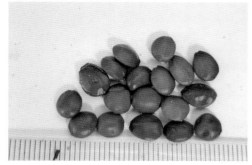

▲ 酸枣仁

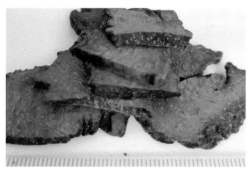

▲ 锁阳

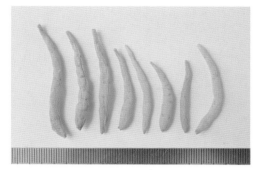

▲ 太子参 1

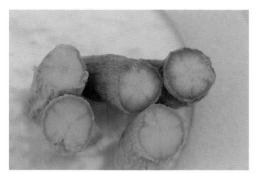

▲ 太子参 2（断面放大）

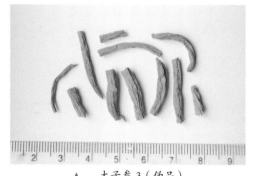

▲ 太子参 3（伪品）

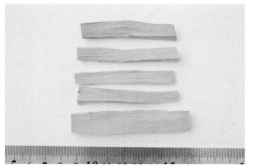

▲ 檀香

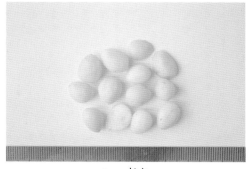

▲ 桃仁

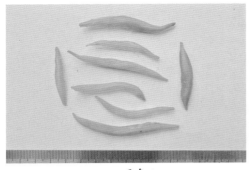

▲ 天冬 1

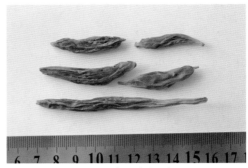

▲ 天冬 2（伪品）

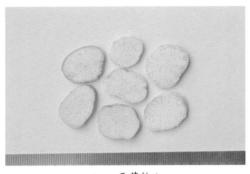

▲ 天花粉 1

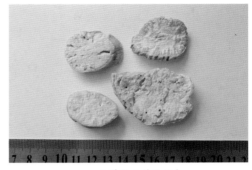

▲ 天花粉 2（伪品）

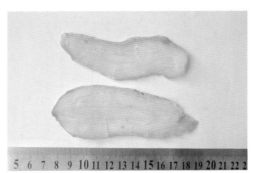

▲ 天麻 1（切片）

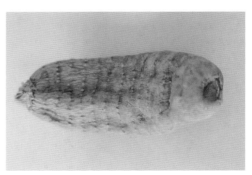

▲ 天麻 2

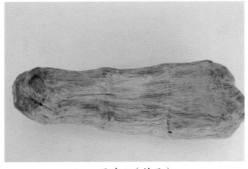

▲ 天麻 3（伪品）

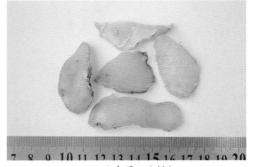

▲ 天南星 1（制）

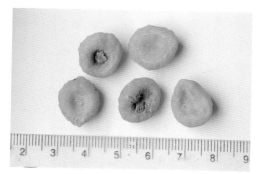

▲ 天南星2（小）

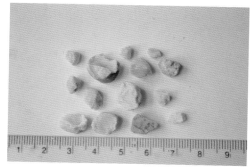

▲ 天竺黄1

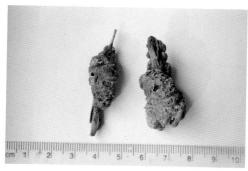

▲ 天竺黄2（伪品菌竹黄）

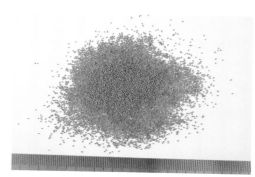

▲ 葶苈子1

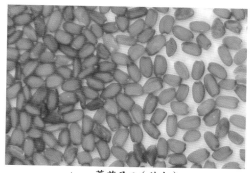

▲ 葶苈子2（放大）

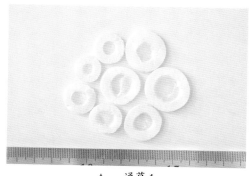

▲ 通草1

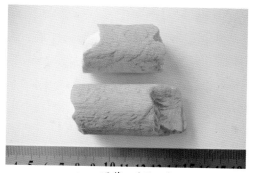

▲ 通草2（伪品）

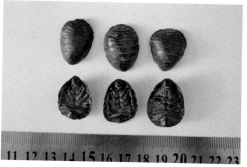

▲ 土鳖虫

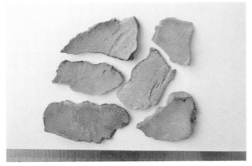

▲ 土茯苓

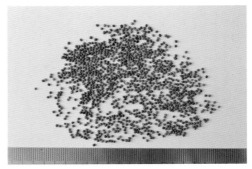

▲ 菟丝子1

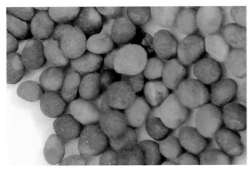

▲ 菟丝子2（放大）

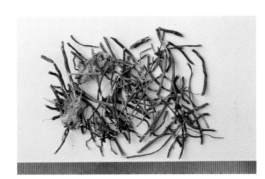

▲ 威灵仙

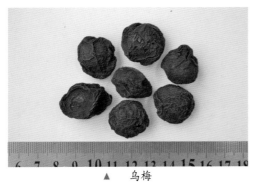

▲ 乌梅

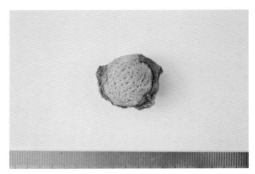

▲ 乌梅核

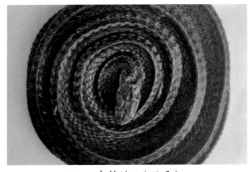

▲ 乌梢蛇1（正面）

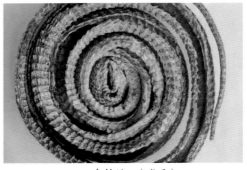

▲ 乌梢蛇2（腹面）

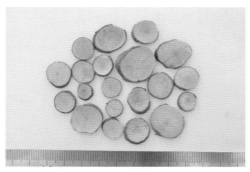

▲ 乌药

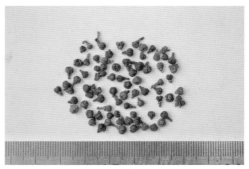

▲ 吴茱萸 1

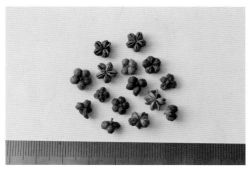

▲ 吴茱萸 2（伪品臭辣子）

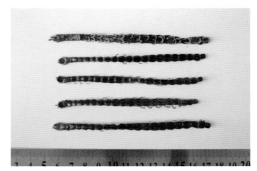

▲ 蜈蚣

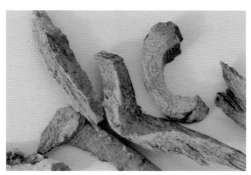

▲ 五加皮 1（断面）

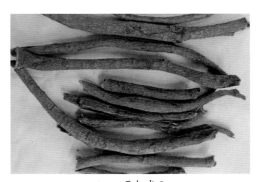

▲ 五加皮 2

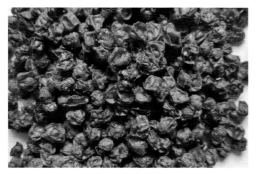

▲ 五味子 1

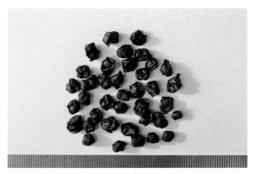

▲ 五味子 2（醋五味子）

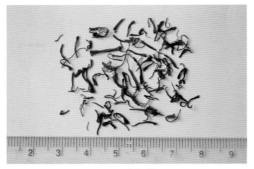

▲ 西红花

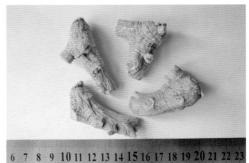

▲ 西洋参1

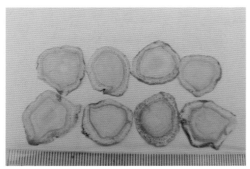

▲ 西洋参2（切片）

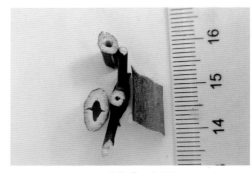

▲ 豨莶草1（茎）

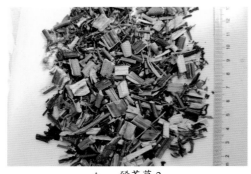

▲ 豨莶草2

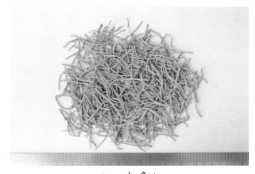

▲ 细辛1

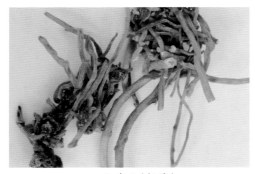

▲ 细辛2（根茎）

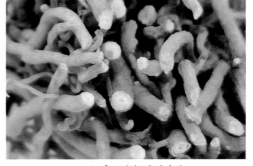

▲ 细辛3（断面放大）

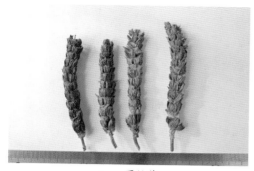

▲ 夏枯草

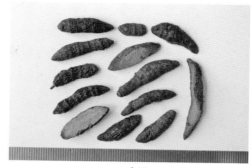

▲ 香附 1

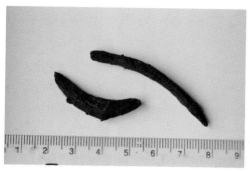

▲ 香附 2（伪品）

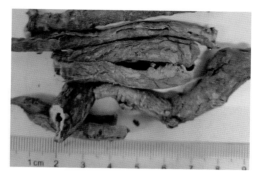

▲ 香加皮

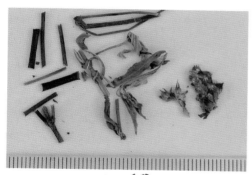

▲ 香薷

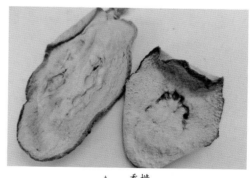

▲ 香橼

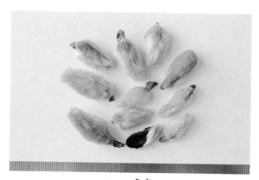

▲ 辛夷

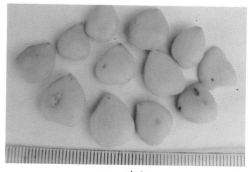

▲ 杏仁

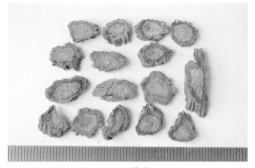

▲ 续断

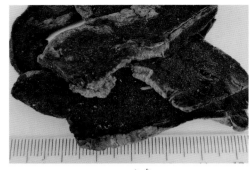

▲ 玄参

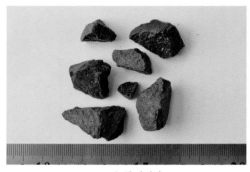

▲ 血竭（块）

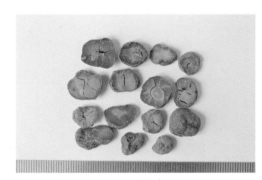

▲ 延胡索

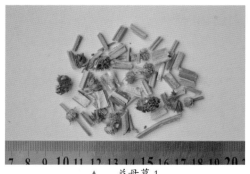

▲ 益母草1

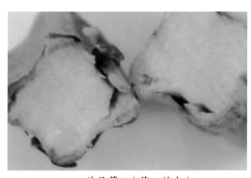

▲ 益母草2（茎，放大）

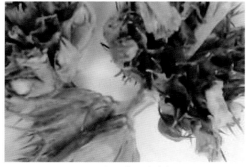

▲ 益母草3（花）

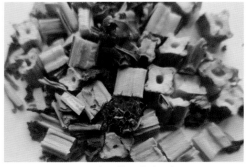

▲ 益母草4（伪品）

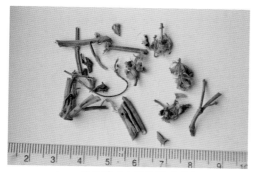

▲ 益母草 5（伪品夏至草）

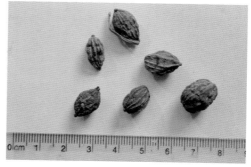

▲ 益智仁 1

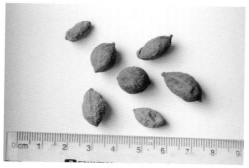

▲ 益智仁 2（伪品）

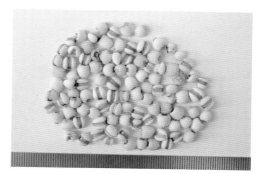

▲ 薏苡仁 1

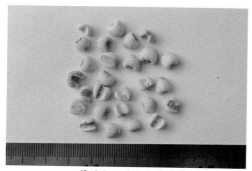

▲ 薏苡仁 2（伪品草珠子）

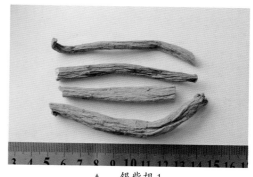

▲ 银柴胡 1

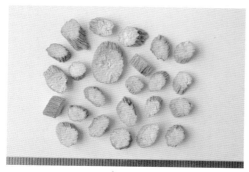

▲ 银柴胡 2（断面）

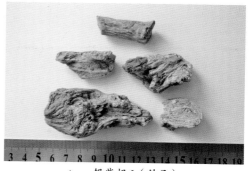

▲ 银柴胡 3（伪品）

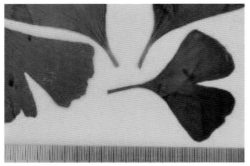

▲ 银杏叶

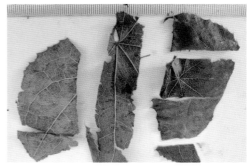

▲ 淫羊藿

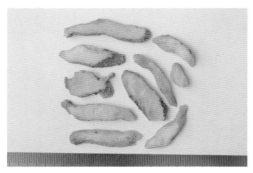

▲ 玉竹

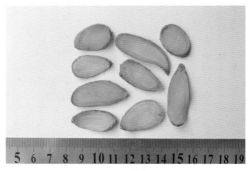

▲ 郁金

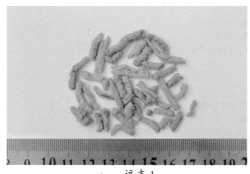

▲ 远志1

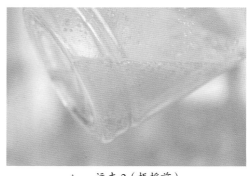

▲ 远志2（振摇前）

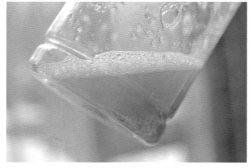

▲ 远志3（振摇后）

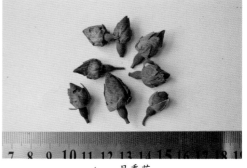

▲ 月季花

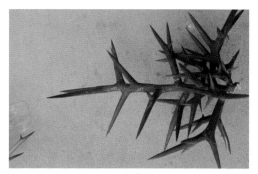

▲ 皂角刺 1

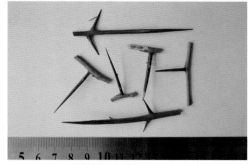

▲ 皂角刺 2（伪品日本皂角刺）

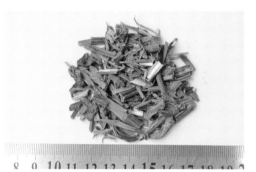

▲ 泽兰

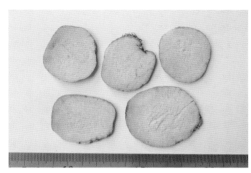

▲ 泽泻

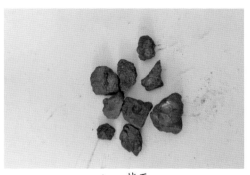

▲ 赭石

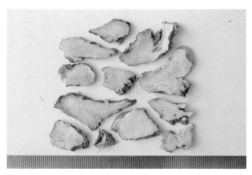

▲ 知母

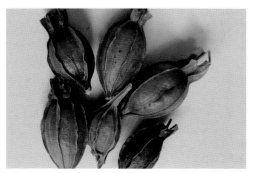

▲ 栀子 1

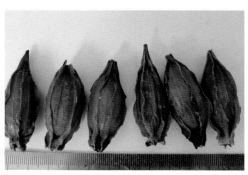

▲ 栀子 2（伪品水栀子）

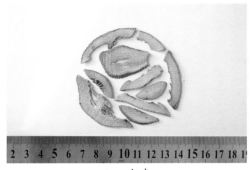

▲　枳壳

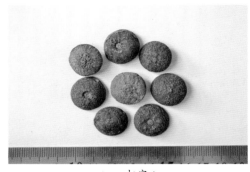

▲　枳实1

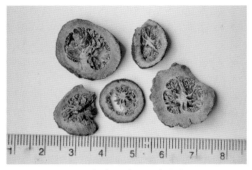

▲　枳实2（伪品青皮）

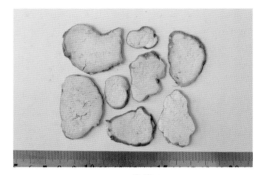

▲　重楼1

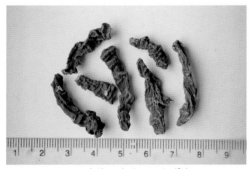

▲　重楼2（伪品五指莲）

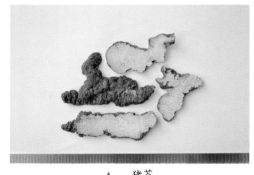

▲　猪苓

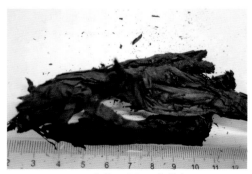

▲　紫草1（新疆紫草）

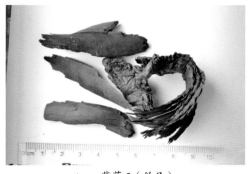

▲　紫草2（伪品）

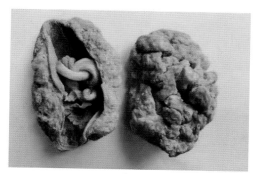

▲ 紫河车 1

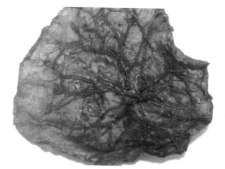

▲ 紫河车 2（未排血）

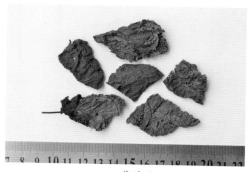

▲ 紫苏叶

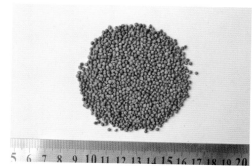

▲ 紫苏子 1

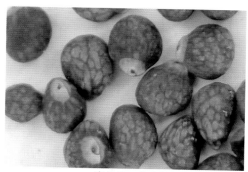

▲ 紫苏子 2（放大）

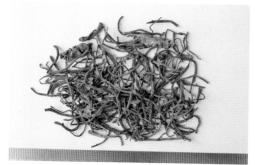

▲ 紫菀

**图书在版编目（CIP）数据**

中药传心录：杨治名中医学术经验集 / 杨治主编. -- 北京：华夏出版社有限公司，2024.1

ISBN 978-7-5222-0527-4

Ⅰ. ①中… Ⅱ. ①杨… Ⅲ. ①中医临床－经验－中国－现代 Ⅳ. ①R249.7

中国国家版本馆 CIP 数据核字（2023）第 121812 号

## 中药传心录：杨治名中医学术经验集

| | |
|---|---|
| 主　　编 | 杨　治 |
| 责任编辑 | 梁学超　辛　悦 |
| 责任印制 | 顾瑞清 |

| | |
|---|---|
| 出版发行 | 华夏出版社有限公司 |
| 经　　销 | 新华书店 |
| 印　　刷 | 河北宝昌佳彩印刷有限公司 |
| 装　　订 | 河北宝昌佳彩印刷有限公司 |
| 版　　次 | 2024 年 1 月北京第 1 版<br>2024 年 1 月北京第 1 次印刷 |
| 开　　本 | 787×1092　1/16 开 |
| 印　　张 | 19 |
| 字　　数 | 337 千字 |
| 定　　价 | 98.00 元 |

**华夏出版社有限公司**　　地址：北京市东直门外香河园北里 4 号　　邮编：100028
网址：www.hxph.com.cn　　电话：（010）64663331（转）
若发现本版图书有印装质量问题，请与我社营销中心联系调换。